先天性心脏病胎儿治疗与复合技术

编著：［意］詹弗兰科·布泰拉
Gianfranco Butera
［美］约翰·奇塔姆
John Cheatham
［巴西］卡洛斯·A.C.佩德拉
Carlos A.C. Pedra
［德］迪特马尔·施兰茨
Dietmar Schranz
［奥地利］格拉尔德·特尔泽
Gerald Tulzer
主译：庄　建　潘　微　张智伟

世界图书出版公司
上海·西安·北京·广州

图书在版编目(CIP)数据

先天性心脏病胎儿治疗与复合技术/(意)詹弗兰科·布泰拉等编著;庄建,潘微,张智伟译. —上海:上海世界图书出版公司,2020.4
ISBN 978-7-5192-7021-6

Ⅰ.①先… Ⅱ.①詹…②庄…③潘…④张… Ⅲ.①胎儿疾病—先天性心脏病—治疗 Ⅳ.①R714.530.5

中国版本图书馆 CIP 数据核字(2019)第 257024 号

Fetal and Hybrid Procedures in Congenital Heart Diseases
edited by Gianfranco Butera, John Cheatham, Carlos A.C. Pedra,
Dietmar Schranz and Gerald Tulzer
Copyright © Springer International Publishing Switzerland 2016
This Springer imprint is published by Springer Nature
The registered company is Springer International Publishing AG
All Rights Reserved

书　　名	先天性心脏病胎儿治疗与复合技术 Xiantianxing Xinzangbing Tai'er Zhiliao Yu Fuhe Jishu
编　　著	[意]詹弗兰科·布泰拉　[美]约翰·奇塔姆 [巴西]卡洛斯·A.C.佩德拉　[德]迪特马尔·施兰茨 [奥地利]格拉尔德·特尔泽
主　　译	庄　建　潘　微　张智伟
责任编辑	芮晴舟
封面设计	袁　力
出版发行	上海沙界图出出版公司
地　　址	上海市广中路 88 号 9-10 楼
邮　　编	200083
网　　址	http://www.wpcsh.com
经　　销	新华书店
印　　刷	上海颛辉印刷厂
开　　本	787mm×1092mm　1/16
印　　张	24.5
字　　数	400 千字
印　　数	1-1700
版　　次	2020 年 4 月第 1 版　2020 年 4 月第 1 次印刷
版权登记	图字 09-2017-989 号
书　　号	ISBN 978-7-5192-7021-6/R·526
定　　价	280.00 元

版权所有　翻印必究
如发现印装质量问题,请与印刷厂联系
(质检科电话:021-56152633)

翻译人员名单

主　译　庄　建（广东省人民医院，广东省心血管病研究所）
　　　　　潘　微（广东省人民医院，广东省心血管病研究所）
　　　　　张智伟（广东省人民医院，广东省心血管病研究所）
副主译　周成斌（广东省人民医院，广东省心血管病研究所）
　　　　　潘湘斌（中国医学科学院阜外医院）
　　　　　温树生（广东省人民医院，广东省心血管病研究所）
译　者　（按姓氏笔画排序）
　　　　　王　惠（广东省人民医院，广东省心血管病研究所）
　　　　　玉今肆（广东省人民医院，广东省心血管病研究所）
　　　　　申俊君（广东省人民医院，广东省心血管病研究所）
　　　　　李冠华（广东省人民医院，广东省心血管病研究所）
　　　　　杨柳青（广东省人民医院，广东省心血管病研究所）
　　　　　张　力（广东省人民医院，广东省心血管病研究所）
　　　　　张　旭（广东省人民医院，广东省心血管病研究所）
　　　　　庞程程（广东省人民医院，广东省心血管病研究所）
　　　　　滕　云（广东省人民医院，广东省心血管病研究所）

译者前言

先天性心脏病(先心病)是最常见的出生缺陷。随着先心病发病机制、影像学诊断、外科和介入治疗能力的不断提高,在我国部分心血管中心,先心病诊治水平已达到国际先进水平,包括近年来在胎儿心脏介入治疗和先心病复合治疗领域也取得显著进步。

广东省人民医院、广东省心血管病研究所在"十一五""十二五""十三五"国家支撑计划项目的研究基础上,建立了广东省先心病防治网,并对胎儿心脏病进行单病种专项管理,包括从治疗的角度开展胎儿心脏病的产前诊断、心血管专业咨询,避免了过度的引产,并在胎儿出生后进行治优化治疗,由此建立了胎儿心脏病产前产后一体化诊疗模式,此模式已成为先心病综合防治的最佳模式,目前已在全国进一步推广应用。不断将先心病的诊治向低龄、低体重方向发展。同时积极参与国产先心病介入器械的研制,推广先心病介入技术,并联合心血管介入医生和外科医生共同开展先心病复合治疗技术,取得显著临床疗效。

我们从 21 世纪初开始进行胎儿体外循环的动物实验研究,期望将先心病手术推进到胎儿期。周成斌医生为此做了大量工作。由于动物胎儿体外循环后胎盘和心功能不良,足月存活困难,阻碍了胎儿心脏手术的开展。我们将研究方向转为胎儿心脏介入治疗。有幸认识到本书的主编之一,奥地利林茨的特尔泽医生(Dr. Tulzer),2016 年在他和他的搭档阿茨医生(Dr. Arzt)的帮助下完成了中国首例胎儿心脏介入治疗,并获得成功。我们也因此有机会阅读本书,并从中获益很多,极大地推动了本单位胎儿先心病介入和复合治疗技术的发展。

本书由从事胎儿心脏介入治疗和先心病复合治疗的 40 位国际知名专家撰写而成,其中包括中国医学科学院阜外医院的潘湘斌主任。全书介绍了 48 个不同主题内容,图文并茂,体现了胎儿心脏介入和复合治疗技术领域的最新进展,为先心病患者的治疗拓展了新思路。在本书第一主编布泰拉医生(Dr. Butera)的大力支持下,我们安排了一批长期在临床一线工作的中青年骨干参与本书的翻译工作。

  本书内容涉及多个专业领域,适合心血管儿科、心血管外科、围产医学、心血管影像以及关注先心病诊治的相关专业人士阅读。由于本书专业领域广泛,词汇量丰富,因此在翻译过程中难免会有缪误和不足,敬请各位读者不吝赐教。

庄建,潘微,张智伟
广东省人民医院、广东省心血管病研究所
2019 年 11 月

中文版前言

经导管和外科手术治疗方式已显著延长先天性心脏病患者的寿命。

在过去的数年里,为改善小患者的预后和生活质量,先天性心脏病复合治疗和胎儿导管介入治疗这两个领域中出现了有趣和显著的发展。

复合治疗技术的概念是指介入医生和外科医生共同合作来降低治疗风险并提高疗效。这些技术不仅需要特殊的培训,而且需要团队的紧密合作,包括儿童介入医生、超声医生、外科医生和麻醉师。

胎儿宫内治疗的主要目的是积极干预以改善一些复杂胎儿心脏病的自然病程,如主动脉瓣或肺动脉瓣狭窄和限制性房间隔。这种治疗方法既为这类疾病的治疗带来了新的希望,也带来了新的问题和争论。

本书提供了该领域最新的心脏病学知识,是该领域几乎所有世界知名专家合作的结晶。特别感谢我的共同作者和朋友约翰·奇塔姆(John Cheatham)、卡洛斯·佩德拉(Carlos Pedra)、迪特马尔·施兰茨(Dietmar Schranz)和格拉尔德·特尔泽(Gerald Tulzer)给予的帮助与合作。

更重要的一步是用迷人的中文来翻译这本书。如今,中国是一个文化、经济和医学大国,我们非常感谢庄建教授和他的同事们用努力和热情来翻译此书。

深情和诚挚地祝愿我们的共同努力,能为先天性心脏病提供最好的治疗方法。希望读者每天用自己的热情来照顾这些小患者,并开发新的治疗思路来改善他们的生活。

詹弗兰科·布泰拉(Gianfranco Butera)医学博士,哲学博士
先天性心脏病顾问医生
心脏病介入医生
San Donato 综合医院 IRCCS - 意大利

前　言

在过去一些年里,随着先天性心脏病影像学、发病机制、外科和/或介入治疗等方面的显著进步,先天性心脏病领域已发生巨大变化。

其中,有两个领域令人感兴趣并取得显著进步:它们是胎儿经导管介入治疗和先天性心脏病复合治疗技术。

实施胎儿期治疗的理念在于改变一些复杂先天性心脏病的自然病程,如主动脉瓣或肺动脉瓣狭窄以及限制性房间隔等。相关技术的发展开启了新的希望,然而还有许多备受争议的问题。所有这些方面都在本书中展现。

复合技术的概念是指介入医生和外科医生的知识与技巧相结合,降低治疗风险并优化疗效。由此使患者康复更快、住院时间更短、生活质量更好。

这些技术不仅需要专门的培训,还需要小儿介入医生、超声医师、外科医生和麻醉医师之间紧密的团队合作。几乎所有该领域的专家都参与了本书的编写工作,全面介绍该技术与疗效进展。

这本书是由40位国际知名专家共同合作的结晶,介绍了48个不同主题的大量细节、窍门和技巧,体现了胎儿心脏介入和复合技术领域的最新进展,为医务人员提高小患者生存质量拓展新思路。

意大利,吉安佛朗哥,圣多纳托米拉内塞	詹弗兰科·布泰拉
美国,俄亥俄州,哥伦布	约翰·奇塔姆
巴西,圣保罗	卡洛斯·A.C.佩德拉
德国,黑森,吉森	迪特马尔·施兰茨
奥地利,林茨	格拉尔德·特尔泽

目 录

第 1 部分　胎儿心脏干预的概论

1　胎儿心脏干预的伦理问题 3
　　帕特里齐亚·萨利切,尼古拉·佩尔西科,卡洛·卡萨洛内,萨尔瓦托雷·纳托利和费代里科·隆巴尔迪

2　胎儿心脏干预的工具 7
　　克里森·法比奥,安德廖利·佩拉尔塔,西蒙娜·罗林,费尔南德斯·丰特斯·佩德拉和卡洛斯·奥古斯托·佩德拉

3　评价胎儿干预疗效的多中心注册研究 11
　　达乌德·洛丁,塔拉·卡拉姆娄和阿妮塔·J.穆恩-格拉德

4　胎儿先天性心脏病的咨询 21
　　玛丽亚·焦万纳·鲁索,菲奥雷拉·弗拉塔,贝尼亚米诺·托梅蒂诺和妮古拉·科拉库尔奇

第 2 部分　主动脉瓣疾病

5　胎儿解剖:胎儿主动脉瓣疾病中的主动脉瓣解剖 29
　　安娜丽莎·安杰利尼,马尔尼·费德里戈,卡拉·弗雷斯库拉和加埃塔诺·蒂内

6　胎儿主动脉瓣狭窄:自然病程和超声评估 35
　　戴维·布莱克和格莱恩·沙兰

7　胎儿主动脉瓣成形术 43
　　卡洛斯·A.C.佩德拉,西蒙娜·F.佩德拉和C.法维奥·佩拉尔塔

8　胎儿主动脉瓣成形术：最新进展 51
　　弗朗西丝卡·R.布鲁斯诺塔和韦恩·图瑞斯奇

第3部分　肺动脉瓣疾病

9　胎儿解剖：胎儿肺动脉瓣疾病中的肺动脉瓣解剖 59
　　安娜丽莎·安杰利尼，马尔尼·费德里戈，卡拉·费雷斯拉和加埃塔
　　诺·蒂内

10　胎儿肺动脉瓣成形术：严重肺动脉瓣狭窄/肺动脉闭锁伴完整室
　　间隔的自然病程和超声评价 67
　　弗拉斯塔·费斯洛娃和萨维娜·曼纳里诺

11　胎儿肺动脉瓣成形术适应证 79
　　罗兰·吉特，沃尔夫冈·阿拉特和格拉尔德·特尔泽

12　胎儿肺动脉瓣成形术的单中心经验和方法 83
　　格拉尔德·特尔泽和沃尔夫冈·阿拉特

13　肺动脉瓣成形术：胎儿、新生儿和随访结果 89
　　伊娃·格罗曼，安德烈亚斯·特尔泽，沃尔夫冈·阿拉特和格拉尔
　　德·特尔泽

14　胎儿肺动脉瓣成形术后治疗的文献复习 93
　　罗兰·吉特和格拉尔德·特尔泽

15　胎儿肺动脉瓣成形术的未来展望 95
　　格拉尔德·特尔泽

第4部分　房间隔手术

16　房间隔的胚胎发育学 99
　　保罗·贝尔萨奇，瓦尔特·维尼亚罗利，焦亚·马斯特罗莫罗，弗拉维
　　娅·文特里亚和布鲁诺·马里诺

17　胎儿解剖：先天性心脏病胎儿的房间隔 105
　　安娜丽莎·安格利尼，马尔尼·费德里戈，卡拉·弗雷斯库拉和加埃
　　塔诺·蒂内

18 胎儿房间隔治疗的文献复习 111
　　西蒙娜·安娜·马尔科拉

19 房间隔手术：方法、结果和展望 117
　　埃德加·杰基, 拉吉夫·查图维迪和格雷格·瑞安

第 5 部分　胎儿手术：其他治疗与方式

20 胎儿起搏器治疗的前景 135
　　雷纳托·斯梅·阿萨德

21 可选择的胎儿血管入路 147
　　吉蒂·米托尼和尤内·保杰米莱纳

第 6 部分　复合技术的概论

22 医生的视角 153
　　约翰·P.奇塔姆

23 患儿父母对复合技术的看法 163
　　莎伦·L.奇塔姆

24 开展复合技术的导管室 167
　　拉尔卡·J.霍尔泽

第 7 部分　左心发育不良综合征

25 左心发育不良综合征：自然病程与外科治疗历史 175
　　伊娜·米歇尔-本克

26 工程学的视角 183
　　乔瓦尼·比利诺, 西尔维娅·斯基耶瓦诺, 塔因-延·夏和安德鲁·M.泰勒

27 左心发育不良综合征复合治疗技术的一般原则 189
　　戴伦·P.贝尔曼和约翰·P.奇塔姆

28 左心发育不良综合征：Giessen 法的历史、技术以及疗效 195

迪特马尔·施兰茨和哈坎·阿金图尔克

29 复合治疗技术：哥伦比亚经验 207
    约翰·P.奇塔姆

30 左心发育不良综合征复合治疗技术：巴西经验 215
    卡洛斯·A.C.佩德拉, 西蒙娜·丰特斯·佩德拉和马塞洛·B.雅特内

31 左心发育不良综合征复合治疗技术：加拿大经验 227
    李·本森

32 延迟临界左心室手术决策的持续右室-左室支持(复合技术或
    外科手术) 235
    斯蒂芬·C.布朗,本尼迪克特·伊斯更斯,比约恩·科尔斯,菲利普·
    雷加,露丝·亨,德丽则·博肖夫,巴特·梅恩斯和马克·吉维

33 临界左心室的解剖形态或功能与分期修复重建策略 247
    帕德罗·J.戴尔尼多

第8部分　肺动脉

34 肺动脉：外科观点 259
    马泰奥·特雷齐和阿德里亚诺·卡罗蒂

35 术毕心血管造影术 265
    拉尔夫·J.霍尔泽

36 三维旋转血管造影在肺动脉成像中的应用 273
    达伦·P.伯曼

37 肺动脉狭窄的复合治疗技术 281
    埃文·扎恩

38 文献和结果 289
    杰奎琳·克罗伊策和萨拉·M.特鲁科

第9部分　室间隔缺损

39 肌部室间隔缺损的复合治疗：解剖、临床病例和技巧 299
    基兰·K.马洛拉和扎希德·阿明

40 肌部室间隔缺损复合治疗:文献和结果 311
  詹弗兰科·布特拉,尼库索·洛温和马西莫·凯萨

41 膜周部室间隔缺损 315
  潘湘斌

第 10 部分　其他复合技术

42 房间隔缺损复合技术 329
  齐亚德·M.赫加齐

43 右室流出道功能障碍的治疗:新瓣膜技术 337
  约翰·P.奇塔姆

44 使用 Melody 人工瓣膜的二尖瓣置换术 343
  西塔拉姆·M.伊马尼

45 主动脉支架植入的复合技术 351
  埃文·然

46 其他复合技术:法洛四联症的治疗 359
  弗拉迪米罗·L.比达,阿尔维斯·瓜里恩托和乔瓦尼·斯泰林

47 其他复合技术:右心室-肺动脉复合管道重建 365
  詹弗兰科·布泰拉,马里奥·卡尔米纳蒂和亚历山德罗·费吉奥拉

48 室间隔缺损创建和扩大的复合手段 367
  弗朗克·F.英

索引 373

第 1 部分
胎儿心脏干预的概论

胎儿心脏干预的伦理问题

帕特里齐亚·萨利切,尼古拉·佩尔西科,卡洛·卡萨洛内,萨尔瓦托雷·纳托利和费代里科·隆巴尔迪

引起胎儿心血管生理改变的严重瓣膜狭窄或闭锁的宫内治疗是一种复杂的临床情况,其中涉及一些伦理问题。

在当代临床实践中,根据不同国家不同的法律问题,产前诊断这些病理状况,通常导致终止妊娠(termination of pregnancy,TOP)。必须牢记并最终与患者商量的是,法律有关终止妊娠的胎龄限制和保护性医疗的发展,这可能导致早期诊断的妇女选择终止妊娠的数量增多[1]。在这种情况下,胎儿心脏干预(fetal heart interventions,FHI)成为终止妊娠的一种替代方案,给孕妇提供继续妊娠的选择,使更多预后良好的婴儿出生。

历史上除了因胎儿窘迫而施行剖宫产的法律规定之外,没有任何法律强迫孕妇进行侵入性胎儿治疗[2]。开展胎儿侵入性治疗或手术是一项艰巨的任务,不仅有即刻治疗的压力,而且还有长期预后、围生期保健、产后管理和随访等问题,这涉及医学和社会因素,其中没有孕妇充分和积极的合作是不可能成功的。

鉴于胎儿干预治疗的复杂性,孕妇和胎儿的风险,以及特殊干预治疗的持久作用,要特别注意知情同意(informed consent,IC)的操作。此外,必须意识到任何医疗行为的伦理道德标准都存在不足。在医疗行为的知情同意过程中,通过准确完整的信息传递,包括所有的获益、不良反应和风险,实现和提升个体的自主性和人性尊严。知情同意是指临床医生以循证医学为依据,用责任心、公平心和良心来履行医疗工作时的临床观点。其主要目的始终是维护患者的利益。

为了避免可能的利益冲突,理论上应由第三方负责知情同意的过程。然而,现实中难以做到,并且由同一操作者执行知情同意时,潜在的利益冲突将被暴露出来,必须特别小心地处理。同样重要的是注意一些词汇,例如

孩子、宝宝、母亲和父母等词汇具有重要的情感含义。如果需要回避这些词汇，就必须考虑使用更中性的术语，例如胎儿、子宫和怀孕等，只具有解剖或功能性含义的词汇。这不仅仅是一种语言方式的选择，也是一种伦理道德的考虑[3,4]。

以下几点对知情同意非常重要：

1. 阐明胎儿心脏干预的目的是增加双心室修复的机会，强调胎儿心脏干预做与不做对胎儿的风险（利与弊）[5-7]，依据最新的临床数据告知临床成功率的多少[8-14]。

2. 向咨询夫妇解释如何进行胎儿心脏干预，详细说明手术步骤和母胎麻醉情况，充分考虑母亲的身心风险[15]。

3. 需要提醒的是胎儿心脏干预不是一个独立的治疗过程，患者后续将需要接受反复主动脉瓣球囊成形、主动脉缩窄修复、心内膜弹力纤维增生切除、二尖瓣或主动脉瓣膜成形术等治疗。

知情同意的局限性是资料不足和缺乏以下内容。

（a）判断预后好坏的宫内病情进展资料

特别是在严重主动脉瓣狭窄（aortic stenosis，AS）伴完整房间隔的诊断和治疗方面存在时间冲突。一方面，胎儿早期干预逆转主动脉瓣狭窄病理生理变化似乎符合逻辑；而另一方面，决定干预越早，医生判断病变最终进展到左心发育不良综合征的自信心就越小[16]。

（b）反映宫内干预真实作用的随机化研究

许多人认为只要是设计合理、充分实施、精细管理的前瞻性临床研究，结合理想的随机化，可以充分克服偏倚，反映宫内干预的真实作用。反驳的观点是可获得的数据[8]来源于精心选择的病例，可以判别什么胎儿极有可能向左心发育不良综合征发展，什么胎儿经过瓣膜成形术可以获得几乎是正常大小的左心室。

由于这些原因，孕妇要求胎儿治疗而拒绝进入临床实验的并不少见。最后，现在为避免胎儿病情恶化，推荐采用具有交叉概率的对照研究，是作为胎儿治疗的唯一途径，即使不能提供治疗，终止妊娠也是需要的。

知情同意只是沟通和咨询的一部分。建立一个多学科团队来克服不同临床专业背景之间可能存在的差异是非常重要的。事实上，例如，胎儿心脏病医生和儿科医生对孕妇的重视程度要小于产科医生，前者将医疗重点放在胎儿，可能关注胎儿的利益和权益大过孕妇[17,18]。

与胎儿治疗特别有关的伦理问题在很大程度上围绕着实验研究、治疗创新和规范化医疗之间的转变展开。我们获得诊治这几种胎儿疾病能力的速度比理解这些疾病治疗与否的短期甚至长期效果要快得多。

对胎儿干预治疗的热情必然受多种因素影响,包括为孕妇和家人利益的考虑,人类胎儿疾病自然病程的细致研究,和临床研究中有意愿放弃未能证明安全有效的治疗。

迄今为止,母亲/胎儿干预治疗胎儿主动脉瓣狭窄治疗的临床结果是基于病史对照和临床疗效(Technè)的比较而不是安全性(Praxis)[19,20]。

总之,胎儿心脏干预是一种伦理考量指导临床决策的模式,旨在减少损害,提高干预治疗的成功率。应用伦理学的时机是为实现母亲、胎儿和未来孩子的获益而做出正确的选择。

参考文献

[1] Feess E. Malpractice liability, technology choice and negative defensive medicine. Eur J Health Econ. 2011; 13(2): 157-167.

[2] Lescale KB, Inglis SR, Eddleman KA, et al. Conflicts between physicians and patients in non-elective cesarean delivery: incidence and the adequacy of informed consent. Am J Perinatol. 1996; 13(3): 171-176.

[3] Chervenak F, McCullough L. Ethics of fetal surgery. Clin Perinatol. 2009; 36(2): 237-246.

[4] Boltanski L. The foetal condition: a sociology of engendering and abortion. Malden: Polity Press; 2013, chapt. 5.

[5] Gadiner HM. The case for fetal cardiac intervention. Heart. 2009; 95: 1648-1652.

[6] Bacha E. Impact of fetal cardiac intervention on congenital heart surgery. Semin Thorac Cardiovasc Surg Pediatr Card Surg Ann. 2012; 14: 35-37.

[7] McElhinney DB, Marshall AC, Wilkins-Haug LE, et al. Predictors of technical success and postnatal biventricular outcome after in utero aortic valvuloplasty for aortic stenosis with evolving hypoplastic left heart syndrome. Circulation. 2009; 120: 1482-1490.

[8] Schidlow DN, Tworetzky W, Wilkins-Haug LE. Percutaneous fetal cardiac interventions for structural heart disease. Am J Perinatol. 2014; 31(7): 629-636.

[9] Moon-Grady AJ, Belfort M. International fetal cardiac intervention registry. JACC. 2015; 66: 388-399.

[10] Pedra SR, Peralta CF, Crema L, et al. Fetal interventions for congenital heart disease in Brazil. Pediatr Cardiol. 2014; 35: 399-405.

[11] Kalish BT, Tworetzky W, Benson CB, et al. Technical challenges of atrial septal stent placement in fetuses with hypoplastic left heart syndrome and intact atrial septum. Catheter Cardiovasc Interv. 2014; 84: 77-85.

[12] Gomez-Montes E, Herraiz I, Mendoza A, et al. Pulmonary atresia/critical stenosis with intact ventricular septum: prediction of outcome in the second trimester of pregnancy. Prenat Diagn. 2011; 31: 372-379.

[13] Kovacevic A, Roughton M, Mellander M, et al. Fetal aortic valvuloplasty: investigating institutional bias in surgical decision-making. Ultrasound Obstet Gynecol. 2014; 44(5): 538-544.

[14] Gitter R, Tulzer G. Intrauterine aortic valvuloplasty in fetuses with critical aortic stenosis: experience and results of 24 procedures. Ultrasound Obstet Gynecol. 2011; 37: 689-695.

[15] Wohlmuth C, Tulzer G, Arzt W, et al. Maternal aspects of fetal cardiac intervention. Ultrasound Obstet Gynecol. 2014; 44(5): 532-537.

[16] Mavroudis CD. Foetal cardiac intervention: an ethical perspective. Cardiol Young. 2011; 21: 1467-1467.

[17] Ville Y. Fetal therapy: practical ethical considerations. Prenat Diagn. 2011; 31: 621-627.

[18] Brown SD, Truog RD, Johnson JD, Ecker JL. Do Differences in the American Academy of Pediatrics and the American College of Obstetricians and Gynecologists Positions on the Ethics of Maternal-Fetal Interventions Reflect Subtly Divergent Professional Sensitivities to Pregnant Women and Fetuses? Pediatrics. 2006; 117: 1382-1387.

[19] Arzt W, Wertaschnigg D, Veit I, et al. Intrauterine aortic valvuloplasty in fetuses with critical aortic stenosis: experience and results of 24 procedures. Ultrasound Obstet Gynecol 2011; 37: 689-695.

[20] McElhinney DB, Marshall AC, Wilkins-Haug LE, et al. Predictors of technical success and postnatal biventricular outcome after in utero aortic valvuloplasty for aortic stenosis with evolving hypoplastic left heart syndrome. Circulation 2009; 120: 1482-1490.

胎儿心脏干预的工具

2

克里森·法比奥,安德廖利·佩拉尔塔,西蒙娜·罗林·费尔南德斯·丰特斯·佩德拉和卡洛斯·奥古斯托·佩德拉

2.1 前言

胎儿心脏干预在胎儿医学和心脏病学领域得到认可,因为其有效性和安全性已在全球得到证实[1-13]。这些干预治疗中使用的一些工具值得介绍。

为了保证多学科团队的成功干预,应当注重适当的病例选择和一些技术要求[12,13]。

尽管不同先天性心脏畸形的评估存在细微差别,但是胎儿心脏干预使用的主要器械基本相同。我们将介绍母亲和胎儿围术期监护的一些细节,以及在胎儿手术中和术后使用的主要工具[12,13]。

2.2 母亲和胎儿围术期监护

孕妇应在手术前 8 h 开始禁食。一般进行椎管内麻醉,我们不建议全身麻醉,因为会影响胎位。胎位的调整在活跃的胎儿身上更容易完成。局部麻醉可能只是一种选择,大多数患者不耐受子宫外的手术操作。根据母体的焦虑情况,在胎儿处于合适体位后采用清醒状态下的镇静[12,13]。

为使子宫松弛,可以考虑几个方案。我们单位在手术前 12 h 开始口服硝苯地平(20 mg,每日 3 次),手术后给予额外的 2 次剂量。其他方案是手术中使用特布他林(静脉内或皮下)和阿托西班(静脉内),随后使用 2 次硝苯地平[12,13]。

在母体麻醉生效、胎儿体位合适之后,胎儿麻醉给药是通过 15 cm 长、20G 大小的千叶针进行肌内注射或静脉注射,药物有泮库溴铵(20 μg/kg)、芬太尼(10 μg/kg)和阿托品(20 μg/kg)。如果羊水过多,在实施胎儿心脏操作

前必须引流羊水,使羊水深度不超过 8 cm。这是为了避免心脏干预过程中胎儿被动移位[12,13]。

2.3 胎儿心脏干预过程中的主要工具

从外部调整胎位到胎儿心脏干预的所有步骤都在持续超声引导下进行,所用设备是高分辨率的超声仪,配备 2～6 MHz 凸阵探头。

如前所述,在我们的机构里,一般采用 15 cm 长的 17‑18G 千叶针(图 2‑1)穿过母体腹壁、子宫壁和胎儿胸壁进入胎儿心腔(左心室或右心室,或右心房)[12,13]。其他团队报道采用带有棱形尖头的穿刺针而不是锋利尖头的千叶针[1‑11]。如果胎儿医学专家熟悉子宫外的胎儿操作,就没有必要用开放手术暴露子宫。调整成像平面,使整个穿刺针和目标心室在同一视野。穿刺针通过左心室或右心室心尖,指向狭窄或闭锁的半月瓣。穿刺针偶尔会穿过胎盘或胎儿肝脏。在可快速交换的 6～10 mm 长冠脉球囊导管预先做好标记,并预先安装 0.014 英寸*软头指引导丝(图 2‑1)。建议在球囊扩张前,清晰见到主动脉瓣成形术中的指引导丝在主动脉内,或肺动脉瓣成形术中的指引导丝穿过动脉导管。用压力泵扩张冠脉球囊 2～4 次,使球囊直径超过瓣环径的 20%～30%。在我们的机构中,胎儿医学专家负责调整胎位和超声引导下的穿刺步骤,介入专家负责操纵导管和导丝。在瓣膜或房间隔间扩大后,将整个穿刺系统(穿刺针＋球囊＋导丝)作为一个整体从胎儿心脏和母体内拔出,避免导管鞘切割球囊。回收球囊不能用尖锐的穿刺

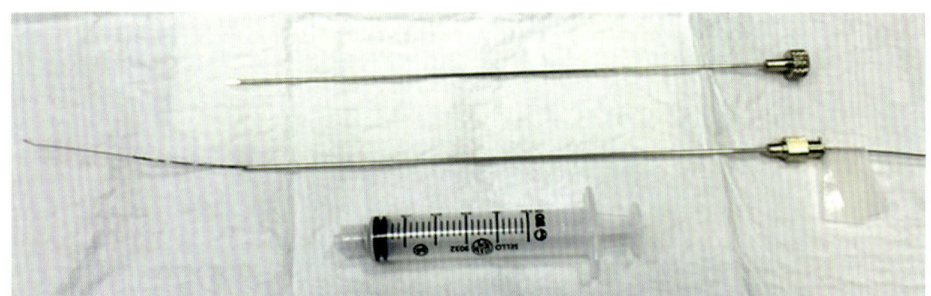

图 2‑1 千叶针(17 号,15 cm 长),预先标记的可快速交换的 6～10 mm 长冠脉球囊导管内预先放置 0.014 英寸带软头的指引导丝

---

* 长度的英制单位,1 英寸(in) = 25.4 毫米(mm)。——译者

针。万一发生心包填塞,用 15 mm 长 20G 大小的穿刺针迅速穿刺心包并引流。如果发生严重和持续的胎儿心动过缓,可用肾上腺素(1~10 μg/kg)和阿托品直接注射到心室[12,13]。

虽然我们团队没有相关技术经验,但是对于房间隔成形术,使用支架和特殊导管代替冠脉球囊也是一种选择。

2.4 胎儿干预后的主要工具

在完成胎儿心脏干预的主要步骤后,需用超声监测胎儿情况。除了初步评估手术是否成功之外,还可以使用脐血流和大脑中动脉血流多普勒监测来确保胎儿血流动力学的稳定性。通常在手术后第 2 天测量大脑中动脉收缩末峰值速度以评估胎儿是否贫血,以免出现胎儿失血过多(主观评价)[14]。

磁共振成像也是一种有用的工具,尤其适用于严重胎儿出血和心包填塞伴有持续性心动过缓和/或心脏骤停。它通过评价水的扩散限制现象,可以发现急性和亚急性胎儿颅脑损伤,可以在心脏干预术后 7~10 天内接受检测[15,16]。

总之,目前用于胎儿心脏干预的工具相对简单且被广泛使用。尽管新的器械受欢迎并可能有助于改善未来预后,例如导管和扩张装置,但是胎儿心脏干预的成功似乎主要依赖具有奉献精神的多学科团队的专业知识。

参考文献

[1] Maxwell D, Allan L, Tynan MJ. Balloon dilation of the aortic valve in the fetus: a report of two cases. Br Heart J. 1991; 65(5): 256-258.
[2] Kohl T, Sharland G, Allan LD, et al. World experience of percutaneous ultrasound-guided balloon valvuloplasty in human fetuses with severe aortic valve obstruction. Am J Cardiol. 2000; 85(10): 1230-1233.
[3] Tworetzky W, Wilkins-Haug L, Jennings RW, et al. Balloon dilation of severe aortic stenosis in the fetus: potential for prevention of hypoplastic left heart syndrome: candidate selection, technique, and results of successful intervention. Circulation. 2004; 110(15): 2125-2131.
[4] Marshall AC, Tworetzky W, Bergersen L, et al. Aortic valvuloplasty in the fetus: technical characteristics of successful balloon dilation. J Pediatr. 2005; 147(4): 535-539.
[5] Wilkins-Haug LE, Tworetzky W, Benson CB, et al. Factors affecting technical success of fetal aortic valve dilation. Ultrasound Obstet Gynecol. 2006; 28(1): 47-52.
[6] Arzt W, Werttaschnigg D, Veit I, Klement F, Gitter R, Tulzer G. Intrauterine aortic valvuloplasty in fetuses with critical aortic stenosis: experience and results of 24 procedures. Ultrasound Obstet Gynecol. 2011; 37(6): 689-695.
[7] Marshall AC, Levine J, Morash D, et al. Results of in utero atrial septoplasty in fetuses with

hypoplastic left heart syndrome. Prenat Diagn. 2008; 28(11): 1023-1028.
[8] Tulzer G, Arzt W, Franklin RC, et al. Fetal pulmonary valvuloplasty for critical pulmonary stenosis or atresia with intact septum. Lancet. 2002; 360(9345): 1567-1568.
[9] Arzt W, Tulzer G, Aigner M, et al. Invasive intrauterine treatment of pulmonary atresia/intact ventricular septum with heart failure. Ultrasound Obstet Gynecol. 2003; 21(2): 186-188.
[10] Galindo A, Gutierrez-Larraya F, Velasco JM, et al. Pulmonary balloon valvuloplasty in a fetus with critical pulmonary stenosis/atresia with intact ventricular septum and heart failure. Fetal Diagn Ther. 2006; 21(1): 100-104.
[11] Tworetzky W, McElhinney DB, Marx GR, et al. In utero valvuloplasty for pulmonary atresia with hypoplastic right ventricle: techniques and outcomes. Pediatrics. 2009; 124(3): e510-518.
[12] Pedra SF, Peralta CF, Pedra CAC. Future directions of fetal interventions in congenital heart disease. Intervent Cardiol Clin. 2013; 2: 1-10.
[13] Pedra SR, Peralta CF, Crema L, et al. Fetal interventions forcongenital heart disease in Brazil. Pediatr Cardiol. 2014; 35(3): 399-405.
[14] Tavares NM, Ferreira SG, Bennini JR, et al. Longitudinal reference intervals of maternal-fetal Doppler parameters. Rev Bras Ginecol Obstet. 2013; 35(1): 33-38.
[15] Gomes Neto O, Marins M, Botelho RD, et al. Feasibility and reproducibility of diffusion-weighted magnetic resonance imaging of the fetal brain in twin-twin transfusion syndrome. Prenat Diagn. 2014; 34(12): 1182-1188.
[16] Luminoso D, Figueira CO, Marins M, et al. Fetal brain lesion associated with spontaneous twin anemia-polycythemia sequence. Ultrasound Obstet Gynecol. 2013; 42(6): 721-722.

评价胎儿干预疗效的多中心注册研究   3

达乌德·洛丁,塔拉·卡拉姆娄和阿妮塔·J.穆恩-格拉德

3.1 先天性心脏病注册系统的简介

3.1.1 什么是健康注册系统?

健康注册系统是有组织的网络中心管理的数据库,为健康研究提供临床数据。在注册系统中,分析师、研究人员和医生共同合作,从数据中产生新知识,改善治疗、预后和医疗系统。通过整合多种来源的病例,健康注册系统创建更大的研究数据库,而不用增加临床试验费用。注册系统提供具有优质变量的样本群体,因此更具有大样本的代表性。由于注册系统利用积累的数据,因此适合研究罕见疾病、并发症或不良反应。注册系统还为研究团体提供特有的合作,因为创建多中心合作关系需要来自多个学科专家的广泛参与。

3.1.2 胎儿和先天性心脏病注册系统

目前,国际上有3个主要的婴儿、儿童和成人病例注册系统,帮助先天性心脏病(先心病)治疗的资料收集。胸外科医师协会(Society of Thoracic Surgeons,STS)是美国第一个为追踪需要外科手术的心脏病建立数据库的机构[1]。STS成人心脏手术数据库和STS先天性心脏手术数据库(Congenital Heart Surgery Database,CHSD)包含超过500万例外科手术病例,其数据来自美国全国病例的近90%[1]。另外2个心脏手术注册系统是欧洲心胸外科协会(European Association for Cardio-Thoracic Surgery,EACTS)数据库[2]和日本先天性心血管外科数据库(Japanese Congenital Cardiovascular Surgery Database,JCCVSD)[3],都收集心脏病外科手术患者相似的资料。

虽然目前这些注册系统没有特别收集产前干预的数据,但 STS-CHSD 在下一次升级中将确定增加产前干预和许多产前胎儿和母体的变量。

尽管缺乏大型先天性心脏病组织机构的赞助,但是对更细致数据的需求驱使一些小规模的胎儿心脏干预中心联合创建了第一个全球注册系统。国际胎儿心脏干预注册系统(International Fetal Cardiac Intervention Registry,IFCIR)成立于 2010 年,用于收集和监测即将或已接受胎儿心脏干预(fetal cardiac interventions,FCI)研究的罕见先心病数据[4]。IFCIR 收集了全球 35 个胎儿外科中心的所有病例数据。目前还处于起步阶段,注册系统已收集了 5 年来超过 450 例的 FCI 病例,最近的一份报道详细描述了迄今为止所积累数据的结果[5]。注册系统的初步报道展示了其应用前景,并为改进 FCI 铺平了道路。

3.2 注册系统结构和标准化的概述

建立一个可靠的、运作良好的注册系统需要高水平的标准化和质量控制,以便注册系统成为识别危险因素、推动医疗进步的一种有效工具。发展并使用一个通用的命名法、标准化数据收集程序和长期提供可靠数据的网络,有助于注册系统的成功开展。理解有关多中心健康数据库的相关概念,将有利于阐明胎儿和儿童复合心脏手术登记系统的复杂性。

3.2.1 注册系统的结构

开发注册系统的第一步是创建一个收集数据的网络,根据变量的范围需要参与医疗中心、州的卫生部门和相应的国家机构相互合作。从一些较小中心来源的数据传输到大的监督中心,经过整理、校正和分析完整的数据集,提升数据的质量。作为注册系统结构均衡的一个例子,STS 建议每个中心采用专门的数据管理员输入本地病例数据,然后将数据送到杜克临床研究所(DCRI)的中央数据库,进行数据串联、质量控制和数据验证等处理[1]。建立注册系统的结构主要依赖于新中心的合作与招募。IFCIR 于 2011 年开始运营,由 4 个中心提供病例数据[3]。目前有 35 个中心参与,遍及 15 个国家,因此需要更大的基础设施来处理快速增长的注册系统存在的复杂性和低效率问题。穆恩-格雷迪(Moon-Grady)和他的同事在 2015 年的出版物中讨论了该项目的初步经验,详细介绍了自项目成立以来所做的工作[5]。

作者解释了建立 FCI 注册系统的重要性并阐明初始迭代数据中的许多不足。机构违规、个人机构/伦理审查委员会批准的需求、地方性法规的法律含义以及信息中心泄漏信息的不确定性,所有这些都将导致数据采集的局限性。IFCIR 有潜力克服这些不足,因为构建的注册系统适合处理数据的增长。与建立 STS 国家数据库一样,利用国家机构和人员的支持,可以促进 IFCIR 注册系统的成长,减少错误的发生,提高数据准确性。

3.2.2 常见的编码和命名法

为实现高质量数据采集,必须建立一个对疾病、预后、干预措施和解剖结构有着统一编码、描述、命名和疾病特征的命名法和医疗编码体系。在 1998 年,EACTS 和 STS 共同开发了国际先天性心脏手术术语和数据库项目(International Congenital Heart Surgery Nomenclature and Database Project,ICHSNDP)[6]。该项目整合了两个组织机构的数据,旨在形成一套国际公认的标准化 CHD 命名法。三个项目的数据库最终创建了国际儿科和先天性心脏病代码(International Pediatric and Congenital Cardiac Code,IPCCC),这是一套标准化的 CHD 代码,在网上(http://www.IPCCC.net)可以查询 CHD 代码的目录[6]。这些标准化代码的建立以及致力于维护其完整性的委员会,对于确保高水准的 CHD 数据质量、最小化数据错误和分类错误是至关重要的。

从胎儿心脏干预的角度来看,仍然存在关于命名的一些特殊问题。例如,妊娠中期(或早到妊娠早中期)发现正在进展的胎儿心脏病该分类至什么"诊断"?主动脉瓣狭窄很有可能发展为左心发育不良综合征[7],但肺动脉瓣狭窄出生后不一定发展成肺动脉闭锁;目前,IFCIR 的诊断是利用整体分类方法加上超声对重要解剖结构和生理描述来命名,而不仅仅是一套命名系统。当产前干预可能大大改变产后诊断时,这个问题关系到自然与"非自然"疾病进程。在胎儿心脏注册被纳入前面提及的注册系统之前,这个问题需要被解决。

3.2.3 数据的收集和令人感兴趣的变量

选择收集到的变量是建立新的、发展的注册系统重要的一步。不同的研究设计需要不同的变量组合,所选变量应涵盖该领域的各个方面,并允许横向和纵向的检验假设。在 FCI 注册系统中令人感兴趣的变量分类已经列在表格中(表 3-1)。

表 3-1　胎儿心脏干预变量的类别和举例

变量的类别	变量的例子
人口统计资料(孕妇)	年龄、种族、性别、产史、孕次、胎次、孕周
非心源性先天性畸形(胎儿)	胎儿先天性疾病列表(膈疝、脑病、脐疝等)
染色体异常(胎儿和婴儿)	侵入性或非侵入性手段检测到的三体综合征,单体性染色体或染色体缺失
综合征(胎儿或婴儿)	综合征列表(DiGeorge综合征、Noonan综合征等)
住院经过(孕妇和婴儿)	医院位置、保险信息、入院和手术日期
术前因素(胎儿/婴儿/儿童)	各因素列表(积液、房室传导阻滞等)
诊断(胎儿)	主动脉瓣异常、限制性房间隔、肺动脉瓣异常、二尖瓣异常、心律失常
手术(孕妇/胎儿)	每个诊断对应的手术列表
麻醉(孕妇和胎儿)	使用的麻醉剂及其相关的并发症
手术因素(孕妇/婴儿/儿童)	手术类型、外科医生、手术时间、解剖和手术入路因素,即胎盘位置、技术构成、药物和复苏措施
产后因素(孕妇)	血液制品的应用、抑制宫缩的药物
并发症(孕妇和胎儿)	并发症列表(术中死亡、胎膜早破或早产、晚期宫内死亡等)
出院和结果	出生日期、手术、出院、再入院率、死亡率
成人因素	吸烟史、慢性疾病史、家族史、手术史和并发症

意在说明,不一定全面。

3.2.4　质量保证和数据验证

质量保证和数据验证携手并进,以解决重复记录、错误输入数据和缺少词目等问题。可以通过几种方法来检查和平衡偏差,以确保数据的完整和减少错误。根据基础设施、注册系统的大小和数据入口的数量,在每个环节评估和审核数据,以确保高质量数据的完整性。例如在 STS 国家数据库中,参与注册系统的中心每次批量提交后都会收到他们自己的数据质量报告[8,9]。这些报告包括他们提交的原始数据信息,对数据的更改,完整性以及列表中缺失变量的百分比[8,9]。允许各中心审核自己的记录,验证或纠正 STS 在数据库中所做的修改。全国年度报告也提供了一个用综合质量评级来检验单个中心结果的机会。利用 STS 数据中自己的数据,自愿公开院内死亡率也是目前一种选择。这种全国性举措可以通过促进结果的透明度来提高数据质量。目前 IFCIR 的 FCI 数据库依赖于间断性数据质量审查、手动查询和数据验证。显然,随着注册系统的成熟,在信息公开发布之前更严谨的数据验证模式是非常必要的。

3.2.5 风险调整模型和注册数据的目标

为了减少并发症和死亡率,必须为胎儿心脏中心设定全球基准和目标,因此注册数据将可能发挥日益重要的作用。注册系统使用的一种分析工具是一种风险调整模型,这是一种将多个关联聚合到单个结果中进行检查的分析方法。风险调整模型依赖多个相关变量效应的比较,确保不产生假性关联,并且可以对易患人群进行适当描述。继续以 STS-CHSD 数据库为例,分析 CHD 病例,该机构最近的风险调整模型能很好地辨别相关院内死亡率,清晰地确定增加院内死亡风险的多个预测变量。分析比较了 80 多个中心 54 244 例患者的死亡率。首先分别检验人口统计资料、诊断、手术和临床特征的单个作用,然后检验上述资料对死亡率的共同作用。最终的风险调整模型包括主要手术,患者年龄、体重和其他一些重要并发症[10,11]。这一完整模型有效地确定了哪些患者群体发生不佳手术效果的风险更大,以及哪些疾病和手术具有更大的死亡风险,从而让临床医生能够商讨并确定改善这些特定群体医疗的目标。随着医疗管理和干预措施的改变,未来的多变量分析将有助于确定这些改变能否得到更好的结果。风险调整模型是注册系统确定改进领域、检验临床和手术发展有效性的重要工具。

3.2.6 多中心和注册研究的局限性

多中心和注册研究有一定的限制性,必须解决这些问题,以更好地理解它们的优缺点。与健康登记系统相关的研究不是随机或双盲的,也可能没有包括不合适的对照组。许多注册是自愿的,因此数据可能不能外推或不具有代表性[12,13]。编码不准确引起的错误分类、重复记录或数值缺失可能会引起重要的偏差[12]。此外,选择偏倚可能发生在机构或个人身上,他们可能在这些研究中有财务或其他利害关系[12]。规模较小、表现不佳或资源不足的医疗机构可能会放弃参与注册系统的数据收集工作,这将引入另一个重要的偏倚来源,并进一步限制其普遍性[12,13]。胎儿心脏干预领域特有的另一局限性在于母体记录数据中的胎儿数据难以与生后数据库完全对接,因为数据未被单独记录或仅包含在母亲记录中而有可能导致数据的丢失。

特别是一些胎儿可能无法存活至出生,因此胎儿数据仅存在于母亲记录中,从而发生产前干预患者记录丢失的情况。

3.3 注册数据的公共卫生意义

3.3.1 数据链接:注册合作的挑战和优势

由于先天性疾病和胎儿的注册规模开始扩大,数据收集和患者招募的标准将需要多中心和注册机构的合作,以便正确收集病例数据和展示重要成果。创建这些注册机构之间的链接,对于检验FCI的效果将是非常重要的,并且在过去数年中是CHD数据库的一个重要议题。STS-CHSD致力于将他们的数据与其他两个主要注册系统联系起来。先天性心脏外科医师协会(Congenital Heart Surgeons' Society,CHSS)和儿科健康信息系统(Pediatric Health Information System,PHIS)是两个拥有独立CHD数据库的组织机构[14-16]。如果没有这些组织机构的共同努力,某些分析,例如纵向的和基于医疗保健的研究,就不可能由STS完成[14-16]。数据链接还能识别数据库里的差异、错误分类和差错,突出交叉检查患者信息和增加分析样本量的重要性[14-16]。最后,注册系统结合人群数据检验研究中人群特征是否与其他人群相符,以调整州和全国统计的数据[14-16]。随着注册系统开始向包含FCI的数据扩展,数据链接合作利用这些大型组织的积累,尽量减少数据收集和存储的重复工作。将有助于这些领域的扩展和患者的长远利益。

3.3.2 胎儿注册系统和新发现

多中心FCI注册系统的首要目的是提供大型数据用于发现罕见疾病的相关联系,最终改善医疗和介入技术[12,17]。多中心研究增强的统计能力对研究罕见疾病及其治疗十分有益[12,17]。这一理念在CHD领域已被证明非常重要,因为一些多中心研究已成功展示了与心脏干预和疾病相关的独有特点和特征。FCI的研究很大程度受益于现有注册系统的新发展。在最近几十年里,胎儿干预已经从心脏病的实验阶段发展到出生前解决先天性心脏畸形的一种可行措施。然而,全球胎儿心脏干预的数据是非常少的,在过去5年中IFCIR收集数据不足500例[5]。但该组织最新分析显示这少的数据量对于评价三个主要胎儿心脏手术很重要:主动脉瓣膜成形术、肺动脉瓣膜成形术和房间隔扩大术[5]。他们在 2015 年报道中强调，接受干预的 CHD 胎儿比没有干预的 CHD 胎儿更有可能改善出生后心脏生理功能[5]。这个报道的结论是在推进 FCI 疗效的正确方向上迈出的一小步。自 IFCIR 初次成立以来发展缓慢，但是其网络规模的发展令人印象深刻，对未来的注册系统也是至关重要的。与 IFCIR 相关的中心数量已经增长到 2011 年初始规模的近 10 倍，成功的关键在于持续进步和参与。

3.3.3 "公众"视野：意识，透明度和责任

针对 FCI 大背景，美国平价医疗法案（Affordable Care Act，ACA）强调公平获得医疗保健的权利，包括母亲和她们的胎儿[18]。虽然这一法案确保支持 FCI，但没有经过科学的审查，将其提升为一种常规的医疗实践也是不可能的。推动和评价这些技术有效性的需求对于提高公众对该领域的认识，以及提供合理使用的理由非常重要。

除了增加透明度和建立公众认识，多中心研究作为一个医疗健康支付者，在胎儿心脏干预是否成为一种可行、可接受的医疗健康选择中起到一定作用。例如，一家提供医疗保险的美国著名卫生机构最近发布了一份政策简讯，解释涵盖某些胎儿外科手术的原则[19]。从 2015 年 5 月起生效，6 项非心脏病诊断的胎儿修复手术费用将予以涵盖。该公司发布的简报指出，特定的胎儿修复技术有充足的证据验证其科学的有效性。然而，与先心病相关的胎儿介入技术被列为不可覆盖的医疗费用。据该机构介绍，研究证据不足以验证任何胎儿心脏干预的疗效。然而，所引用的研究都是单中心的，只有少量数据，用来证明胎儿心脏干预的整体实用性的作用微弱，更别说单个手术[19]。缺乏大规模验证手术可行性的研究将是该领域发展中需要克服的一个挑战。多中心研究或注册研究可能是组织机构和公众接受胎儿心脏干预作为一种安全医疗行为的基石。

3.3.4 胎儿注册研究的挑战：政策、伦理和胎儿的数据

偏差和系统的局限性威胁到注册数据的完整性，同时社会和政策方面针对 FCI 和注册系统提出了独特的挑战。如前所述，美国的 ACA 授权所有人获得医疗保健，包括将这项权利给胎儿，但这是否意味着胎儿可能还有其他权利？隐私权或自主权呢？几年前干细胞研究使这些问题曝光，当时的政治家和公众辩论研究益处是否凌驾于胎儿的生命权之上[20]。关于胎儿权

利的辩论造成分裂国家的污名,并且影响了美国胎儿和干细胞研究的进步。产前研究已经并将继续受到政府和机构官员更多严格的审查。在当前的政治环境下,新的、不断发展的胎儿数据库有望克服这些障碍,使产前治疗继续存在并蓬勃发展。

在医学伦理的范围内,弱势群体包括未成年人、老年人、囚犯和精神残疾人[21]。这些群体有幸能够被某些法律法规所保护,防止被强迫和操纵[21]。然而,关于胎儿权利的国际辩论并没有为胎儿建立类似的准则。宫内胎儿研究指南一般只允许在胎儿存在极小(或没有)风险的情况下完成,并且需要父母的知情同意书[22]。无论研究效果的益处如何,或母亲在登记前决定是否终止妊娠,这些指南也限制了可能对怀孕有害的研究程序[22]。然而,伦理委员会尚未提及长期隐私权或患者数据传播。随着 FCI 数据库的发展,研究内容开始拓展至早期儿童期或成年期的结果,胎儿的个人数据将与一个出生的个体相关联。胎儿心脏注册机构需要考虑的问题是母体和/或胎儿数据长期使用的权利。可能需要对胎儿心脏干预的存活成年人制订规则,以便了解他们在参与注册方面的情况,并可选择保留或删除他们的数据。

3.4 未来:胎儿干预登记和倡导一个包含所有先天性心脏病的全球数据库

本章的重点是讨论 FCI 注册系统的方法、原则以及创建和维护中的障碍,用当前非 FCI 模型来解释登记系统和多中心研究的许多方面。必须明确,FCI 注册管理机构的未来依赖于已建立的 CHD 注册管理机构的集体努力,也需要大型管理机构的广泛合作。虽然 IFCIR 目前是全球最大的 FCI 数据库,但是由于该组织未接受任何来自大型组织(如 STS 或 EACTS)的重要基础设施或合作支持,因此他们的拓展是有限的。改进 FCI 的前景在于几个主要国际机构联合起来,共同收集数据并帮助建立这一领域。2010 年,雅各布(Jacobs)及其同事发表了为全球 CHD 登记系统制作国际数据收集系统的可行性总结报告[6]。通过国际标准之间的共识、机构间的合作和数据质量验证,作者证明了这种大规模是可以实现的。他们也强调了两个未来发展的重点。首先,多学科协作的注册管理机构将是确保数据库成功的关键[6]。FCI 在内的所有专家共同参与,提高该领域的认识和扩展。第二,他们明确指出,需要的不是新的数据收集系统,而是一个可以将每个主要组织的现有基础设施纳入的全球性系统[6]。该领域将受益于一个全球的 CHD 系统,并得到更多的关注和支持,以改善 FCI。

结 论

注册和多中心研究通过提供总体数据来分析和支持进一步创新,为参与中心提供潜在的广告来源,从而使 FCI 领域获益。为避免偶然性、偏差和混淆变量的影响,必须认识到自愿注册数据中存在重要的局限性。此外,存在一些政策、伦理和社会的障碍,将会阻挠胎儿注册登记的进一步发展。然而,创建统一的数据收集系统的益处在于有可能促进医疗的进步、增加培训的自主性和患者数据的完整性,并最终改善全球孕产妇和胎儿的预后。

参考文献

[1] Grover FL. The STS national database. Ann Thorac Surg. 2014;97(1):S48-54.
[2] Head SJ. The European association for cardio-thoracic surgery(EACTS)database:an introduction. Eur J Cardiothorac Surg. 2013;44(3):e175-180.
[3] Murakami A. The national clinical database as an initiative for quality improvement in Japan. Korean J Thorac Cardiovasc Surg. 2014;47(5):437-443.
[4] Moon-Grady AJ. Outcomes after in-utero cardiac interventions:a preliminary report of the collaborative international fetal cardiac intervention registry. Circulation. 2014;130 Suppl 2:A16469.
[5] Moon-Grady AJ. International fetal cardiac intervention registry:a worldwide collaborative description and preliminary outcomes. J Am Coll Cardiol. 2015;66(4):388-399.
[6] Jacobs JP. Congenital heart surgery databases around the world:do we need a global database? In:Seminars in thoracic and cardiovascular surgery:pediatric cardiac surgery annual. 2010. Elsevier.
[7] Makikallio K. Fetal aortic valve stenosis and the evolution of hypoplastic left heart syndrome:patient selection for fetal intervention. Circulation. 2006;113(11):1401-1405.
[8] Clarke DR. Verification of data in congenital cardiac surgery. Cardiol Young. 2008;18 Suppl 2:177-187.
[9] Shahian DM. The society of thoracic surgeons national database. Heart. 2013;99(20):1494-1501.
[10] O'Brien SM. The society of thoracic surgeons congenital heart surgery database mortality risk model:part 1-statistical methodology. Ann Thorac Surg. 2015;100(3):1054-1062.
[11] Jacobs JP. The society of thoracic surgeons congenital heart surgery database mortality risk model:part 2-clinical application. Ann Thorac Surg. 2015;100(3):1063-1068.
[12] Welke KF, Diggs BS, Karamlou T. Chance, bias, and confounding:threats to valid measurement of quality in the context of pediatric cardiac surgery. Semin Thorac Cardiovasc Surg Pediatr Card Surg Annu. 2010;13(1):79-83.
[13] Mavroudis CD. Ethical issues confronting outcomes analysis and quality assurance. In:Pediatric and congenital cardiac care. London;Springer;2015:295-303.
[14] Pasquali SK. Linking clinical registry data with administrative data using indirect identifiers:

implementation and validation in the congenital heart surgery population. Am Heart J. 2010; 160(6): 1099-1104.

[15] Jacobs JP. Linking the congenital heart surgery databases of the Society of Thoracic Surgeons and the Congenital Heart Surgeons' Society: part 1 — rationale and methodology. World J Pediatr Congenit Heart Surg. 2014; 5(2): 256-271.

[16] Jacobs JP. Linking the congenital heart surgery databases of the Society of Thoracic Surgeons and the Congenital Heart Surgeons' Society: part 2 — lessons learned and implications. World J Pediatr Congenit Heart Surg. 2014; 5(2): 272-282.

[17] Donofrio MT. The power is in the numbers: using collaboration and a data registry to answer our burning questions regarding fetal cardiac intervention. J Am Coll Cardiol. 2015; 66(4): 400-402.

[18] Representatives U.S.H.o. Patient protection and affordable care act. Public Law. 2010: 111-48.19.

[19] United Healthcare. In utero fetal surgery. Medical Policy, 2015; 2015T0035N: 16.

[20] Nisbet MC, Brossard D, Kroepsch A. Framing science the stem cell controversy in an press/politics. Int J Press/Politics. 2003; 8(2): 36-70.

[21] Sciences C.f.I.O.o.M. International ethical guidelines for biomedical research inv human subjects. Bulletin of medical ethics. 2002(182): 17.

[22] Drane JF. Medical ethics and maternal-fetal conflicts. Pa Med. 1992; 95(7): 12-16.

胎儿先天性心脏病的咨询

4

玛丽亚·焦万纳·鲁索,菲奥雷拉·弗拉塔,
贝尼亚米诺·托梅蒂诺和妮古拉·科拉库尔奇

咨询是通过专业人士与客户之间的交流,为个人、家庭或团体提供帮助的一种职业。咨询促进变革过程、提高生活质量、增强资源以及与周围环境的联系。20世纪80年代末,超声技术进步使得胎儿心脏显示成为可能,胎儿超声心动图由此诞生。胡赫格(Huhta JC)是这门技术的始创者之一,想探究如果没有宫内处理先天性心脏病的可能性,产前诊断是否有用或可取。许多研究已经清楚地表明,由妇产科医生和小儿心脏科医生组成的团队可以在胎儿阶段非常准确地诊断许多先天性心脏缺陷;因此,宫内发现的心脏畸形诊断几乎与出生时发现的心脏疾病一致。如今,对胎儿心脏解剖的高度关注与同样密切关注的心理问题相关:我们常常不能充分地解答准父母所需的咨询。

在过去一些年里,感谢超声设备和围产医学技术的进步,胎儿畸形的产前诊断水平得到了提高,从妊娠中期开始就有可能检测或怀疑到胎儿畸形。这在胎儿医学领域确实是一个重要的进步,但是产生了有关咨询、伦理和心理学方面的问题。正如我们从大量的有关科学文献中所看的那样,这些方面都是非常重要的[1-4]。针对这些观察的结果,许多作者[5,6]指出一个包括产科医生、心脏科医生、小儿外科医生和心理学家在内的多学科咨询是必要的,可以为父母提供更全面的信息。这会在母亲和胎儿的随访过程中产生是否需要反复咨询的问题,一方面反复咨询可以增进父母与胎儿的感情,但另一方面,这种做法会加重父母的焦虑。目前的文献并没有做出有证据支持的结论[7,8]。有证据表明,准父母可以在心理支持下面对焦虑。因此,在这种情况下单次咨询可能并不充分。

4.1 胎儿侵入性心脏干预(FCI)

对于先天性心脏病胎儿的结果,尽管改善了新生儿外科手术护理并发展了专门的后续治疗方案,但出生后的单心室患儿预后仍然很差。这种情况已经成为产前干预的主要指征。这些患儿出生后只能接受并不完美的单心室 Fontan 型手术[9],死亡率相当高,导致总的长期生存率小于 65%[10]。许多已出版的研究记录了宫内先天性心脏病的自然病程和产前进展的潜力[11,12]。胎儿功能良好的双心室心脏可能发展成单心室心脏,或者可能有心肌损伤,导致充血性心力衰竭、心律失常、水肿和宫内死亡。肺的发育也可能受到影响。因此,在合适的时机和合适胎儿的心腔内干预使得血流动力学改善甚至正常化,防止二次损伤胎心和胎肺是合理的[13]。最近,胎儿心脏成像技术的进展给我们打开了一扇通向子宫的窗,创建了胎儿心脏病领域,胎儿在诊断中被认为是一个患者。我们面临的挑战之一是必须尽力去理解我们所知的宫内先天性心脏病的"前传":自然病程和进展。25 年前,研究人员报道结构性心脏病,特别是主动脉瓣狭窄,会在宫内进展[11]。胎儿治疗,无论是导管干预还是外科手术,都是基于干预将改变疾病自然病程的基本原则。为了证明这一点,我们首先应了解宫内心脏病的自然进展。转诊中心已表明胎儿心脏干预可以成功开展,对母亲风险最小,对胎儿益处最大,特别是将要发展成左心发育不良综合征(hypoplastic left heart syndrome,HLHS)的主动脉瓣狭窄患者。

4.2 胎儿心脏干预的咨询

近年来,先天性心脏病的胎儿心脏干预方面取得了一些进展。所有这些进展都需要做好向父母清楚解释这些宫内干预及其伴随风险的准备。事实上,向父母提供咨询真的是一个非常微妙的过程。它不仅需要在干预技术说明中准确列出所有不常见的风险和并发症,而且也要理解情感方面的需求。咨询既是多学科又是多阶段的。最重要的是母亲情况,是否有疾病或药物过敏史。谨慎的咨询应该由顾问医生执行。咨询过程应该在父母和支持干预治疗的所有家庭成员面前进行。

每个病例情况不同;有必要确保父母了解所有与治疗过程相关的风险

和并发症。只有确保咨询全面,才可以要求胎儿的父母签署书面知情同意书。如果胎儿的父母不明白这个宫内干预的益处和风险,这同样是一个禁忌证。

胎儿的父母需接受有关孕妇和胎儿风险的全面咨询。

4.2.1 孕妇的风险

孕妇的安全、健康和未来的生殖潜力在胎儿治疗中是重中之重。必须全面的术前检查排除孕妇的手术禁忌证。然而,还是可能发生与麻醉、剖腹手术和子宫手术相关的并发症。此外,患病或水肿的胎儿可能导致早产或母体镜像综合征、先兆子痫综合征,唯一的治疗方法是胎儿尽早分娩。如果采用适当的技术,母体并发症的发病率是很罕见的,除非需要暴露子宫或胎儿病情恶化需要立即剖宫产[14]。宫内干预措施是侵入性的,因为必须用18号或19号针经腹穿刺进入羊膜腔;孕妇不可避免地存在风险,如胎膜早破、早产、胎盘早剥、出血或感染。据报道早产胎膜早破(prelabor premature rupture of the membrane,pPROM)发生率为2%～7%[15,16]。胎儿宫内治疗的长期结果尚未公布。一个成功的胎儿心脏病宫内治疗中心所需的准确手术量和人员组成尚未确定,但根据包括国际胎儿心脏干预注册系统(International Fetal Cardiac Intervention Registry,IFCIR)在内的注册数据分析,可以帮助我们深入了解学习曲线以及最初开展、后期保持熟练技术所需的最少病例数。

4.2.2 胎儿风险

宫内干预中的胎儿死亡并不少见(11%),可出现在所有干预类型中。另外,这些数据显示术后早期(<48 h)胎儿死亡是一个重要问题。这些比率高于之前单中心公布的胎儿心脏外科经验,可能是胎儿侵入性干预并发症的不同学习曲线的共同作用结果[17]。胎儿术中并发症的发生率很高,大量病例中发生心动过缓和心包积血,并且涵盖了所有胎儿宫内干预类型。无论何时开展宫内治疗,一个拥有丰富经验的母胎医学和儿科学专家以及外科医生组成的团队是非常必要的。胎儿心动过缓很常见,穿刺针进入心室的病例中大约50%胎儿会发生心动过缓,但进入右心房的过程中很少发生。心动过缓通过停止操作和肌注或心内注射肾上腺素来处理。少量心包积液也很常见,中量至大量也可能发生,采用心包引流来处理。出现心室内血栓,通常不用治疗,几天后会消失。胎儿主动脉瓣扩张可能会出现明显的主

动脉瓣反流,通常能耐受并逐渐改善甚至最后消失。并发症的发生率取决于手术团队的经验;胎儿体位、影像、设备的正确选择、合适直径的球囊、球囊撤出技术和并发症的管理都有影响,并遵循学习曲线[18]。

结 论

在怀孕期间,父母存在对未出生孩子的素质、情感和能力都理想化的倾向。对孩子已经有了一个梦幻般的设想。出生缺陷孩子的出生代表理想孩子的缺失。新父母不得不把新的干预适应证放在一起考虑。考虑到胎儿先天性心脏病的诊断大多是在妊娠18周以后,此时母亲已经感知第一次胎动。针对这些原因,产科医生和胎儿心脏病医生必须掌握咨询技巧,向接受咨询的夫妇提供心理支持。预后是一个交流的内容而不仅仅是告知的内容。对经过艰难抉择的患者随访是医学专业技能的一方面,同诊断和治疗能力一样重要。建立和维持相互关系需要的先决条件:对他人重建心脏结构的经历产生同感。咨询技巧可以总结为与被咨询夫妇保持"正确的距离"。学会认识我们的情绪,而不是学会使夫妇情绪波动最小化,这是很重要的。另一方面,避免交往过密是必要的,例如与夫妇过度的熟悉。

总而言之,涉及胎儿治疗咨询的人员(心脏科医生、产科医生、麻醉医师和胎儿父母)在技术术语(避免语言太复杂)和更重要的心理术语上用"同样的语言"是必要的。将胎儿父母的需求放在首要位置,让他们在照顾先天性心脏病胎儿的艰难道路上没有任何约束。让-克劳德·弗隆说:"我们不能只做胎儿超声心动图而忽略我们医疗行为的后果。"[19]这包含了这个问题的所有复杂性。

参考文献

[1] Caniano A, Baylis F. Ethical considerations in prenatal surgical consultation. Pediatr Surg Int. 1999; 15: 303-309.

[2] Flake AW. Prenatal intervention: ethical considerations for life-threatening and non-life threatening anomalies. Seminars Pediatr Surg. 2001; 10: 212-221.

[3] Aite L, Trucchi A, Nahom A, et al. Antenatal diagnosis of surgically correctable anomalies: effects of repeated consultations on parental anxiety. J Perinatol. 2003; 23(8): 652-654.

[4] Di Giusto M, Lazzari R, Giorgetti T, et al. Psychological aspects of therapeutic abortion after early prenatal diagnosis. Clin Exp Obstet Gynecol. 1991; 18: 169-173.

[5] Lorenz R, Kuhn M. Multidisciplinary team counselling for fetal anomalies. Am J Obstet Gynecol. 1989; 161: 263-266.

[6] Dallaire L, Lortie G, Des Rochers M, et al. Parental reaction and adaptability to the prenatal

diagnosis of fetal defect or genetic disease leading to pregnancy interruption. Prenat Diagn. 1995; 15: 249-259.
[7] Gotzmann L, Schonholzer S, Kolbe N, et al. Suspected fetal malformation in ultrasound examination: effects on the psychological well-being of pregnant women. Ultraschall Med. 2002; 81: 33-40.
[8] Hunfield J, Agterberg G, Wladimiroff JW, et al. Quality of life and anxiety in pregnancy after late pregnancy loss: a case-control study. Prenat Diagn. 1996; 16: 783-790.
[9] Gewillig M. The Fontan circulation. Heart. 2005; 91: 839-846.
[10] Rychik J, Szwast A, Natarajan S, et al. Perinatal and early surgical outcome for the fetus with hypoplastic left heart syndrome: a 5-year single institutional experience. Ultrasound Obstet Gynecol. 2009; 36: 465.
[11] Allan LD. Development of congenital lesions in mid or late gestation. Int J Cardiol. 1988; 19: 361e2.
[12] Yagel S, Weissman A, Rotstein Z, et al. Congenital heart defects: natural course and in utero development. Circulation. 1997; 96: 550e5.
[13] Arzt W, Tulzer G. Fetal surgery for cardiac lesions. Prenat Diagn. 2011; 31: 695e8.
[14] Golombeck K, Ball RH, Lee H, et al. Maternal morbidity after maternal-fetal surgery. Am J Obstet Gynecol. 2006; 194: 834-839.
[15] Oepkes D, Moon-Grady AJ, Wilkins-Haug L, et al. 2010 Report from the ISPD Special Interest Group fetal therapy: fetal cardiac interventions. Prenat Diagn. 2011; 31: 249-251.
[16] Gardiner HM, Kumar S. Fetal cardiac interventions. Clin Obstet Gynecol. 2005; 48: 956-963.
[17] McElhinney DB, Tworetzky W, Lock JE. Current status of fetal cardiac intervention. Circulation. 2010; 121: 1256-1263.
[18] Mizrahi-Arnaud A, Tworetzky W, McElhinney DB, et al. Pathophysiology, management, and outcomes of fetal hemodynamic instability during prenatal cardiac intervention. Pediatr Res. 2007; 62: 325-330.
[19] Fouron JC. The changing and complex relationship between paediatric cardiologists and life. Cardiol Young. 2000; 10: 551-556.

第 2 部分
主动脉瓣疾病

胎儿解剖：胎儿主动脉瓣疾病中的主动脉瓣解剖 5

安娜丽莎·安杰利尼,马尔尼·费德里戈,
卡拉·弗雷斯库拉和加埃塔诺·蒂内

5.1 介绍

和成人一样,胎儿主动脉瓣疾病的病理改变也可表现在瓣膜下、瓣膜水平或瓣膜上的位置[1-4]。胎儿主动脉瓣上狭窄非常罕见,主动脉瓣下狭窄在复杂先天性心脏病中常常碰到,如圆锥隔后部对位不良、瓣下圆锥或二尖瓣组织[5],而常见的胎儿主动脉瓣疾病是主动脉瓣闭锁或瓣膜狭窄。

5.2 形态特征

主动脉瓣狭窄通常以瓣叶限制性开闭和升主动脉窄后扩张为特征。主动脉瓣闭锁则为一层无孔的膜性组织,引起严重发育不良的主动脉瓣环和升主动脉(图 5-1)。

先天性主动脉瓣狭窄是一种比较少见的疾病,呈现出一系列先天性左心梗阻的现象,包含广泛的形态学特征,从三叶主动脉瓣发育不良或无症状的二叶主动脉瓣到单叶瓣,从严重瓣膜狭窄到完全闭锁,都可以成为左心发育不良综合征的一部分[1,2,6-9]。

在严重肺动脉瓣狭窄或严重主动脉瓣狭窄中,妊娠期的血流和压力影响着心脏重塑的过程,并可能因为左心室和主动脉弓生长受损而导致左心发育不良综合征(hypoplastic left heart syndrome,HLHS)[10,11]。

伴有二尖瓣和主动脉瓣狭窄的 HLHS 表现为严重的主动脉瓣狭窄和不同程度的左心室重塑:妊娠中期,左心室发育不良,或伴有二尖瓣关闭不全的左心室扩张;妊娠晚期,严重主动脉瓣狭窄可使左心室大小相对正常或正常下限。在某些情况下,整个妊娠期间左心室的大小保持不变[12-14]。

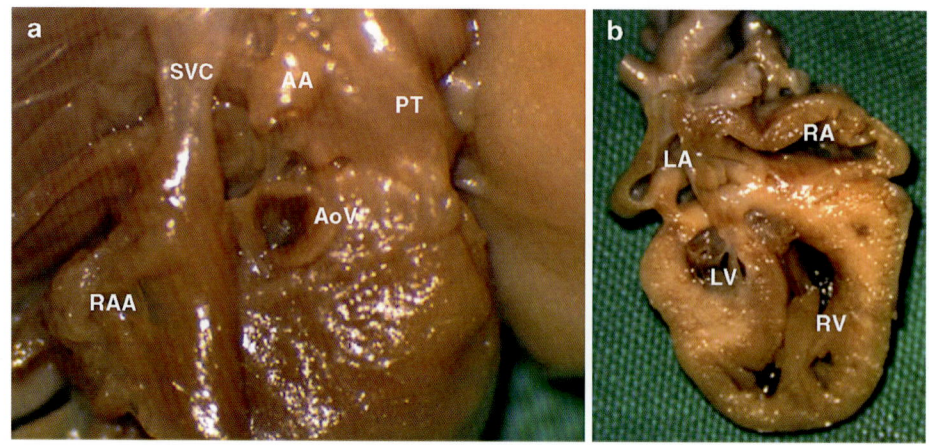

图 5-1 无孔型主动脉瓣闭锁。(a)升主动脉切面,从上方观察无孔瓣膜。三个形态良好的交接处仍可被辨别出来。(b)四腔心切面,显示形态良好的右心室扩展至心尖以及扩张的右心房。左心室严重发育不良伴有游离壁肥厚和狭小二尖瓣。AA:升主动脉,AoV:主动脉瓣,LA:左心房,RA:右心房,RAA:右心耳,RV:右心室,SVC:上腔静脉,PT:肺动脉干

严重主动脉瓣狭窄可以由瓣叶数量异常引起,即单叶瓣,双叶瓣,甚至四叶瓣,和/或瓣叶发育异常。瓣叶结构由心室和动脉表面的纤维、纤维和心室肌之间的海绵体组成。在发育不良的情况下,瓣叶结构随纤维完整性的丢失、黏液样变性和结节增厚而改变。发育不良的瓣叶通常比正常的瓣叶更厚、更僵硬。

单叶瓣主动脉瓣狭窄只有一个交界处,具有一个偏心的狭窄开口、一个形态良好的瓣叶间三角以及发育不良的主动脉瓣环,通常位于瓣膜心室面可见具有黏液结节的发育不良瓣叶(图 5-2 和图 5-3)。两个中缝被认为是瓣叶交接处缺乏分离或融合的残留物。二叶式主动脉瓣通常不伴狭窄,但当瓣叶发育不良时常会出现狭窄(图 5-4),甚至三瓣叶也可因为瓣叶发育不良而出现狭窄。升主动脉和主动脉弓可以有不同程度的发育不良。左心腔呈现不同的形式。

严重主动脉瓣狭窄和 HLHS 可以伴有严重受限或完整的房间隔。左心梗阻性病变存在左心房高压,导致严重的肺静脉扩张和血流变化,产生淋巴管扩张和肺静脉动脉化。

在大多数情况下,瓣膜狭窄不仅是因为交接处退化引起的瓣叶融合,而且有时主要与不规则瓣叶增厚有关。这些增厚瓣叶突入瓣膜开口并阻碍其开放。心内膜弹力纤维增生症通常伴有严重主动脉瓣狭窄,可以是局灶性的,涉及乳头肌或室间隔;也可以扩散至所有心室腔,肉眼观,由于心内膜弹力

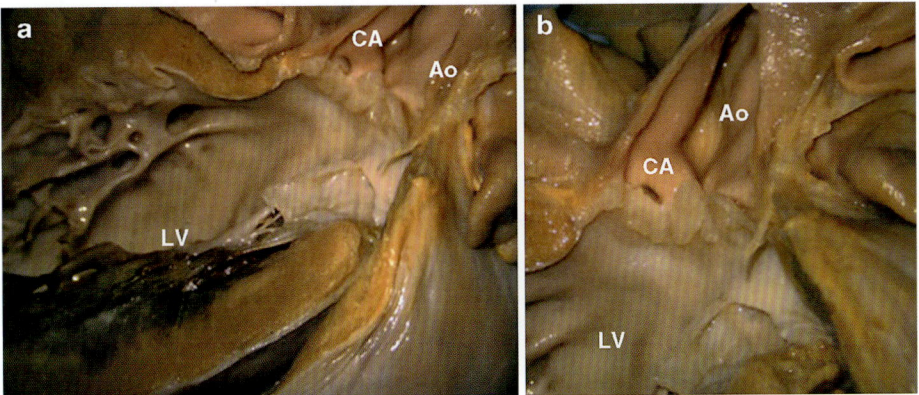

图 5-2 严重主动脉瓣狭窄伴发育不良瓣膜。(a) 左心室和主动脉：严重发育不良的增厚单叶瓣，一个可以辨别的瓣膜融合处，左心室带有白色增厚的心内膜，提示心内膜纤维增生。(b) 同一个标本的特写，显示瓣环发育不全和右冠状动脉起源。Ao：主动脉，CA：冠状动脉，LV：左心室

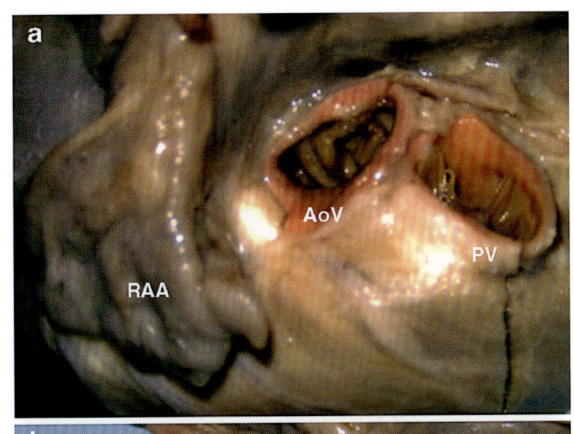

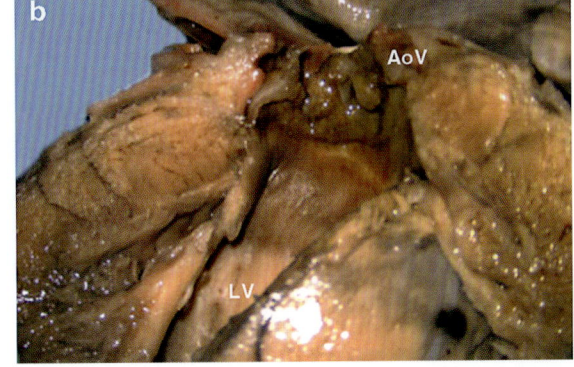

图 5-3 严重主动脉瓣狭窄伴发育不良单叶瓣。(a) 大动脉和右心耳右侧面：主动脉瓣瓣环发育异常，伴有一个偏心性开口。(b) 左心室流出道切面显示发育不良瓣叶伴结节性增厚。AoV：主动脉瓣，PV：肺动脉瓣，RAA：右心耳

纤维组织的沉积引起心内膜严重增厚,使心内膜呈现白色[15](图 5-5)。心内膜弹力纤维增生症的严重程度与主动脉瓣和瓣叶的大小没有关联。

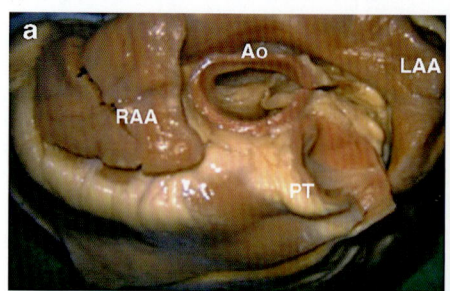
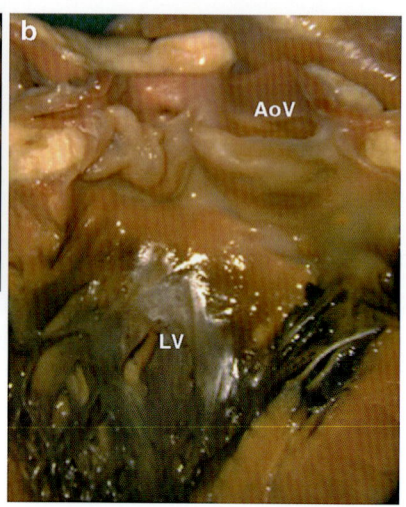

图 5-4 二叶瓣式主动脉瓣狭窄。(a)从大动脉和左右心耳上方看,有两个形态良好的纤维三角和一个与瓣叶皱折相邻的不完整三角。(b)从左心室流出道观察有两个瓣叶,前叶带有皱折和发育不良的瓣膜。AAo:升主动脉,LV:左心室

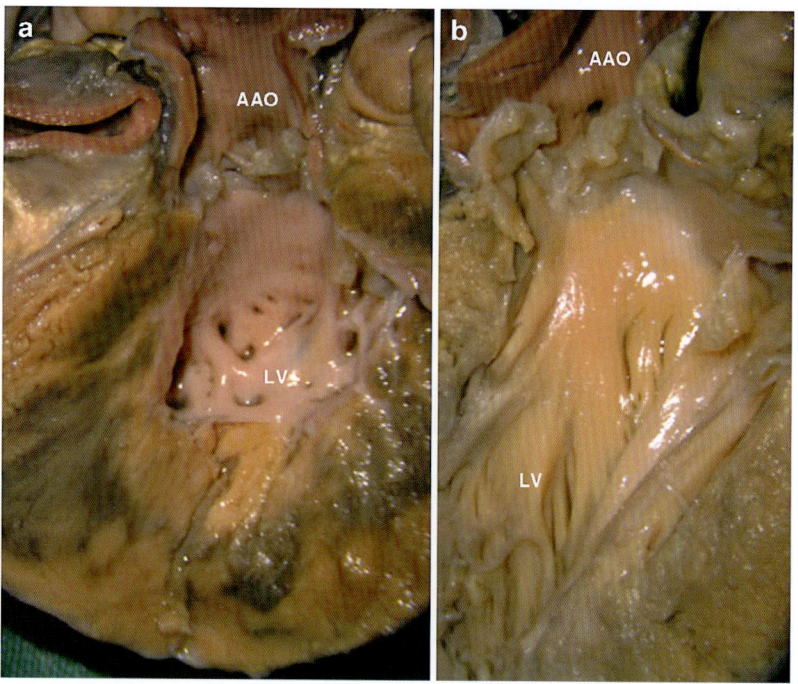

图 5-5 严重主动脉瓣狭窄伴单叶瓣。(a)左心室流出道,显示瓣叶发育不良和伴有室壁肥厚、严重弥漫性心内膜纤维增生的狭窄左心室。(b)左心室流出道,显示瓣叶发育不良和发育较好的左心室,心内膜纤维增生不严重,局限于侧壁。RAA:右心耳,LAA:左心耳,Ao:主动脉,PT:肺动脉干,AoV:主动脉瓣,LV:左心室

结 论

主动脉瓣病变在瓣膜下、瓣膜水平或瓣膜上可以呈现一系列的畸形谱。主动脉瓣的异质性受瓣叶的数量、瓣叶发育不良程度的影响,并伴有主动脉瓣环发育不良。这与瓣叶的数量有直接关系。严重主动脉瓣狭窄或闭锁伴有左心室发育不全、二尖瓣受累和心内膜弹力纤维增生症。如果存在二尖瓣关闭不全,可出现左心室扩张伴心室壁变薄和巨大左心房。

参考文献

[1] Frescura C, Ho SY, Thiene G. La collezione anatomica di cardiopatie congenite dell'Università di Padova. Cleup, Padova 1996.

[2] Anderson RH, Devine WA, Ho SY, et al. The myth of the aortic annulus: the anatomy of the subaortic outflow tract. Ann Thorac Surg. 1991; 52: 640-646. J Heart Valve Dis. 5 Suppl 3: S272-275.

[3] Ho SY. Structure and anatomy of the aortic root. Eur J Echocardiogr. 2009; 10: i3-10.

[4] Sievers HH, Hemmer W, Beyersdorf F, et al. Working Group for Aortic Valve Surgery of German Society of Thoracic and Cardiovascular Surgery. The everyday used nomenclature of the aortic root components: the tower of Babel? (2012). Eur J Cardiothorac Surg. 2012; 41: 478-482.

[5] Yamamoto Y and Hornberger LK. Progression of outflow tract obstruction in the fetus. Early Hum Dev. 2012; 88: 279-285.

[6] Angelini A, Ho SY, Anderson RH, et al. The morphology of the normal aortic valve as compared with the aortic valve having two leaflets. J Thorac Cardiovasc Surg. 1989; 98: 362-367.

[7] Duran AC, Frescura C, Sans-Coma V, et al. Bicuspid aortic valves in hearts with other congenital heart disease. J Heart Valve Dis. 1995; 4: 581-590.

[8] Frescura C, Thiene G. Small aortic root in neonates. J Heart Valve Dis. 1996; Suppl 3: S272-275.

[9] Maizza AF, Ho SY, Anderson RH. Obstruction of the left ventricular outflow tract: anatomical observations and surgical implications. J Heart Valve Dis. 1993; 2: 66-79.

[10] Arzt W, Wertaschnigg D, Veit I, et al. Intrauterine aortic valvulo plasty in fetuses with critical aortic stenosis: experience and results of 24 procedures. Ultrasound Obstet Gynecol. 2011; 37: 689-895.

[11] Freud LR, McElhinney DB, Marshall AC, et al. Fetal aortic valvuloplasty for evolving hypoplastic left heart syndrome: postnatal outcomes of the first 100 patients. Circulation. 2014; 130: 638-645.

[12] Marantz P, Grinenco S. Fetal intervention for critical aortic stenosis: advances, research and postnatal follow-up. Curr Opin Cardiol. 2015; 30: 89-94.

[13] Maskatia SA, Ing FF, Justin H, Crystal MA, et al. Twenty-five year experience with balloon aortic valvuloplasty for congenital aortic stenosis. Am J Cardiol. 2011; 108: 1024-1028.

[14] McKay R, Smith A, Leung MP, et al. Morphology of the ventriculoaortic junction in critical aortic stenosis. Implication for hemodynamic function and clinical management. J Thorac Cardiovasc Surg. 1992; 104: 434-432.

[15] McElhinney DB, Vogel M, Benson CB, et al. Assessment of left ventricular endocardial fibroelastosis in fetuses with aortic stenosis and evolving hypoplastic left heart syndrome. Am J Cardiol. 2010; 106: 1792-1797.

胎儿主动脉瓣狭窄：自然病程和超声评估

6

戴维·布莱克和格莱恩·沙兰

6.1 介绍

主动脉瓣狭窄包括从轻度到极重度的一系列异常病变。产前可以诊断不同程度的主动脉瓣狭窄病变，但是严重病变更为多见，因为产科超声筛查更容易发现。胎儿主动脉梗阻性病变的进展已被很好的描述，其中最早的报道是一例胎儿主动脉瓣狭窄[1]。在这一章中，我们讨论主动脉瓣狭窄的超声心动图特点、自然病程以及与主动脉梗阻程度、梗阻时间相关的病变进展。

先天性主动脉瓣狭窄发生率在每1 000个活产儿中有0.2~0.5个[2]。在一间大型三级转诊中心的胎儿先天性心脏病病例中，有2%的病例诊断为主动脉瓣狭窄，其中91%的病例为严重主动脉瓣狭窄[3]。

6.2 胎儿超声心动图特征

胎儿左心室流出道梗阻常见的部位是瓣膜。产前诊断基于超声心动图显示狭窄、发育不良的主动脉瓣叶伴有跨瓣血流减少和/或多普勒流速增加。受损左心功能在严重主动脉瓣狭窄的晚期可以伴有左室扩张这一特征。

胎儿主动脉瓣狭窄导致主动脉瓣运动受限，瓣叶增厚，并且主动脉瓣环可能发育不良。常伴有二叶主动脉瓣，一般出生后更容易被发现，但也可能是三叶瓣或单叶瓣。

正常胎儿通过主动脉瓣的多普勒流速随妊娠进展而变化。峰值速度在孕14周时为30~40 cm/s，足月时增加到1~1.2 m/s。主动脉的峰值速度通常略高于肺动脉峰值速度。在主动脉瓣狭窄中，可以根据左心室功能检测到多普勒流速的增加。

胎儿超声心动图特征受左心室流出道梗阻程度和时间的影响。

6.3 梗阻程度

6.3.1 轻度至中度

超声心动图的四腔心切面通常是正常的。左心室的大小和功能保持在正常范围，主动瓣和主动脉的大小也是正常的。主动脉瓣可能表现轻度增厚或回声增加伴有活动受限。偶尔可能伴有升主动脉窄后扩张。跨主动脉瓣多普勒流速轻度升高，在 1.2~2 m/s 范围内。

6.3.2 中度至重度

在四腔心切面中，左心室可能显示为功能良好的正常形态，但是也可能存在左心室肥大的证据（图 6-1）。主动脉根部和主动脉大小正常，但随着

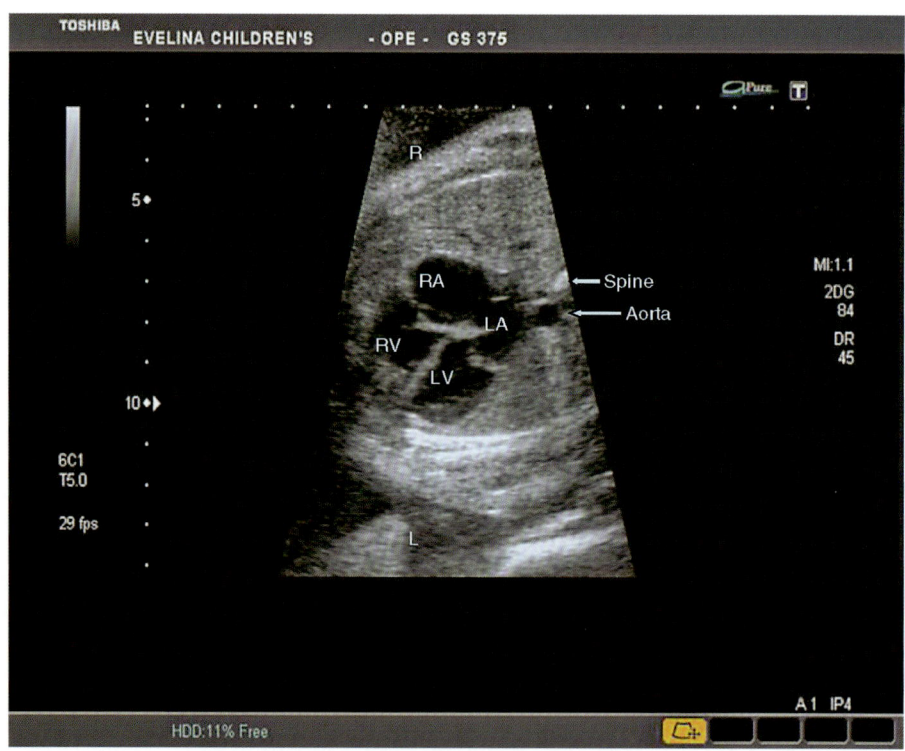

图 6-1 胎儿中度主动脉瓣狭窄的四腔心切面。在这些病例中，左心室功能和大小常保持在正常范围。RA：右心房，LA：左心房，RV：右心室，LV：左心室

孕周的增加可能变小。虽然主动脉瓣膜显示不典型增生和隆起,但是主动脉瓣环通常是正常的(图6-2)。跨瓣多普勒流速将增加,在左室功能保留的情况下,多普勒流速可能在2~4 m/s范围内(图6-3)。彩色血流显示跨瓣膜后的湍流,有时可在主动脉弓见到。

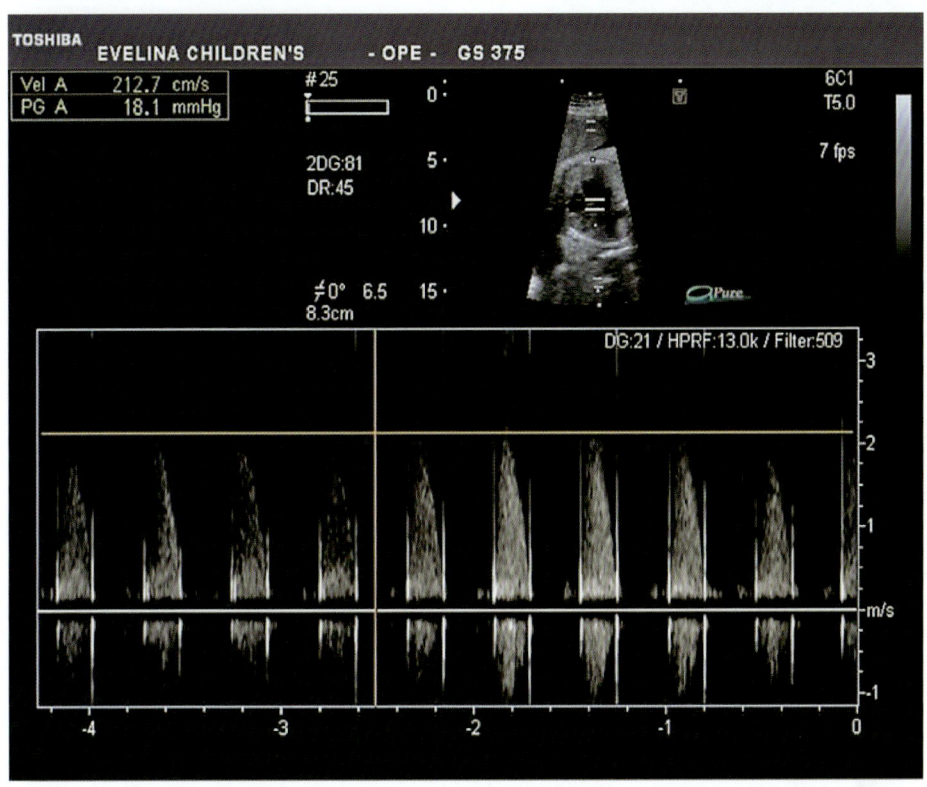

图6-2 中度主动脉瓣狭窄胎儿的左心室流出道多普勒超声。峰值速度为2.1 m/s,高于该胎龄的正常范围

6.3.3 严重病例

胎儿严重主动脉瓣狭窄至少有4种不同类型的病理生理变化[4]:

(1)妊娠早期或妊娠早中期,早期左心室发育不良伴有左心室大小与容积的明显减少。

(2)左心室扩张伴有心内膜弹力纤维增生症和心肌功能不良,有可能发展为左心发育不良综合征。

(3)左心室扩张和心功能不全伴胎儿水肿。

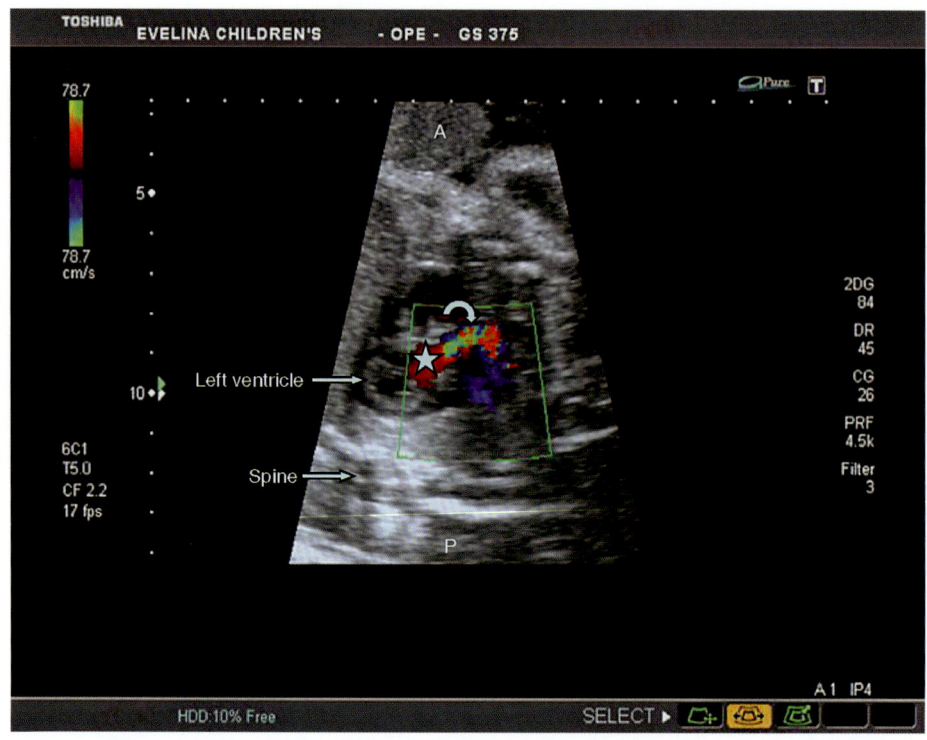

图 6-3 中度主动脉瓣狭窄的左心室和左心室流出道短轴切面图。通过主动脉瓣进入主动脉有一定程度的前向湍流,伴有一定程度的左心室肥大。左心室流出道(☆)升主动脉(⌒)

(4) 左心室扩张和功能障碍伴有严重二尖瓣反流和左心房扩大。

在具体病例中,无法预测哪种病理生理变化为主要特征。在胎羊研究中,通过缩窄主动脉产生左室流出道梗阻,胎儿心脏的反应是不同的,随着妊娠的进展,有的是心室扩张,有的是左心发育不良。有趣的是,在该研究中没有发生心内膜纤维弹性组织增生症(endocardial fibroelastosis,EFE)。作者推测,胎儿主动脉瓣狭窄中可能存在固有的心肌微结构异常[5]。

左心室壁、二尖瓣乳头肌的超声回声增强常见于严重 AS 病例中。这种影像与尸检中的 EFE 有很好的相关性,提示 AS 对心室壁的损害。在严重 AS 病例中,EFE 是预后不良的一个危险因素[6]。也有一些病例有原发性 EFE,但是很难与伴有 EFE 的严重 AS 区分开来[7]。

主动脉瓣狭窄胎儿的主动脉和主动脉瓣通常比相同胎龄的胎儿较小,尽管它们的大小是可变的。主动脉瓣增厚和发育异常会导致左心室功能降低,因此多普勒流速可能在正常范围内。主动脉瓣也可能缺乏前向性血流,由动脉导管逆向灌注主动脉弓。在这种情况下,二尖瓣也会出现异常,随着血流减少,二尖瓣发育受限,常出现不同程度的二尖瓣反流。

严重主动脉瓣狭窄病变相关的重度二尖瓣反流、左心室功能不全和扩张、限制性卵圆孔或完整房间隔以及严重左房扩张比较少见,常导致右侧心腔受压、低心排和胎儿水肿,预后非常差(图6-4和图6-5)。

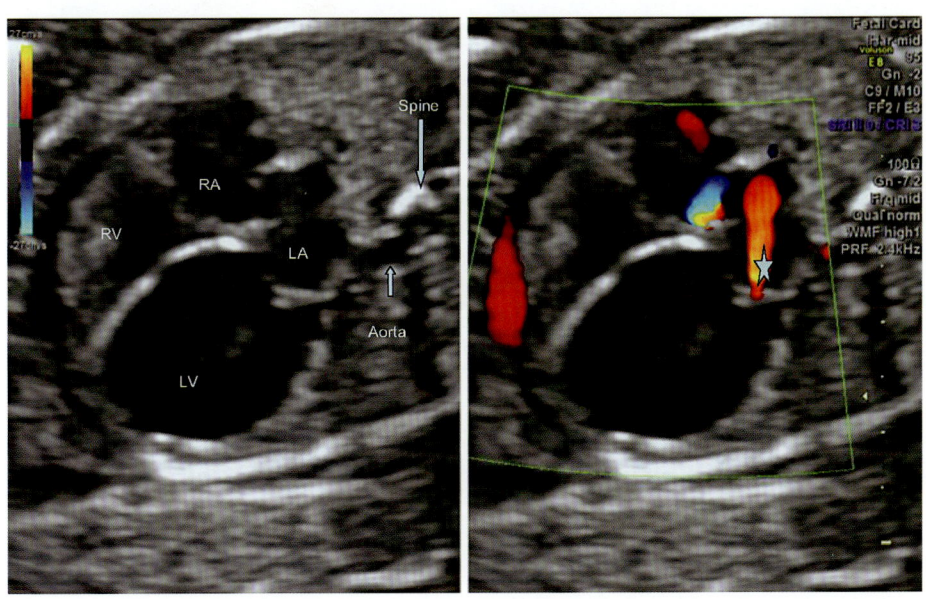

图6-4 严重主动脉瓣狭窄胎儿的四腔心切面。左心室球形扩张伴心内膜弹力纤维增生。二尖瓣反流(☆)。RA:右心房,LA:左心房,RV:右心室,LV:左心室

6.4 时机

6.4.1 妊娠早期的梗阻

在胎儿主动脉瓣狭窄中,血流动力学和结构异常导致通过左心的血流量减少。据推测,发育异常的程度取决于梗阻发生的时间;发病越早,发育异常的程度越严重[8]。

随着高分辨率超声机的发展,在妊娠早期评估胎儿心脏是可行的。在孕11周胎儿四腔心切面可以发现主动脉瓣狭窄,但是主动脉多普勒流速增加证实左心发育不良综合征要到孕17周[8]。

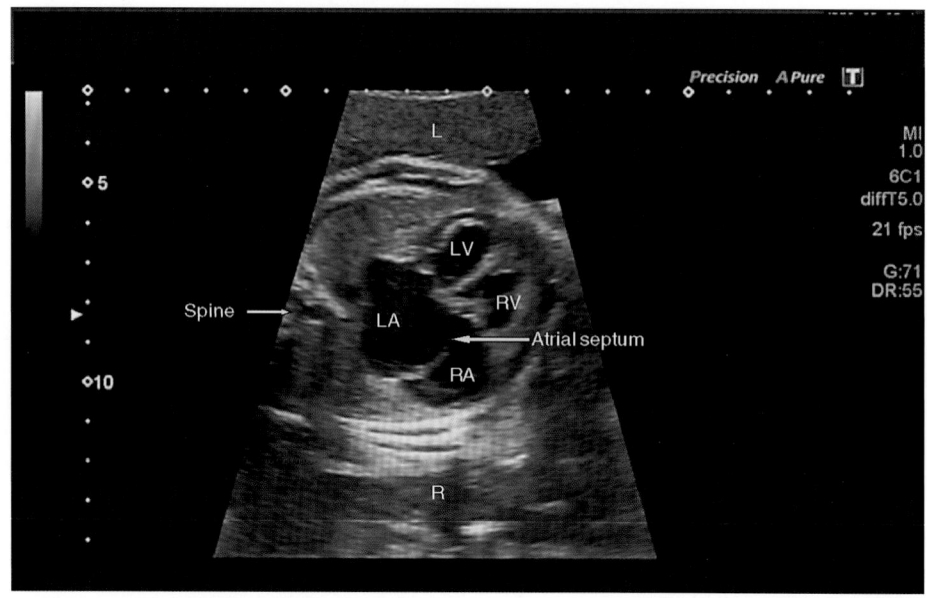

图 6-5 严重主动脉瓣狭窄伴完整房间隔的胎儿四腔心切图。左心室发育不良,并左心房显著扩张,并弯向右心房。这个胎儿也有明显的二尖瓣反流。RA:右心房,LA:左心房,RV:右心室,LV:左心室

6.4.2 妊娠晚期的梗阻

妊娠中期诊断的主动脉瓣狭窄,疾病进展的可能性也是存在的。这种进展在一些严重的胎儿中可能最终发展成为左心发育不良综合征。在这些情况下,左心室缺乏生长,而右心室继续正常生长并形成心尖部分。尽管有血流经过左心室,但这种心脏不会形成双心室循环[9]。

严重主动脉瓣狭窄最终发展成双心室的新生儿产前诊断率非常低。这可能是因为妊娠中期四腔心切面相对正常,而在妊娠晚期发生严重梗阻[10]。不是所有的主动脉瓣狭窄病变都会进展,因为有些病例在整个妊娠期都是轻度或中度。

6.5 病变进展的预测因素

舍曼(Sherman)等人的研究显示,如果连续观测左心功能障碍胎儿的左心室发育,通过左心(左心室、主动脉和二尖瓣)发育停滞能够识别最终发展成左心发育不良的胎儿,妊娠中期可以通过扩张并收缩乏力的左室、重度狭

窄或闭锁的卵圆孔,或其他左心梗阻来识别胎儿主动脉梗阻性病变[11]。

最近有研究显示,进展到 HLHS 的所有胎儿在主动脉弓有逆向血流,88%具有经卵圆孔的左向右血流,91%具有单相二尖瓣流入频谱,94%具有明显的左心功能障碍[12]。本研究机构评估 HLHS 进展的最新数据显示,如果妊娠早期有上述两个或以上的现象存在,单心室结局的发生率达94%(17例中有 16 例)。

6.6 结果

到目前为止,本研究机构已产前诊断主动脉瓣狭窄 89 例,其中 5% 终止妊娠。如果排除终止妊娠的病例,继续妊娠的结局是 4%宫内自然死亡,56%新生儿期死亡,4%婴儿期死亡,最后随访只有 33%存活。

参考文献

[1] Allan LD, Sharland G, Tynan MJ. The natural history of the hypoplastic left heart syndrome. Int J Cardiol. 1989; 25(3): 341-343.
[2] van der Linde D. Birth prevalence of congenital heart disease worldwide: a systematic review and meta-analysis. J Am Coll Cardiol. 2011; 58(21): 2241-2247.
[3] Sharland G. Fetal cardiology simplified — a practical manual. Harley: tfm publishing ltd; 2013.
[4] Marantz P, Grinenco S. Fetal intervention for critical aortic stenosis: advances, research and postnatal follow-up. Curr Opin Cardiol. 2015; 30(1): 89-94.
[5] Eghtesady P. Revisiting animal models of aortic stenosis in the early gestation fetus. Ann Thorac Surg. 2007; 83(2): 631-639.
[6] McElhinney DB. Assessment of left ventricular endocardial fibroelastosis in fetuses with aortic stenosis and evolving hypoplastic left heart syndrome. Am J Cardiol. 2010; 106(12): 1792-1797.
[7] Sharland GK. Left ventricular dysfunction in the fetus: relation to aortic valve anomalies and endocardial fibroelastosis. Br Heart J. 1991; 66(6): 419-424.
[8] Axt-Fliedner R. Development of hypoplastic left heart syndrome after diagnosis of aortic stenosis in the first trimester by early echocardiography. Ultrasound Obstet Gynecol. 2006; 28(1): 106-109.
[9] Simpson JM, Sharland GK. Natural history and outcome of aortic stenosis diagnosed prenatally. Heart. 1997; 77(3): 205-210.
[10] Freud LR. Low rate of prenatal diagnosis among neonates with critical aortic stenosis: insight into the natural history in utero. Ultrasound Obstet Gynecol. 2015; 45(3): 326-332.
[11] McCaffrey FM, Sherman FS. Prenatal diagnosis of severe aortic stenosis. Pediatr Cardiol. 1997; 18(4): 276-281.
[12] Makikallio K. Fetal aortic valve stenosis and the evolution of hypoplastic left heart syndrome: patient selection for fetal intervention. Circulation. 2006; 113(11): 1401-1405.

胎儿主动脉瓣成形术 7

卡洛斯·A.C.佩德拉,西蒙娜·F.佩德拉和
C.法维奥·佩拉尔塔

7.1 前言与历史方面

在 1990 年初,一些著名的儿科心脏病专家,如欧洲的林赛·阿伦(Lindsay Allan)医生、美国的诺曼·西尔弗曼(Norman Silverman)医生和加拿大的琼-克劳德·富龙(Jean Claude Fouron)医生,应用不断发展的超声心动图技术宫内诊断先天性心脏病(congenital heart diseases,CHD)。一本名为《胎儿心脏病学》的书就此诞生。它不仅可以准确地进行产前诊断,而且还可以通过连续心脏超声检查,对 CHD 胎儿宫内的一些自然病程有更好的理解。此后不久,在阿伦和泰南医生的带领下,首例胎儿经导管主动脉瓣膜成形术在英国成功实施,胎儿介入心脏病学应运而生。尽管儿科心脏病学界对其疗效和伦理道德的合理性存在疑虑,并对产前介入持最初的抗拒态度,但是图瑞斯奇(Tworetzky)博士带领下的波士顿团队在 2000 年初决定在这个领域推动一个积极的计划。此后,他们的团队在胎儿心脏介入方面发布了大量极好的数据,这有助于确定心脏介入在胎儿主动脉瓣狭窄(aortic stenosis,AS)进展成左心发育不良综合征(HLHS)、肺动脉闭锁合并完整室间隔,以及完整的房间隔或限制性房间隔缺损的 HLHS 治疗中的作用。

随着导管和成像技术的不断发展与有利的人文环境,其他团队也开展了类似的项目,其中包括丰特斯·佩德拉(Fontes Pedra)博士领导的巴西团队和特尔泽(Tulzer)博士领导的维也纳团队。本章回顾了我们在胎儿主动脉瓣膜成形术(fetal aortic valvuloplasty,FAV)方面的经验。

7.2 胎儿主动脉瓣狭窄的解剖学与自然病程

胎儿主动脉瓣狭窄(AS)可与多种瓣膜形态相关,包括三叶瓣、二叶瓣、单瓣或联合瓣。主动脉瓣环可正常或发育不良。根据诊断时期不同,不同程度的心内膜弹性组织纤维增生症(EFE)使得左心室功能可正常或被严重抑制,也有不同程度的二尖瓣反流(MR)和升主动脉发育不全。

事实上,某些宫内严重的 AS 胎儿可演变为 HLHS。孕期 20~29 周在胎儿超声心动图上看到一些功能性血流异常时,可以预测这种进展。这些预测标记由波士顿团队定义,现在被用作宫内扩张瓣膜的适应证标准,并希望能避免这种进展并实现双心室(biventricular,BV)循环。

7.3 胎儿主动脉瓣成形术(FAV)的适应证

FAV 适合以下两种情况:与进展中的 HLHS 相关的危重型 AS;伴有严重 MR,巨大左心房(left atrium,LA)的危重型 AS[1-3]。危重型 AS 在超声心动图上的彩色多普勒显示增厚、活动受限的主动脉瓣伴有湍流或顺行性血流的减少。由于左心室(left ventricular,LV)功能障碍,跨瓣多普勒血流压差可能很低,因此不作为选择患者的指标。在前一种情况下,当妊娠中期出现中度至重度 LV 功能障碍,主动脉横弓(transverse aortic arch,TAA)逆向血流,经房间隔的左向右分流,二尖瓣(mitral valve,MV)单向血流时,可预测发展成 HLHS。主动脉瓣成形术应在胎龄小于 30 周下进行。最好的适用人群应具有较大 LVs(诊断时 LV 舒张期长度 Z 值大于 -2),较小程度的 EFE 和较小的球形 LVs。有时,该手术在更小的 LVs(LV 舒张期长度 Z 值在 -2~-3)中进行,不仅希望能避免 LV 发育不全,而且还可以改善 LV 功能并改善主动脉的跨瓣顺行性血流。在这些胎儿中,母亲的高氧合状态可能会刺激 LV 的生长。

在后一种情况下,尽管这些胎儿通常具有正常大小的 LV,但由于瓣膜狭窄和严重 MR,主动脉跨瓣的顺行性血流将减少。此外,还有 TAA 的逆行性血流、心力衰竭、水肿、受压的肺静脉和右心室(right ventricle,RV)。主动脉瓣膜成形术和房间隔造口术(用于巨大 LA 和肺部的减压)应被认为是孕 30~34 周减少妊娠丢失风险的"营救"程序。

7.4 中心经验和步骤方法

2007年7月至2015年12月,我们在20个危重型AS胎儿中进行了22次FAV,获得理想的结果。我们的技术是基于之前该主题的出版物(主要是波士顿团队)和全球继续医学教育会议内容而开发的。FAV应由多学科团队实施,包括胎儿心脏病专家、胎儿医学专家、麻醉师和介入专家。我们的步骤方法如下所述。

手术在常规手术室(operating room,OR)中进行,母体在清醒条件下进行镇静和局部脊髓阻滞麻醉[1,2]。为了使子宫松弛,母体在手术前12~24 h开始给予硝苯地平 20 mg,每日3次,48~72 h。如果存在羊水过多,使用15 cm长的21G千叶针抽出过多的羊水。母体麻醉后,合适的胎位几乎均可通过外转胎位术来实现。如果需要手术暴露子宫,我们便不会进行外转胎位术。使用21G或22G的千叶针肌注或脐内给予芬太尼($5 \sim 10 \, \mu g/kg$)、泮库溴铵($10 \sim 20 \, \mu g/kg$)和阿托品($20 \, \mu g/kg$)联合麻醉胎儿[1,2]。

在连续二维超声引导下,将15 cm长的17G千叶针(带导丝)经母体腹部、子宫壁和胎儿胸壁送至左心室心尖部。有时,需经胎盘和/或肋下经肝入路才能送达所需的位置。针对不同的LVOT选择最理想的穿刺针对于手术成功至关重要。使用预标记好的导管系统(一个可快速交换的10 mm长的冠脉球囊预先安装上0.014英寸软头导丝)。针、导丝和球囊导管是预先测量和标记好的,以便胎心内的定位可从外部测量,而不只有超声图像。球囊导管用无菌胶带标记好,使得完全推进时,球囊的全长刚好超过千叶针尖。导丝也用无菌胶带固定好,使得远端柔性导丝从球囊尖端推出不超过3~4 cm。刺穿点在左心室心尖处,针尖指向狭窄的主动脉瓣。针芯退出后,可在针头接口处见到搏动性血流。然后放入导管系统,直到导管标识到达针的近端接口。导丝系统穿过主动脉瓣时需要一些非常轻柔的操作。升主动脉中见到导丝是正确穿过瓣膜上小孔的明确标志(图7-1a)。球囊的定位主要基于上述的外部标记和超声成像。球囊用压力泵进行充气,可精确控制球囊扩张后直径。选择球囊扩张的最大直径应超过主动脉瓣环的10%~30%。根据胎儿临床状态的不同,可进行2~4次扩张(图7-1b)。瓣膜扩张后,整个系统(针+球囊+导丝)作为一个整体经胎儿心室壁从胎儿和母体中取出,应避免导管鞘切断球囊。小剂量肾上腺素($1 \sim 10 \, \mu g/kg$)和

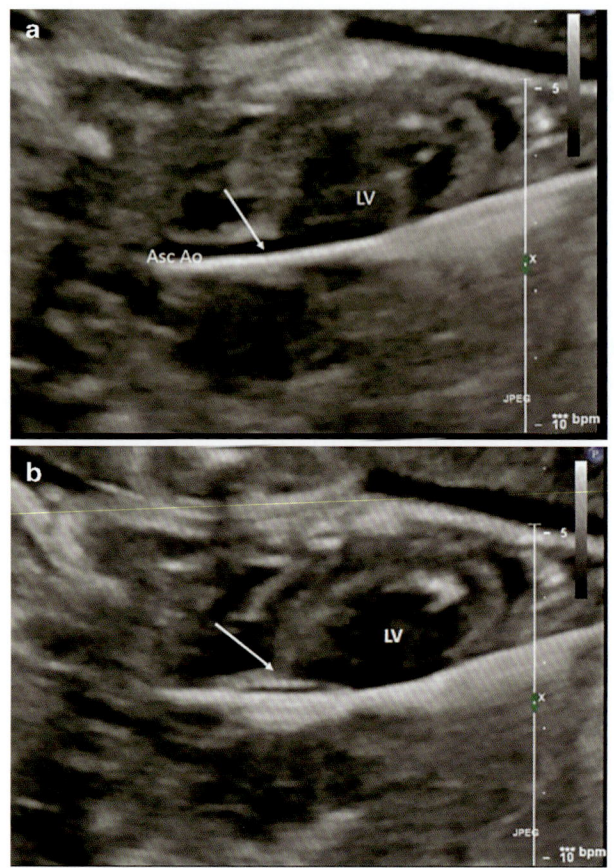

图 7-1 孕 25 周胎儿的手术技巧。(a) 在升主动脉中见到导丝(箭头所指),这是一个明确的标记,表明穿过瓣膜小孔。(b) 观察到穿过主动脉瓣环的球囊(箭头所指)。Asc Ao:升主动脉,LV:左心室

  阿托品可立即心内注射,用于治疗严重和持续的胎儿心动过缓(3～5 min<80～100 次/min)引起的血流动力学不稳定。还准备一个新的 21～22 号千叶针,用于心包填塞情况下的心包引流。

  术后母亲需住院过夜。胎儿将在产妇计划出院前一天进行评估。超声心动图复查的间隔时间由主要负责的胎儿心脏病专家决定。我们建议这些孕妇在我们医疗机构复查,以便生下患儿后为每个孕妇定制管理策略。根据这项策略,我们认为择期剖宫产有助于更好地规划下一步治疗,同时为脆弱的孕妇减少压力。

7.5 近期疗效

可行性 在超过 90% 以上的胎儿中观察到扩张主动脉瓣的成功。失败的原因包括胎位不理想、胎儿太小、成像不良、穿刺针未完全指向主动脉瓣等。在我们的经验中,有 2 例胎儿无法在孕 22~23 周穿过瓣膜。经 LV 心尖穿刺后,这种小胎龄胎儿的心脏将变得更小,这将限制我们的操作。影像质量的恶化也起了重要的作用。

并发症 在文献中很少见母体并发症发生率的报道。我们在胎儿心脏干预(总共 45 个手术)的经验中没有遇到任何的并发症。另一方面,FAV 期间由于胎儿心动过缓和心包积血引起的胎儿血流动力学不稳定是非常普遍。在心包腔开始凝血,并形成外力压迫下导致的心动过缓之前,应进行心包引流。根据我们的经验,我们不得不在 22 例中的 20 例手术中引流心包积血。大概是由于过度操作,我们的失败病例中曾出现 1 例胎儿死亡。文献报道大约是占 10% 的比例。尽管胎儿死亡更常见于血流动力学不稳定和心包积血,但其他一些因素如胎儿和母题的麻醉问题和机械刺激也可能起着一定的作用。如同任何其他胎儿干预一样可能会出现早产。

疗效 FAV 技术上的有效性被定义为在彩色多普勒超声心动图上看到顺行性血流和/或新的主动脉瓣反流(aortic regurgitation,AR)的证据(图 7-2)。我们认为术后的 AR 是有效扩张的标志。由于胎盘循环和舒张

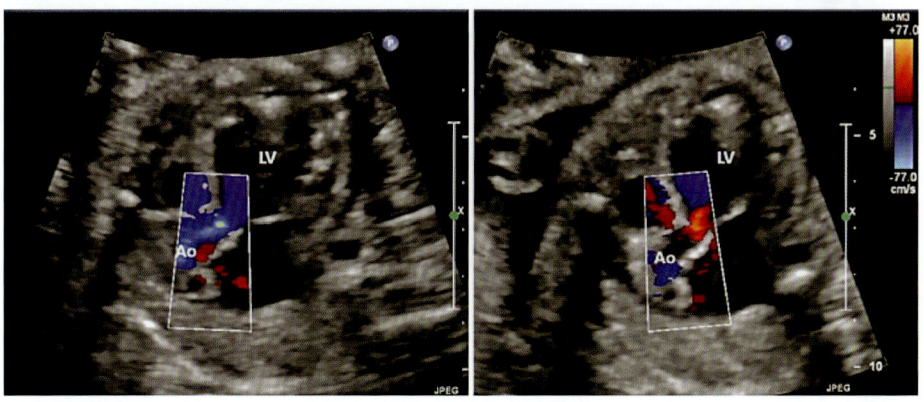

图 7-2 超声心动图评估成功的胎儿主动脉瓣膜成形术后的实时结果。左图:左室流出道的长轴切面,通过彩色血流成像显示经主动脉瓣的清晰的顺行性血流(蓝色)。右图:相同的左室流出道切面通过彩色血流成像展示主动脉瓣反流(红色)。LV:左心室,Ao:升主动脉

末期左心室高压力引起的低体循环阻力,将在出生后显著改善或消失,所以其耐受性良好。

7.6 随访结果

宫内观察到胎儿逐步改善的 LV 功能和大小并不罕见(图 7-3)。通常,经主动脉瓣令人满意的血流保持到分娩之前。出生后,这些婴儿从滴注前列腺素开始进行超声评估。出生后的主要问题是 LV 是否能够承受整个体循环的心输出量。应结合许多因素,包括 LV、MV、主动脉瓣的大小和功能以及 TAA 和导管的流动模式来回答这个问题,并对每个患者做出最佳决定。我们并不建议在新生儿期的临界病例中实现 BV 循环。像这类患者,我们从新生儿复合技术开始进行分期 LV 修复,并将过渡到婴儿期(9~12 个月)手术。这个方法将让 LV 有更多时间生长和/或改善其大小。婴幼期采用 EFE 切除术、主动脉瓣膜交界切开术、MV 成形术、动脉导管支架和双侧肺动脉环缩带移除术等治疗后,使左室赶上正常发育(图 7-3)。

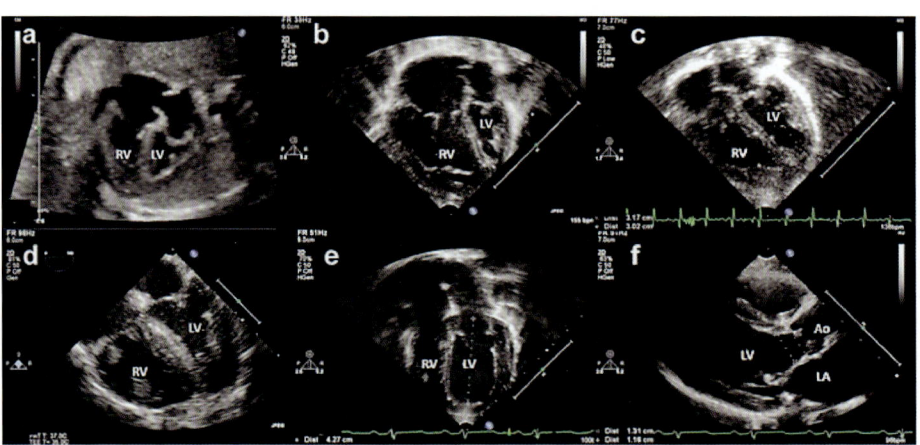

图 7-3 经成功的胎儿主动脉瓣膜成形术和母体高氧合后,小左心室随着时间的推移逐渐生长。(a) 术前孕 27 周较小的左心室尚未达到心尖。LV 长度的 Z 值为 -3.0。还可观察到明显的弥漫性心内膜纤维增生。(b) 在复合手术之前,新生儿期的左心室大小和功能稍有改善。(c) 在 5 月龄时左心室明显增大。左心室和右心室一起形成心尖。左心室长度的 Z 值为 -1.5。(d) 在 10 月龄时外科检查后立即进行的经食管超声心动图检查显示左心室的结构与功能正常。(e) 在 18 月龄时可以看到正常的左心室长度(Z 值 -1.0)。(f) 3 岁时,在左心长轴切面可见正常大小的左心室和很明显开放的主动脉瓣。LV:左心室,RV:右心室,LA:左心房

在文献中，FAV 中约 30% 的胎儿接受了新生儿 BV 循环。通常这些患者的长轴 LV 的 Z 值>0，短轴 LV 的 Z 值>0，主动脉瓣环的 Z 值>3.5，MV 环的 Z 值>2，伴高压左心室(定义为存在 MR 或 AS 最大收缩期压差≥20 mmHg 以及轻度 EFE)。在我们的印象中，无论手术策略如何(Norwood vs. Hybrid)，即使胎儿的 LV 较小，也可能在手术中获益，这是因为冠状动脉血流的改善和心肌功能的保护，这可能对新生儿结局有积极的影响[1,2]。此外，宫内促进跨越主动脉瓣的血液流动，理论上可以减轻继发于逆行性 TAA 灌注的神经发育异常。此外，我们观察到在胎儿期和婴幼儿期的左心结构逐渐生长将导致最后 BV 的修复[1,2](图 7-2)。我们 18 例宫内成功主动脉瓣扩张的胎儿中，仅有 3 例在新生儿期再次球囊主动脉瓣成形术后实现 BV 循环。在 5 名新生儿复合手术患者中，婴儿期进行复合手术拆除，LV 后期发育赶上正常发育，最终获得 BV 循环。虽然在这些患者中，出生后 LV 舒张功能障碍可能是一个问题，但我们仍认为比单心室矫治的短期和长期并发症发生率和死亡率有更好的结果[1]。至于无明显 LV 生长的患者应遵循单心室途径治疗策略。

无论在出生前或出生后采取什么手段，胎儿危重型 AS、重度 MR 和巨大的 LA 都有一个严峻的预后。这种情况通常与胎儿死亡或早产有关。根据我们的经验，只有 1/4 的患者存活下来，在初次复合手术后通过 9 个月的 LV 发育，实现 BV 循环[2]。

7.7　未来的想法和展望

虽然我们在胎儿心脏干预方面的经验总量不是很多(总共 45 例，其中 22 例 FAV)，但我们很乐意为有该需求的胎儿提供这种治疗，特别是那些危重型 AS 的胎儿。合适的病例选择对于实现更好的结果至关重要。有些人可能会认为这种干预措施存在伦理问题。然而，针对个体的基础条件，恰当的多学科咨询通常可以解除该手术的疑虑。增加透明度对家庭和医务人员都很关键。虽然我们不认为 FAV 还是一个实验性手术，但是也同意这样的干预只能由一些非常专业的团队实施，这些团队可以积累足够的经验来分析自己的数据。

虽然从开展 FAV 以来做了一些技术改进，但短期内不可能见到 FAV 的革命性改变。影像技术的改进可能会产生更直接的手术过程。导管的微小化可能会出现,这将有助于减少诸如心包填塞之类的并发症。

最后,不可能进行随机试验来比较接受 FAV 的危重型 AS 患者与保守治疗患者的效果。这些信息应来自精心设计的大型注册研究。这一举措已开始启动,并提供了一些有用的数据。

参考文献

[1] Pedra SF, Peralta CF, Pedra CAC. Future directions of fetal interventions in congenital heart disease. Interv Cardiol Clin. 2013; 2: 1-10.

[2] Pedra SR, Peralta CF, Crema L, et al. Fetal interventions for congenital heart disease in Brazil. Pediatr Cardiol. 2014; 35: 399-405.

[3] McElhinney DB, Tworetzky W, Lock JE. Current status of fetal cardiac intervention. Circulation. 2010; 121(10): 1256-1263.

胎儿主动脉瓣成形术：最新进展　　8

弗朗西丝卡·R.布鲁斯诺塔和韦恩·图瑞斯奇

最常见的胎儿心脏干预（FCI）是主动脉瓣球囊成形术。其主要目的是在宫内改变以左心生长停滞为特征的严重主动脉瓣狭窄的自然病程，并防止其进展为左心发育不良综合征（HLHS）。

胎儿主动脉瓣狭窄可以单独出现，更多情况下是伴有二尖瓣和左心室心肌病变。它的严重程度范围很广，从只需要新生儿期主动脉瓣球囊成形术的轻微病变，到导致出生后 HLHS 的严重病变。临床上明显的主动脉瓣狭窄可发生于任何胎龄。值得一提的是，若发生于较小的胎龄，特别是在妊娠早期或妊娠中期的中度或重度主动脉瓣狭窄，进展为 HLHS 的可能性更大。

相比之下，一些妊娠早期和妊娠中期的胎儿有轻度主动脉瓣狭窄，妊娠晚期可能会加重。这些胎儿左心室可能有足够的生长，往往出生后才被发现。如果在妊娠晚期见到该情况，很可能胎儿不需要治疗。

在妊娠中期诊断的中度至重度主动脉瓣狭窄的胎儿左心室大小可正常或扩张，之后随着孕龄的增加可进展成 HLHS。不是所有 HLHS 患者都以主动脉瓣狭窄作为诱因，也可能是左心结构发育不全的结果。然而，只有那些主动脉瓣明显狭窄和左心结构大小正常的 HLHS 胎儿才能在胎儿治疗中获益。这些被挑选的主动脉瓣狭窄胎儿才会有胎儿治疗的机会。

面对一个选择做 FCI 的胎儿，必须考虑两个重要问题。第一个问题是，如果不进行干预，这个心脏缺陷出生后是否会进展成 HLHS。第二个问题是，如果 FCI 在技术上成功，发育不良左心室是否能被成功逆转并在出生后获得良好的双心室结局。关于第一个问题时，有几篇文章叙述了围生期主动脉瓣狭窄的自然病程。必须强调的是，与妊娠期间诊断和观察到的大多数其他心脏缺陷不同的是，主动脉瓣狭窄及其对其他心脏结构的影响是一个进展性过程，其严重程度和结局的变化范围广泛。在主动脉瓣狭窄程度处于轻症或重症的病例中,预测其自然病程和最可能的产后结局是相当准确的,但我们必须承认,预测中间程度病变的自然病程数据是有限的。这就是在选择FCI胎儿时的挑战。若对个别胎儿做出不正确决定,则后果如下。一方面,对心脏疾病进展过快的胎儿进行FCI,可能无法达到预期的效果,并使胎儿承受着不必要的风险。同样,我们不想在那些病变轻微,可以在出生后的治疗中获得满意结果的胎儿中进行FCI。另一方面,对于那些我们认为可以避免病情进展的胎儿不实施FCI,但出生后将出现HLHS,并表现出所有的已知并发症。

可使用彩色多普勒和/或脉冲多普勒发现的生理异常指标来预测左心结构大小正常的主动脉瓣狭窄胎儿是否会进展成HLHS。大多数主动脉瓣狭窄的胎儿具有左心功能障碍。经卵圆孔的左向右分流或双向分流是左心房和左心室压力升高导致血流从左心室射出的结果。左心室舒张压的升高和功能障碍改变了流经二尖瓣的多普勒血流。随着舒张期充盈时间的缩短,正常的双相模式可融合或成单相模式,舒张期充盈的持续时间缩短。随着主动脉瓣狭窄的进展和/或功能恶化,LV不能顺行性射出主动脉弓的血流。因此,右心室(RV)承担着大量的体循环血流量,并且通过动脉导管提供经主动脉弓的逆行性血流。二尖瓣狭窄和/或反流是常见的,但也是不可预测的。现在的观念是左心室的压力越高,就越健康或更容易恢复成健康的心肌。常见的相关解剖特征是由于瘢痕组织的形成和增加,而造成心内膜回声增强和左心室扩张或成球状。预测哪些主动脉瓣狭窄的胎儿有可挽救的左心室一直具有挑战性,也是现在研究的重点。现认为,更可信的是左心室仍存在产生压力的功能,并且瘢痕组织尽可能少,将是可挽救的左心室。多普勒估算二尖瓣反流和主动脉瓣狭窄的射血速度是估计左心室压力的一种替代方法,但现在没有一种客观的技术来测量心肌的回声[1]。

长期以来,外科医生认为,因为新生儿早期手术可减少心室的容量或压力负荷,所以该修复具有改善心室功能和改善脑灌注的希望。逻辑上,逆向重塑现象在胎儿身上应更加明显,因为他们的组织更容易再生[2]。在选定胎儿主动脉瓣狭窄的情况下,宫内打开主动脉瓣可减少左心室后负荷,促进左心血液的流动。这可能有助于减少心肌损伤,防止妊娠过程中进展成左心发育不良综合征,并可能有助于维持两个心室的功能。此外,通过提高经主动脉弓的顺行性血流,可以改善脑灌注,可能有更好的神经学疗效。事实上,一些妊娠晚期的先天性心脏病姑息手术幸存者中,有22%的患者发现有大脑生长、容量和代谢异常的神经系统疾病[3,4]。然而,FCI尚未被证明可以改善神经发育的结局,并且还研究中。

1991年,马克斯韦尔(Maxwell)首次报道了2例人类胎儿经皮球囊主动脉瓣膜成形术的尝试[5]。尽管结果令人失望,但这项工作证明了该手术在人体上的可行性。从1989—1997年,全球有6个团队尝试了类似的手术,并报道了12例妊娠中期主动脉瓣狭窄或闭锁的胎儿进行超声引导下的球囊瓣膜成形术的结果。结果在这12个胎儿中有7个球囊瓣膜成形术获得了技术上成功,但其中只有1个活过了新生儿期。虽然效果很差,但这个经验强调了几个重要的临床和技术层面的问题,包括患者的选择标准、潜在的手术并发症和设备的限制[6]。

波士顿的图瑞斯奇(Tworetzky)等人于2004年首次报道了FCI单中心一系列演变成HLHS的主动脉瓣狭窄[7]。在实施主动脉瓣成形术的20例妊娠中期的胎儿中,70%获得技术上的成功。此外,数据显示胎儿左心生理的改善,并促进主动脉和二尖瓣的充分生长,其中1/4的胎儿中实现了双心室循环。之前报道过胎儿主动脉瓣膜成形术在妊娠晚期进行[6],对于逆转该疾病来说太迟了。相比之下,波士顿团队的令人振奋的数据显示,为了达到预期的效果,FCI应尽可能妊娠期间更早地进行。有趣的是,波士顿团队将成功接受胎儿干预的人群与10名干预不成功或者父母拒绝接受干预的对照组进行了比较[7]。在观察性队列中,胎儿在妊娠期间出现了左心结构的小幅度生长,并且出生后形成需要单心室矫治的左心发育不全。

随着FCI经验的增长和技术的改进,5年后波士顿团队更新并发表了一系列主动脉瓣狭窄的FCI[8]。在接受球囊主动脉瓣膜成形术的50例胎儿中,17例(30%)新生期成功得到了双心室结局。其余33例患者中,有5例死亡,剩下的患者是单心室矫治。这一系列病例有助于更好地了解胎儿主动脉瓣膜成形术对左心室生长及其功能的影响,并证实了挑选合适的患者和手术时机的重要性。

在2000年,奥地利林茨(Linz)的团队开始了一个FCI项目[9]。根据他们的经验,67%技术成功的FCI活产患者在出生后实现了双心室循环。与波士顿的数据相比,出生后的患者拥有更高的双心室成功率(67% vs. 24%),可能是因为干预时胎龄较大,病变程度较轻的原因,因此晚期发现和诊断的病变较轻、LV受累的程度可能不太严重(林茨组的LV长轴Z分数为0.72而波士顿为-2.1)。

在波士顿团队最近进行的一项研究中,评估了接受 FCI 的 100 例胎儿的出生后结果,88 例出生的胎儿中有 38 例获得双心室循环,要么在出生时要么在最初得到单心室矫治[10]。在胎儿手术时有较大尺寸的左心室和较高的左心室压力已经被认为是预测胎儿主动脉瓣膜成形术的成功和最终得到双心室循环的因素[8],而手术时的中度至重度的心内膜纤维增生症仍然会影响瓣膜成形术的成功[11]。

总之,从目前的研究可以看出,宫内主动脉瓣膜成形术可以在那些被选中的严重主动脉瓣狭窄和进展性 HLHS 的胎儿中成功进行,并且越来越多的患者可实现双心室结局。尽早纠正患者选择和手术时间是成功实现双心室结局的关键因素。做到这一点很重要的是母胎医学专家和儿科心脏病专家的合作。一份胎儿心脏干预的国际病例数据[12]显示,其中包括来自 18 家机构的 370 例患者,总的来说,主动脉瓣扩张术的胎儿的双心室循环率为手术成功率的 31%,而且取得技术上成功的活产婴儿为 43%。

尽管手术成功率不断增加,对自然病程和患者选择的了解也越来越深,但是宫内瓣膜成形术并不是一个独立的手术。几乎所有患者出生后需要一个或多个手术,最终需要进行主动脉瓣或二尖瓣置换术。他们仍可能面临着疾病负担,长期效果也尚未知晓。胎儿主动脉瓣膜成形术可能会改善左心室的生长,但也可能会导致新生儿临界性左心需要阶段性缓解或改良手术来促进左心的生长。参与这项工作的中心需继续努力改进技术和更好地了解这种疾病[9,10,13,14]。

参考文献

[1] Makikallio K, McElhinney DB, Levine JC, et al. Fetal aortic valve stenosis and the evolution of hypoplastic left heart syndrome: patient selection for fetal intervention. Circulation. 2006; 113: 1401 – 1405.

[2] Gurtner GC, Werner S, Barrandon Y, et al. Wound repair and regeneration. Nature. 2008; 453(7193): 314 – 321.

[3] Wilkins-Haug LE, Benson CB, Tworetzky W, et al. In-utero intervention for hypoplastic left heart syndrome — a Perinatologist's perspective. Ultrasound Obstet Gynecol. 2005; 26: 481 – 486.

[4] Limperopoulos C, Tworetzky W, McElhinney D, et al. Brain volume and metabolism in fetuses with congenital heart disease: evaluation with quantitative magnetic resonance imaging and spectroscopy. Circulation. 2010; 121: 26 – 33.

[5] Maxwell D, Allan L, Tynan MJ. Balloon dilation of the aortic valve in the fetus: a report of two cases. Br Heart J. 1991; 65: 256 – 258.

[6] Kohl T, Sharland G, Allan LD, et al. World experience of percutaneous ultrasound-guided

balloon valvuloplasty in human fetuses with severe aortic valve obstruction. Am J Cardiol. 2000; 85: 1230-1233.

[7] Tworetzky W, Wilkins-Haug L, Jennings RW, et al. Balloon dilation of severe aortic stenosis in the fetus: potential for prevention of hypoplastic left heart syndrome: candidate selection, technique, and results of successful intervention. Circulation. 2004; 110(15): 2125-2131.

[8] McElhinney DB, Marshall AC, Wilkins-Haug LE, et al. Predictors of technical success and postnatal biventricular outcome after in utero aortic valvuloplasty for aortic stenosis with evolving hypoplastic left heart syndrome. Circulation. 2009; 120(15): 1482-1490.

[9] Arzt W, Wertaschnigg D, Veit I, et al. Intrauterine aortic valvuloplasty in fetuses with critical aortic stenosis: experience and results of 24 procedures. Ultrasound Obstet Gynecol. 2011; 37(6): 689-695.

[10] Freud LR, McElhinney DB, Marshall AC, et al. Fetal aortic valvuloplasty for evolving hypoplastic left heart syndrome: postnatal outcomes of the first 100 patients. Circulation. 2014; 130(8): 638-645.

[11] McElhinney DB, Vogel M, Benson CB, et al. Assessment of left ventricular endocardial fibroelastosis in fetuses with aortic stenosis and evolving hypoplastic left heart syndrome. Am J Cardiol. 2010; 106(12): 1792-1797.

[12] Moon-Grady AJ, Morris SA, Belfort M, et al. International Fetal Cardiac Intervention Registry: a Worldwide Collaborative Description and Preliminary Outcomes. J Am Coll Cardiol. 2015; 66(4): 388-399.

[13] Emani SM, Bacha EA, McElhinney DB, et al. Primary left ventricular rehabilitation is effective in maintaining two-ventricle physiology in the borderline left heart. J Thorac Cardiovasc Surg. 2009; 138(6): 1276-1282.

[14] Marshall AC, Levine J, Morash D, et al. Results of in utero atrial septoplasty in fetuses with hypoplastic left heart syndrome. Prenat Diagn. 2008; 28(11): 1023-1028.

第 3 部分
肺动脉瓣疾病

9

胎儿解剖：胎儿肺动脉瓣疾病中的肺动脉瓣解剖

安娜丽莎·安杰利尼，马尔尼·费德里戈，卡拉·费雷斯拉和加埃塔诺·蒂内

9.1 引言

产前诊断改变了对宫内先天性心脏病发展的认识。有些疾病从怀孕早期开始自始至终没有变化，但是有一些是从中孕期至晚孕期存在改变的。孕期肺动脉瓣和肺动脉稍大于主动脉瓣和主动脉，这个特点将持续至出生。肺动脉瓣的形成早于右侧房室瓣，早期瓣尖较厚，随着孕周的发展而逐渐变薄。胎儿期也可识别到Morgagui结节，位于游离缘的中央交界处。瓣尖的结构由覆盖心室肌和大血管壁的纤维膜，以及位于心室侧纤维膜和心室肌间的海绵样组织所组成。

9.2 形态特征

室间隔完整的肺动脉瓣闭锁和严重狭窄常常发展为右心系统发育不良，这一现象支持孕期肺动脉瓣狭窄、闭锁逐渐加重，右室发育不良进展的血流理论，并促进宫内心脏介入治疗的发展[4,7,8,13,17]。

室间隔完整的肺动脉瓣闭锁是形态学上以右心室流出道和肺动脉之间缺乏连接为特征的多样性病变[1,19]。右心系统病变可从正常心室大小、肺动脉瓣水平的闭锁到右室严重发育不良、流出道和肺动脉闭锁，以及异常右心室-冠状动脉交通等。有研究认为右室发育不良与右室流出道梗阻引起的右室壁明显肥厚的有关[11,14-16]。这些异常可能会影响患者的预后和治疗[3-5]。同时可能存在三尖瓣发育不良或者瓣环偏小，三尖瓣环的大小常和右心室腔的大小成正比[12,18]。对于右心室的发育，严重的三尖瓣发育不良和功能不全可能是仅次于右心室超负荷的另一个潜在重要参数。但是，

大量的三尖瓣反流也有可能引起右心室的负性重塑,导致室壁的变薄和心室腔的扩张[7]。形态学上右心室由 3 个部分组成,即流入道,小梁部和流出道,继发的室壁肥厚也可能导致右心室腔偏小[9]。经动脉导管逆向血流供应的肺动脉通常大小正常。限制型的卵圆孔可能限制右向左分流,影响三尖瓣和右心室的发育。1/3 肺动脉瓣闭锁的患者可能存在冠状动脉瘘[2,6,8,10,15]。

室间隔完整的肺动脉瓣闭锁/严重肺动脉瓣狭窄有三种瓣膜的解剖形态类型:

类型 a:肺动脉瓣闭锁、瓣膜无孔、圆顶状、2~4 个脊(图 9-1)。右心室和肺动脉干之间常常存在潜在的连接。肌性的肺动脉闭锁少见,表现为右室流出道与肺动脉干间无连接。

类型 b:严重的肺动脉瓣狭窄,呈三叶瓣、发育不良(10%~20%严重肺动脉瓣狭窄的病例),存在一小束前向血流(图 9-2 和图 9-3)。

类型 c:严重的肺动脉瓣狭窄,呈二叶瓣或单叶瓣,合并发育不良的瓣环(图 9-4)。

类型 a 具有不同解剖形态学特点,室间隔完整的肺动脉瓣闭锁虽然瓣膜无开口,但三个瓣尖以及瓣膜连接处仍可辨认,猜测瓣尖的融合发生在瓣膜发育形成完成后,并在发展的过程存在差别。右心室的大小不一,大约 50%的病例偏小,25%的病例存在一定程度的发育不良,仅仅 10%~15%的病例右心室正常。右心室漏斗部亦可发育不良,存在右心室明显肥厚、三尖瓣发育不良、三尖瓣瓣环偏小以及腱索短小。肺动脉的内径常常正常,仅有 10%左右偏小。连接右心室和冠状动脉之间的窦状间隙可能发展成为右心室血流的减压途径[6,8,15]。一些病例可能存在右心室心内膜纤维化[8]。常常合并右心房明显增大和肥厚,卵圆孔开放。

类型 b 的特点是粘连的圆顶状瓣尖、增厚的瓣膜、2~4 个脊,以及通过瓣膜中心开口的少量前向血流。肺动脉瓣的开口大小不同,常合并瓣环发育不良和肺动脉主干和分支扩张。动脉导管并不会发育很差,因为动脉导管是确保逆向灌注肺动脉。右心室的特点与类型 a 相似。极少数病例圆顶状的瓣膜表现为严重结节样发育不良的瓣叶,但三个瓣叶及其中央的开口仍可辨认。而一些病例中发育不良的三个瓣叶间的粘连处也可清晰可见。瓣膜的组织学表现为纤维膜的类黏蛋白变性和瓣膜结构组织的破坏。此外右心室腔大小不一,主要为发育不良,表现为室壁肥厚以及漏斗部和瓣下狭窄。在一些病例中,隔缘小梁组织的过度肥厚可能导致右室双腔。

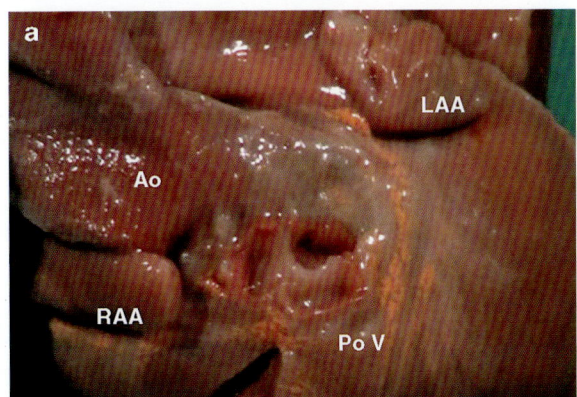

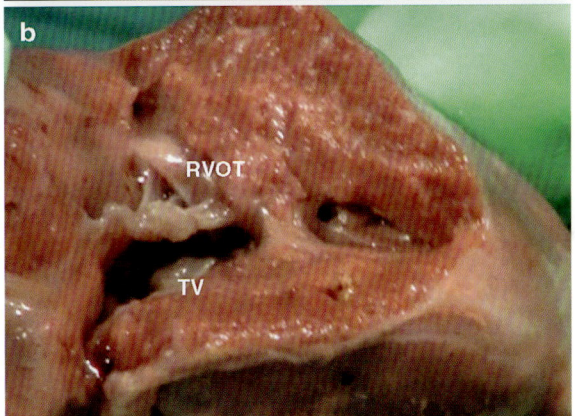

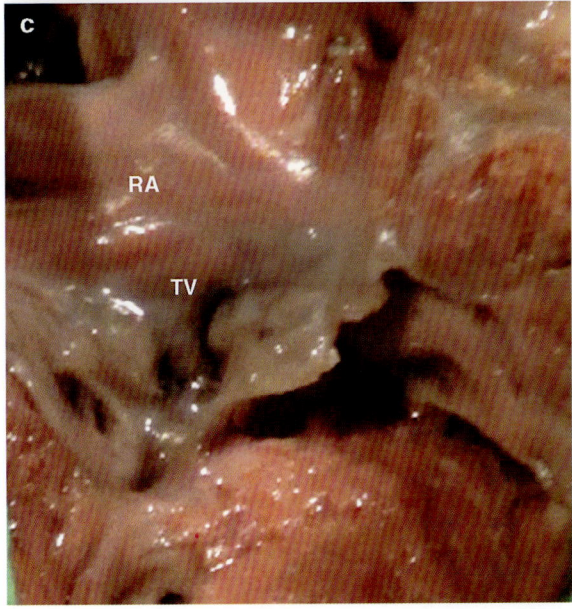

图9-1 肺动脉瓣闭锁。(a)切去肺动脉干后可见无孔的瓣膜，能辨认三叶瓣以及瓣膜间连接，三个瓣叶的融合可能发生在各瓣叶完成发育并分化之后。(b)从心尖向流出道打开右心室，可见发育不良的右心室以及明显肥厚的游离壁。(c)沿着右心室的边缘打开三尖瓣。可见三尖瓣严重的发育不良。

(类型a)AO：主动脉，LAA：左心耳，PoV：肺动脉瓣，RA：右心房，RAA：右心耳，RVOT：右室流出道，TV：三尖瓣

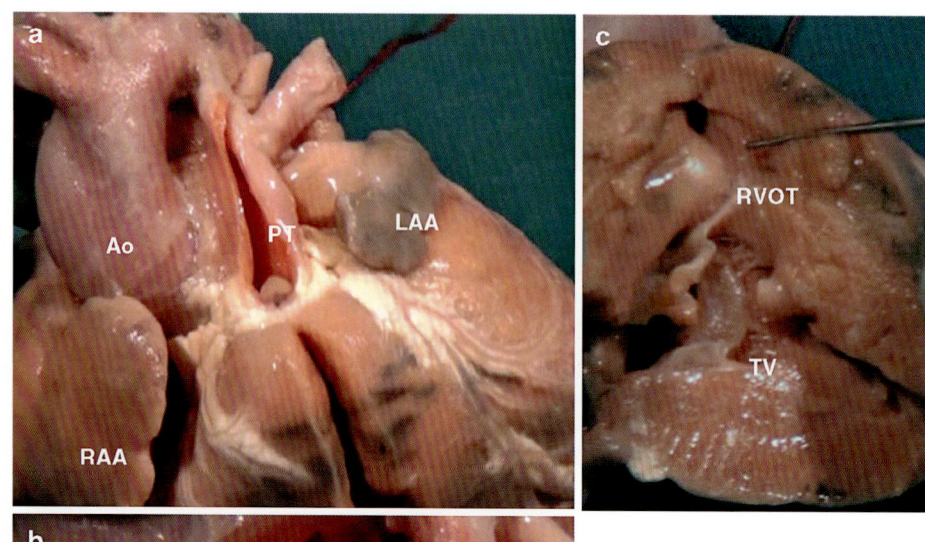

图9-2 圆顶状的严重的肺动脉瓣狭窄。(a) 心脏前位可见发育不良的肺动脉干和大小正常的主动脉。(b) 圆顶状的肺动脉瓣,可见中心的开口及发育不良的游离瓣尖(类型 b)。(c) 可见发育不良的三尖瓣。AO:主动脉,LAA:左心耳,PT:肺动脉干,RAA:右心耳,RVOT:右心室流出道,TV:三尖瓣

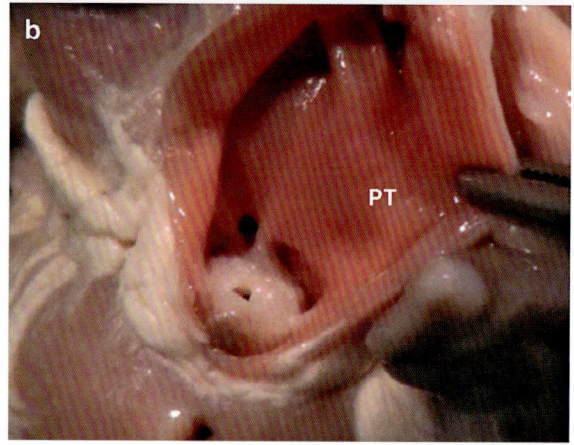

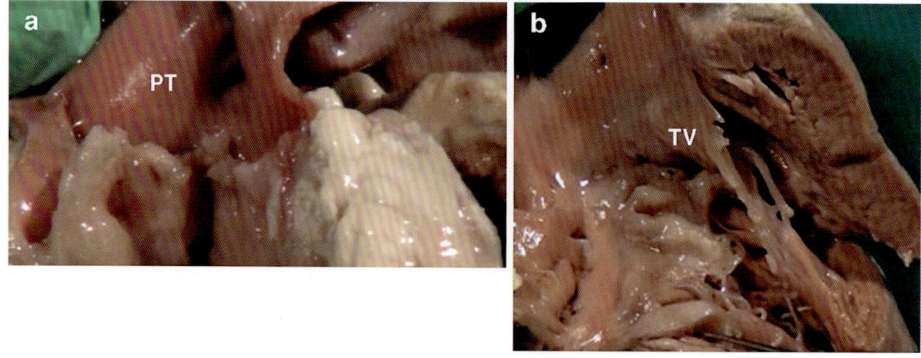

图9-3 严重的肺动脉瓣狭窄和三尖瓣发育不良。(a) 可见三个瓣尖,严重异常增厚的瓣膜及可辨认的瓣膜交界。(b) 沿着边缘打开三尖瓣,可见严重发育异常(类型 b)。PT:肺动脉主干,TV:三尖瓣

9 胎儿解剖：胎儿肺动脉瓣疾病中的肺动脉瓣解剖

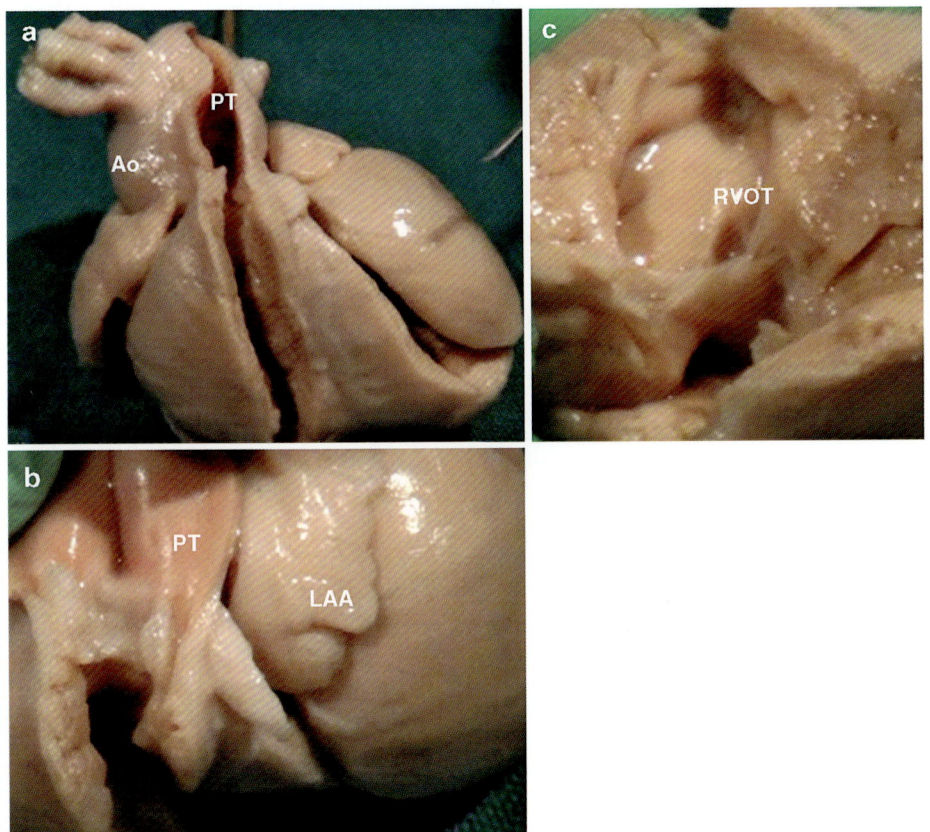

图 9-4 严重的二叶肺动脉瓣狭窄及瓣环发育不良。(a) 心脏正位可见肺动脉主干扩张。(b) 二叶肺动脉瓣合并瓣膜、瓣环发育不良。(c) 漏斗部以及三尖瓣发育不良。Ao：主动脉，LAA：左心耳，PT：肺动脉主干，RVOT：右室流出道

类型 c 的特点是二叶肺动脉瓣、发育良好无增厚，有或没有脊，存在形态发育良好的瓣膜交界。与三叶肺动脉瓣相比瓣环偏小。右心室与室壁厚度均正常。单叶瓣形态学上类似于幕布状瓣叶，只有一个瓣膜交界以及一个偏心小孔。也可能存在 1～2 个脊作为残存的瓣膜连接。瓣叶可能发育不良，右心室与右心房的大小与其他的类型相似。

结 论

评估室间隔完整的肺动脉瓣闭锁或者严重的肺动脉瓣狭窄，除了瓣膜的形态和瓣叶发育不良，更重要的是需要仔细评价右心室大小、室壁肥厚的情况，特别是继发性心室肥厚引起的瓣下流出道梗阻，占 1/3 病例。另外，也

应关注左心腔的情况，因为罕见合并主动脉瓣发育不良和主动脉瓣上狭窄，可能会对胎儿介入治疗的策略造成影响。

参考文献

[1] Anderson RH, Spicer D. Fistulous communications with the coronary arteries in the setting of hypoplastic ventricles. Cardiol Young. 2010; 20: 86 – 91.

[2] Daubeney PE, Sharland GK, Cook AC, et al. Pulmonary atresia with intact ventricular septum: impact of fetal echocardiography on incidence at birth and postnatal outcome. UK and Eire Collaborative Study of Pulmonary Atresia with Intact Ventricular Septum. Circulation. 1998; 98: 562 – 566.

[3] Frescura C, Ho SY, Thiene G. La collezione anatomica di cardiopatie congenite dell'Università di Padova. Cleup, Padova 1996.

[4] Gardiner HM, Belmar C, Tulzer G, et al. Morphologic and functional predictors of eventual circulation in the fetus with pulmonary atresia or critical pulmonary stenosis with intact septum. J Am Coll Cardiol. 2008; 51: 1299 – 1308.

[5] Gardiner HM. Response of the fetal heart to changes in load: from hyperplasia to heart failure. Heart. 2005; 91: 871 – 873.

[6] Gentles TL, Colan SD, Giglia TM, et al. Right ventricular decompression and left ventricular function in pulmonary atresia with intact ventricular septum: the influence of less extensive coronary anomalies. Circulation. 1993; 88: 183 – 188.

[7] Gómez Montes E, Herraiz I, Mendoza A, et al. Fetal intervention in right outflow tract obstructive disease: selection of candidates and results. Cardiol Res Pract. 2012; 2012: 592403.

[8] Guleserian KJ, Armsby LB, Thiagarajan RR, et al. Natural history of pulmonary atresia with intact ventricular septum and right-ventricle-dependent coronary circulation managed by the single-ventricle approach. Ann Thorac Surg. 2006; 81: 2250 – 2257.

[9] Hawkins JA, Thorne JK, Boucek MM, et al. Early and late results in pulmonary atresia and intact ventricular septum. J Thorac Cardiovasc Surg. 1990; 100: 492 – 497.

[10] Kipps AK, Powell AJ, Levine JC. Muscular infundibular atresia is associated with coronary ostial atresia in pulmonary atresia with intact ventricular septum. Congenit Heart Dis. 2011; 6: 444 – 450.

[11] Lewis AB, Wells W, Lindesmith GG. Right ventricular growth potential in neonates with pulmonary atresia and intact ventricular septum. J Thorac Cardiovasc Surg. 1986; 91: 835 – 840.

[12] Salvin JW, McElhinney DB, Colan SD, et al. Fetal tricuspid valve size and growth as predictors of outcome in pulmonary atresia with intact ventricular septum. Pediatrics. 2006; 118: e415 – 420.

[13] Schidlow DN, Tworetzky W, Wilkins-Haug LE. Percutaneous fetal cardiac interventions for structural heart disease. Am J Perinatol. 2014; 31: 629 – 636.

[14] Yuan S-M. Fetal cardiac interventions: an update of therapeutic options. Rev Bras Cir Cardiovasc. 2014; 29: 388 – 395.

[15] Sandor GG, Cook AC, Sharland GK, et al. Coronary arterial abnormalities in pulmonary atresia with intact ventricular septum diagnosed during fetal life. Cardiol Young. 2002; 12: 436 – 444.

[16] Tulzer G, Artz W, Franklin RC, et al. Fetal pulmonary valvuloplasty for critical pulmonary stenosis/atresia with intact septum. Lancet. 2002; 360: 1567 – 1568.

[17] Van Aerschot I, Rosenblatt J, Boudjemline Y. Fetal cardiac interventions: myths and facts. Arch Cardiovasc Dis. 2012; 105: 366 – 372.

[18] Yoshimura N, Yamaguchi M, Ohashi H, et al. Pulmonary atresia with intact ventricular septum: strategy based on right ventricular morphology. J Thorac Cardiovasc Surg. 2003; 126: 1417-1426.
[19] Zuberbuhler JR, Anderson RH. Morphological variations in pulmonary atresia with intact ventricular septum. Br Heart J. 1979; 41: 281-288.

10 胎儿肺动脉瓣成形术：严重肺动脉瓣狭窄/肺动脉闭锁伴完整室间隔的自然病程和超声评价

弗拉斯塔·费斯洛娃和萨维娜·曼纳里诺

室间隔完整的肺动脉瓣闭锁（pulmonary atresia with intact ventricular septum，PAIVS）在形态学上的损害呈多样性，表现为右心室（RV）大小正常或不同程度的发育不良，且常常合并冠脉循环的异常。严重的肺动脉瓣狭窄（critical pulmonary stenosis，CPS）亦常合并右心室大小异常。

胎儿 PAIVS 的诊断相对容易，尽管完全闭锁和严重狭窄常常难以鉴别。预测该病的宫内自然病程、新生儿期的预后以及出生后的治疗方案（单心室或双心室）仍然是目前研究的重点。而解剖学形态是判断该病预后和产前咨询的基础。

10.1 解剖学特点和超声心动图评价

解剖学评价应包括所有右心系统的所有组成结构。
每次超声心动图检查的目标应该包括：
- 胎儿生物学测量、心胸面积比、心室腔内径、右心与左心大小的比值（包括心室横径和纵径）、房室瓣的瓣环径以及大血管的内径。
- 瓣环和心室大小的 Z 值。
- 彩色和频谱多普勒观察通过心脏瓣膜、房间隔的血流，在屏住呼吸静止状态下测量胎儿脐动脉、静脉导管（ductus venosus，DV）的血流情况。
- 评估动脉导管（形态、血流方向、收缩期和舒张期的速度）。

10.1.1 三尖瓣（TV）

三尖瓣（tricuspid valve，TV）和二尖瓣（mitral valve，MV）瓣环径的测量应在舒张末期房室瓣关闭前测量两瓣根间的距离；计算三尖瓣与二尖瓣

(TV/MV)瓣环径比值和瓣环的 Z 值。

TV 瓣口往往发育不良,常与发育异常的瓣叶相关。TV 由于右心室压力的增加而表现为开放受限。

TV 看似正常或瓣口扩大或 Ebstein 畸形均极为罕见。

存在三尖瓣反流(tricuspid regurgitant,TR)。连续多普勒或高频脉冲重多普勒可以记录到右室压力升高而导致的高速三尖瓣反流。根据反流的严重程度、反流频谱的持续时间、反流束占右心房(RA)的范围等,TR 分为无反流、轻度、中度或者重度反流(全收缩期持续至舒张期,TR 至 RA 顶部)[1,2](图 10-1)。

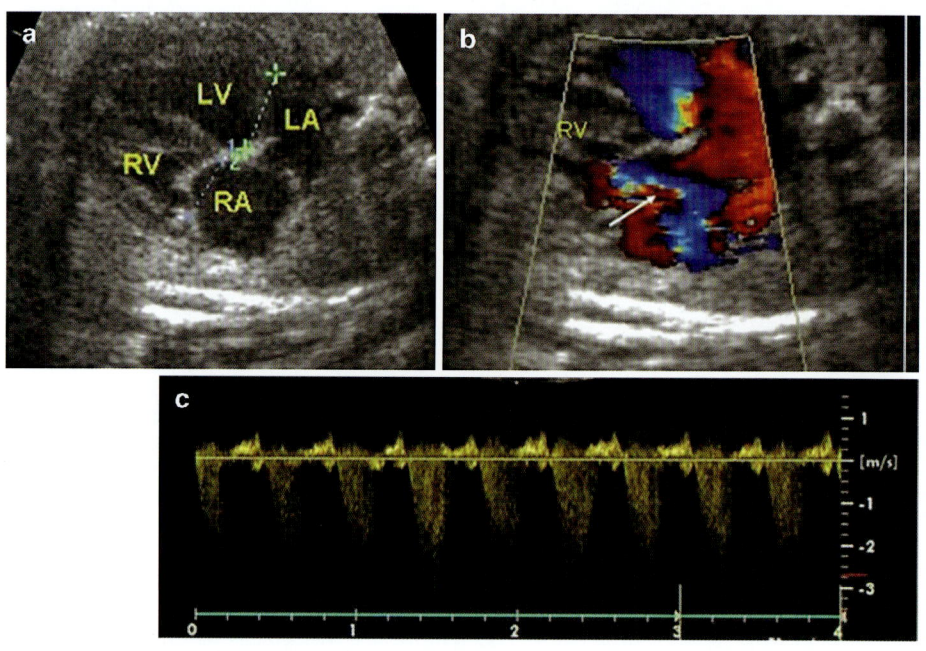

图 10-1　严重肺动脉瓣狭窄合并正常右室的病例。(a)严重的肺动脉瓣狭窄,右室(RV)发育尚可;(b)蓝色箭头处彩色多普勒示三尖瓣反流束达到右房(RA)顶部;(c)脉冲多普勒示通过三尖瓣全收缩期的反流。LV:左心室,LA:左心房

10.1.2　右心房和房间隔

中度或重度三尖瓣反流,右心室充盈压升高可导致右心房扩大。

胎儿卵圆孔的评估包括卵圆瓣的活动性、心房间分流的速度。卵圆瓣的活动性差,分流速度大于 1.5 m/s,提示为限制性的心房间分流。

静脉导管和下腔静脉血流异常是体循环静脉压升高的标志。舒张末期血流频谱正向流速提示正常、消失或反向流速提示异常[3,4]。

右心房压力评分需结合三尖瓣反流的严重程度、静脉导管的血流特点、限制性的心房间分流综合评估。每一个参数评分为 0～2 分[5]（表 10 - 1）。

表 10 - 1 右心房压力评分

评 分	0	1	2
三尖瓣反流	无/轻度	中度	重度
静脉导管	正常	舒张末期血流消失	舒张末期反向血流
卵圆孔	正常右向左分流速度<1 m/s	轻度受限,右向左分流速度 1.0～1.5 m/s	严重受限,右向左分流速度>1.5 m/s

10.1.3 右心室

右心室大小可通过右室流入道的长度衡量,即四腔心切面测量舒张末期房室瓣环中部至心尖心内膜间的距离[6]。

依据未被过度生长的肌小梁掩盖的右心室组成部分,进行右心室形态学评价。

- 三个部分：心室全部结构即流入道、流出道、小梁部均存在,不合并心肌过度生长而导致的心室腔闭塞。
- 两个部分：肌小梁过度生长导致心尖小梁部闭塞。
- 一个部分：心尖和漏斗部闭塞。

右心室发育情况在孕期会逐渐恶化,相对于左室变小。右心室侧壁和小梁部心肌明显增厚,右室与左室室壁厚度比大于 1[1],但是严重的心内膜弹力纤维症罕见。

室间隔可凸向左室流出道,严重者可能影响左室充盈压和左室功能。

右室壁薄且右室腔明显扩大者罕见,可能与中至重度的三尖瓣反流有关。

10.1.4 肺动脉瓣（PV）

肺动脉瓣闭锁和严重的肺动脉瓣狭窄（CPS）的鉴别诊断是比较困难的。孕期严重的肺动脉瓣狭窄可进展为肺动脉瓣闭锁[8-10]。

肺动脉瓣闭锁中大部分为膜性闭锁,约占 75%,因为瓣膜的融合发生于瓣膜组织形成的晚期。超声心动图检查中瓣膜是可见的,也可探及全收缩期右心室至肺动脉主干的潜在连续性。

少数病例为肺动脉瓣肌性闭锁,合并流出道漏斗部的闭塞,超声心动图无法探及右室至肺动脉主干的血流。

大血管的短轴切面探及动脉导管反向血流可以确诊。

严重肺动脉瓣狭窄,由于瓣膜交界处融合、增厚,导致瓣膜的开口减小,前向血流加速,极重度者动脉导管内可探及反向血流(图 10-2)。

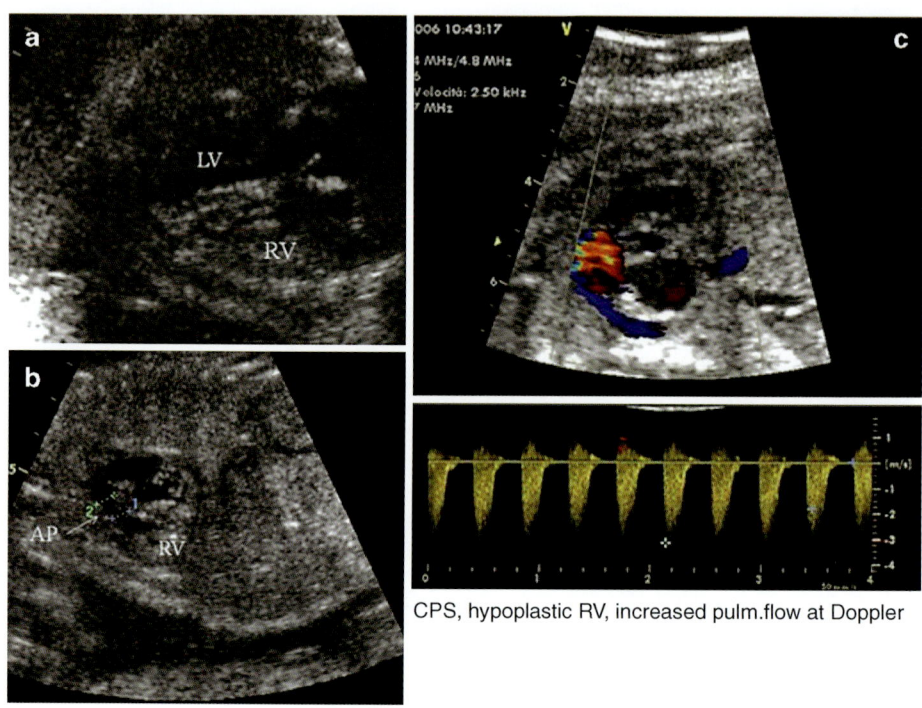

图 10-2 (a) 严重的肺动脉瓣狭窄合并右室发育不良;(b) 肺动脉瓣环偏小;(c) 多普勒示肺动脉瓣血流加速

血管测量的时相均为收缩晚期最大内径时,使用 Z 值进行评估。肺动脉/主动脉比值为两条大血管瓣环径的比值。肺动脉瓣狭窄时,肺动脉瓣和肺动脉主干常小于正常胎龄数值和主动脉瓣环。

肺动脉发育程度从轻微至严重发育不良,其血流常由动脉导管内反向血流供应。

10.1.5 动脉导管

锐角的动脉导管较正常更靠近主动脉弓。彩色多普勒可探及 PAIVS

病例中动脉导管内完全反向的血流(图10-3),而CPS病例则部分可探及少量前向的血流。

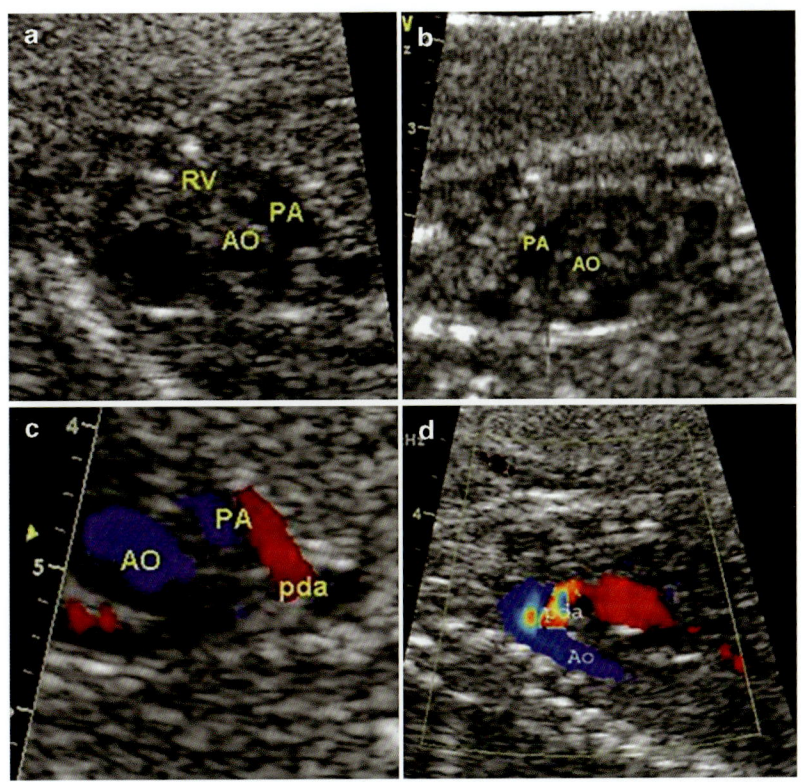

图10-3 二维超声图像(a和b)。室间隔完整的肺动脉瓣闭锁,彩色多普勒示肺动脉内起自动脉导管的反向红色血流(c,d)。PA:肺动脉,AO:主动脉,pda:动脉导管

10.1.6 心室与冠状动脉交通(VCCs)

PAIVS中冠状动脉异常包括右室-冠状动脉瘘和/或冠状动脉狭窄或闭塞。

心室与冠状动脉交通(ventriculocoronary connections,VCCs)形成于胚胎早期,右心室高压条件下可持续存在,血流收缩期从右室至主动脉,舒张期从主动脉至右室。有报道,在PAIVS及CPS的病例中均可能出现VCCs[11]。

VCCs在右室发育不良(Z值小于-3),主肺动脉发育不良以及动脉导管扭曲的病例中更容易出现[11,12]。

据报道右心室-冠状动脉瘘存在于31%~68%的PAIVS病例中[13-15]。

右心室依赖的冠脉循环（RV-dependent coronary circulation，RVDCC）定义为：

1. 存在心室-冠状动脉瘘，同时至少2条主要的冠状动脉严重狭窄。
2. 冠状动脉完全闭锁。
3. 左室心肌的大部分是由右室供血。

在冠状动脉瘘、缺血、单一冠脉时，RVDCC可能导致右室"窃血"，或者因冠状动脉狭窄而导致心肌梗死[13,16]。

冠状动脉狭窄在产前通过超声心动图检查常难以被发现，VCCs的准确诊断可能需要出生后的心血管造影检查。

超声心动图评价：高分辨率的二维超声以及新型的彩色多普勒技术使胎儿冠状动脉循环的评价成为可能。

正常的冠状动脉在胎儿超声心动图检查中很难清晰地探查。系统的评估PAIVS或CPS病例中是否存在VCCs，需要用低速血流彩色多普勒扫查主动脉根部和右心室心肌。

心肌心外膜面以及右心室肌小梁内可见彩色血流信号，需要注意是否存在小的瘘管和血窦（图10-4）。该病例右室肌小梁与冠状动脉毛细血管间存在沟通伴有冠状动脉的轻度充盈。在右心腔内有冠状动脉连接的情况下胎儿心脏五腔心切面稍偏的横切面可探及窦状间隙内舒张期血流，但有时候也可能难以显示。

沿着右心室壁可见扩张的血管，彩色血流显示血流起源于主动脉根部，终止于右心室腔，应注意右心室-右冠状动脉间VCC（较粗大的冠状动脉瘘）。脉冲多普勒示舒张期正向、收缩期反向血流频谱。

当右心室壁与左冠状动脉间发现其他异常血流，应怀疑包括RVDCC在内的多个VCCs[13,17-19]。

10.1.7 其他畸形

左心室：非常罕见，有可能合并室间隔心肌致密化不全、二尖瓣发育不良、左心室向心性肥厚[20]。

罕见合并左侧上腔静脉、右位主动脉弓、锁骨下动脉迷走。

罕见合并心外畸形或者染色体异常：22号染色体缺失、4p染色体缺失以及Dandy-Walker综合征[20,21]。

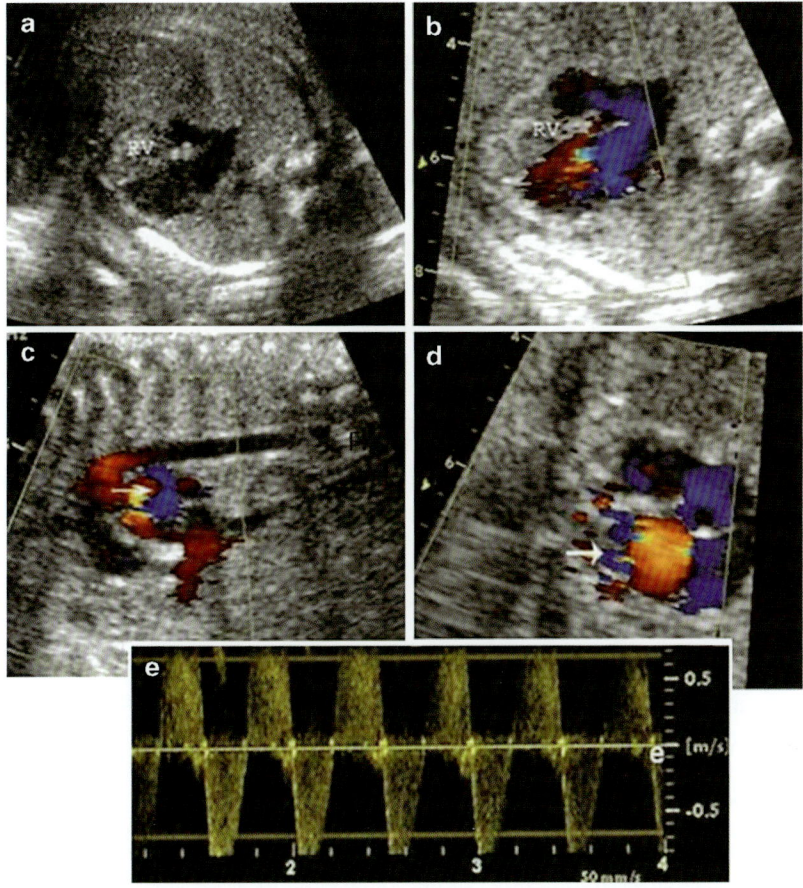

图 10-4 （a,b）PAIVS 合并右室发育不良。（c）动脉导管内反向血流。（d）彩色多普勒探及右室心肌窦状隙内湍流。（e）脉冲多普勒示窦状隙内双期血流

10.2 自然病史

右心室在中晚孕期继发性偏小，并可能在孕后期持续性恶化而导致发育不良。同时，严重的肺动脉瓣狭窄可能进展为完全性闭锁[22]。

右心发育不良继续发育的可能性促使了宫内早期肺动脉瓣成形术设想的形成，其目的是使双心室修复成为可能。病例选择标准和手术结果在余下的章节中会具体讲述。

严重的三尖瓣畸形，如三尖瓣下移畸形，或者三尖瓣位置正常但伴有大量三尖瓣反流，可能导致胎儿水肿和胎儿死亡[23]。

部分 PAIVS 以及 CPS 的胎儿可能存在生长受限。

在胎儿期未能区别 CPS 或者 PAIVS，不会影响该病的产前和产后的处理，因为它们具有相同的处理方案。

10.2.1 出生后治疗

由于动脉导管依赖的肺循环，出生后患儿会存在低氧血症和发绀，需要首先使用前列腺素，也可能需要呼吸机辅助治疗。在重新评估心脏特点后，可决定在合适的病例中进行右心室的减压术（排除 VCCs），通常需要肺动脉瓣射频打孔和球囊成形术，建立右心室至肺动脉的连接，从而促进右心室和三尖瓣的发育。如果合并 VCCs，则需行体肺分流术或者动脉导管支架植入术。另外，如果肺动脉瓣球囊成形术后动脉血氧饱和度改善不明显，考虑右室无法提供足够的肺血流的情况下，可采用体肺分流和动脉导管支架植入术[24]。

三尖瓣可能与全身发育不相匹配，特别是在右心室减压后一些患儿三尖瓣偏小和右心室压力减低[25]。

三尖瓣和右心室的大小决定最终的手术方案，是否进行 Fontan 类手术。Fontan 类手术长期预后与其他复杂心脏畸形行该手术后的预后相似。

合并 VCCs 病例的处理：主要的外科术式为改良的体肺分流术。然而，一些病例出生后的死亡与局部心肌缺血和冠脉事件相关，即使这一类患者，单心室可以提供良好的长期临床预后[26]。在有些情况下，冠状动脉瘘的大小和数量，在长期随访中可能有进展，在运动时出现缺血症状，这点必须牢记在心。

极少选择关闭三尖瓣[27]。

10.2.2 预测出生后结局和治疗

不同的研究均采用胎儿三尖瓣和肺动脉瓣 Z 值来预测出生后双心室或单心室矫治。

加德纳（Gardiner）团队[5]认为在所有病例的研究中三尖瓣 Z 值是一个良好的预测指标，出生后双心室矫治的预测指标是：孕 23 周前肺动脉瓣的 Z 值＞－1 和三尖瓣 Z 值＞－3.4；孕 26 周前三尖瓣 Z 值＞－3.95；孕 26～31 周结合肺动脉瓣 Z 值以及三尖瓣/二尖瓣瓣环（TV/MV）比值；＞31 周结合三尖瓣 Z 值以及三尖瓣/二尖瓣瓣环（TV/MV）比值。右房压力评分（RAP）和是否存在冠状动脉瘘是良好的独立预测指标：RAP 评分＞3 预测双心室矫治,存在冠状动脉瘘常常意味着需要单心室矫治。

萨尔维(Salvin)团队[11]的研究共有 13 例中孕期胎儿,三尖瓣 Z 值＜-3 组中只有 1 例胎儿出生后行双心室矫治,而三尖瓣 Z 值＞-3 组中 5 例均完成了双心室矫治。三尖瓣 Z 值＜-3 组中 8 例出生后诊断合并右室依赖的冠状动脉循环,而 Z 值＞-3 组则无病例合并。

出生后不能完成双心室矫治的病例,其中晚孕期胎儿超声心动图检查往往存在明显的三尖瓣发育不良。

三尖瓣反流的存在往往是双心室矫治的良好预测指标,这些胎儿右心室相对较大,且不合并 VCCs[28]。这一点与 Peterson 团队[29]的研究是一致的。该研究认为尽管肺动脉瓣完全闭锁,但三尖瓣反流可以促进右心室和三尖瓣的发育。孕周大于 23 周三尖瓣 Z 值≤-4,＞30 周三尖瓣环径≤5 mm,预测出生后胎儿预后不良。另外,右心室/左心室长径或横径比＜0.5,和/或不存在三尖瓣反流者,预后不良。

Roman 团队[30]建议采用 4 个标准评分系统预测 PAIVS/CPS 的预后,该方法对于预测双心室或单心室结局具有良好的敏感性和特异性,包括三尖瓣/二尖瓣瓣环比＜0.7,右心室/左心室长径比＜0.6,三尖瓣流入时间/心动周期时间比值＜31.5%,存在右心室窦状间隙。如果 4 条中满足 3 条,其预测单心室结局的敏感性为 100%,特异性为 75%。

综上所述,产前超声诊断 PAIVS/CPS 是可行的。但是,基于目前的研究,其预后和处理方案仍需要进一步评价。

参考文献

[1] Bolger AF, Eigler NL, Maurer G. Quantifying valvular regurgitation. Limitations and inherent assumptions of Doppler techniques. Circulation. 1988; 78: 1316-1318.
[2] Rivera JM, Vandervoort PM, Vazquez de Prada JA, et al. Which physical factors determine tricuspid regurgitation jet area in the clinical setting? Am J Cardiol.1993; 72: 1305-1309.
[3] Kiserud T, Eik-Nes. SH, Blaas HG, et al. Ultrasonographic velocimetry of the fetal ductus venosus. Ultrasound Obstet Gynecol. 1991; 338: 1412-1414.
[4] DeVore GR, Horenstein J. Ductus venosus index: a method for evaluating right ventricular preload in the second-trimester fetus. Ultrasound Obstet Gynecol. 1993; 3: 338-342.
[5] Gardiner HM, Belmar C, Tulzer G, et al. Morphologic and functional predictors of eventual circulation in the fetus with pulmonary atresia or critical pulmonary stenosis with intact septum. J Am Coll Cardiol. 2008; 51(13): 1299-1308.
[6] Tan J, Silverman NH, Hoffman JIE, et al. Cardiac dimensions determined by cross-sectional echocardiography in the normal human fetus from 18 weeks to term. Am J Cardiol. 1992; 70: 1459-1467.

[7] Hornberger LK, Benacerraf BR, Bromley BS, et al. Prenatal detection of severe right ventricular outflow tract obstruction: pulmonary stenosis and pulmonary atresia.J Ultrasound Med. 1994; 13: 743-750.

[8] Gardiner HM. Progression of fetal heart disease and rationale for fetal intracardiac interventions. Semin Fetal Neonatal Med. 2005; 10: 578-585.

[9] Shinebourne EA, Rigby ML, Carvalho JS. Pulmonary atresia with intact ventricular septum: from fetus to adult. Heart. 2008; 94: 1350-1357.

[10] Sharland GK, Tynan M, Qureshi SA. Prenatal detection and progression of right coronary artery to right ventricle fistula. Heart. 1996; 76: 79-81.

[11] Salvin JW, McElhinney DB, Colan SD, et al. Fetal tricuspid valve size and growth as predictors of outcome in pulmonary atresia with intact ventricular septum. Pediatrics. 2006; 118: e415-420.

[12] Maeno YV, Boutin C, Hornberger LK, et al. Prenatal diagnosis of right ventricular outflow tract obstruction with intact ventricular septum, and detection of ventriculocoronary connections. Heart. 1999; 81: 661-668.

[13] Giglia TM, Mandell VS, Connor AR, et al. Diagnosis and management of right ventricle-dependent coronary circulation in pulmonary atresia with intact ventricular septum. Circulation. 1992; 86: 1516-1528.

[14] Calder AL, Co EE, Sage MD. Coronary arterial abnormalities in pulmonary atresia with intact ventricular septum. Am J Cardiol. 1987; 59: 436-442.

[15] Powell AJ, Mayer JE, Lang P, et al. Outcome in infants with pulmonary atresia, intact ventricular septum, and right ventricle-dependent coronary circulation. Am J Cardiol. 2000; 86: 1272-1274.

[16] Guleserian KJ, Armsby LB, Thiagarajan RR, et al. History of pulmonary atresia with intact ventricular septum and right-ventricle-dependent coronary circulation managed by the single-ventricle approach. Ann Thorac Surg. 2006; 81: 2250-2258.

[17] Cha HH, Choo YS, Seong WJ. Prenatal diagnosis of multiple ventriculocoronary connections in pulmonary atresia with an intact ventricular septum: a case report. J Obstet Gynaecol Res. 2015; 41: 1278-1281.

[18] Chaoui R, Tennstedt C, Goldner B, et al. Prenatal diagnosis of ventriculocoronary communications in second-trimester fetus using transvaginal and transabdominal color Doppler sonography. Ultrasound Obstet Gynecol. 1997; 9: 194-197.

[19] Sandor GG, Cook AC, Sharland GK, et al. Coronary arterial abnormalities in pulmonary atresia with intact ventricular septum diagnosed during fetal life. Cardiol Young. 2002; 12: 436-444.

[20] Daubeney PEF, Delany DJ, Anderson RH, et al. Pulmonary atresia with intact ventricular septum: range of morphology in a population-based study. J Am Coll Cardiol. 2002; 39: 1670-1679.

[21] Vesel S, Rollings S, Jones A, Callaghan N, et al. Prenatally diagnosed pulmonary atresia with ventricular septal defect: echocardiography, genetics, associated anomalies and outcome. Heart. 2006; 92: 1501-1505.

[22] Todros T, Presbitero P, Gagliotti P, et al. Pulmonary stenosis with intact ventricular septum: documentation of development of the lesion echocardiographically during fetal life. Int J Cardiol. 1988; 19: 355-360.

[23] Song TB, Lee JY, Kim YH, et al. Prenatal diagnosis of severe tricuspid insufficiency in Ebstein's anomaly with pulmonary atresia and intact ventricular septum: a case report. J Obstet Gynaecol Res. 2000; 26: 223-236.

[24] Mallula K, Vaughn G, El-Said H, et al. Comparison of ductal stenting versus surgical shunts for palliation of patients with pulmonary atresia and intact ventricular septum. Catheter Cardiovasc Interv. 2015; 85: 1196-1202.

[25] Huang SC, Ishino K, Kasahara S, et al. The potential of disproportionate growth of tricuspid valve after decompression of the right ventricle in patients with pulmonary atresia and intact ventricular septa. J Thorac Cardiovasc Surg. 2009; 138: 1160-1166.

[26] Yoshimura N, Yamaguchi M. Surgical strategy for pulmonary atresia with intact ventricular eptum: initial management and definitive surgery. Gen Thorac Cardiovasc Surg. 2009; 57: 338-346.

[27] Waldman JD, Karp RB, Lamberti JJ, et al. Tricuspid valve closure in pulmonary atresia with important RV-to-coronary artery connections. Ann Thorac Surg. 1995; 59: 933-941.

[28] Iacobelli R, Pasquini L, Toscano A, et al. Role of tricuspid regurgitation in fetal echocardiographic diagnosis of pulmonary atresia with intact ventricular septum. Ultrasound Obstet Gynecol. 2008; 32: 31-35.

[29] Peterson RE, Levi DS, Williams RJ, et al. Echocardiographic predictors of outcome in fetuses with pulmonary atresia with intact ventricular septum. J Am Soc Echocardiogr. 2006; 19: 1393-1400.

[30] Roman KS, Fouron JC, Nii M, Smallhorn JF, et al. Determinants of outcome in fetal pulmonary valve stenosis or atresia with intact ventricular septum. Am J Cardiol. 2007; 99: 699-703.

胎儿肺动脉瓣成形术适应证

11

罗兰·吉特,沃尔夫冈·阿拉特和格拉尔德·特尔泽

与主动脉瓣介入治疗相似,胎儿肺动脉瓣成形术也有两种不同的适应证。第一种是逆转因严重的右心衰而导致的胎儿水肿,保证胎儿存活。第二种是促进在宫内胎儿心室、瓣膜、血管的发育,避免进展为功能性单心室。这些目标的实现取决于:依赖于循证医学证据选择的病例、专业技术水平、介入团队合作以及充足的技术设备。鉴于出生后治疗效果的进步,包括肺动脉瓣球囊扩张术、闭锁瓣膜的射频打孔术、一个半心室或单心室外科矫治术,仅有少数类型需要从产前介入治疗中获得潜在的益处。

病例选择很困难,仍基于各中心的经验、专业水平、团队合作能力以及足够的技术设备。

胎儿肺动脉瓣成形术的禁忌证与瓣膜、右心室、其他心脏畸形、心外畸形、染色体异常以及双胎妊娠相关。右心室流出道闭锁或近闭锁无法使用针进行打孔,因此不适合介入治疗。大的窦状隙开放可能表明存在右心室依赖的冠状动脉循环,是宫内治疗的禁忌证。存在严重的心外畸形需要慎重考虑。另外,双胎妊娠由于伦理学因素以及介入治疗可能导致另一胎儿承受风险等问题也需谨慎。在病例选择上伦理学是比团队经验更为重要的问题。胎儿循环状态良好的严重肺动脉瓣狭窄,如果经判断适合宫内治疗,应该介绍到有足够经验的中心,以便处理胎儿体位不适合以及围术期并发症等问题。

胎儿肺动脉瓣宫内介入治疗的理想病例是仅存在瓣膜水平的问题。RVOT发育尚好,右心室无明显发育不良,但是又不能等待至出生后处理(图11-1)。2001年,罗曼(Roman)等人试图确定三尖瓣/二尖瓣,右心室/左心室长径截断值,预测单心室或双心室结局[1](图11-2)。2012年戈梅·蒙特斯(Gomez Montes)等发表了另一个评分系统,结合心脏的大小和心功能参数预测PAIVS可能的发展结局[2]。

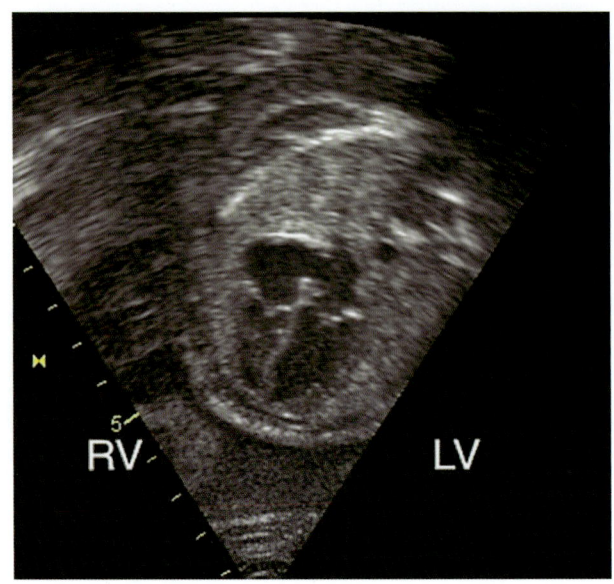

图 11-1 2D超声图像显示肺动脉瓣闭锁典型的右心室改变,难以预测双心室结局,该病例是宫内治疗的潜在病例

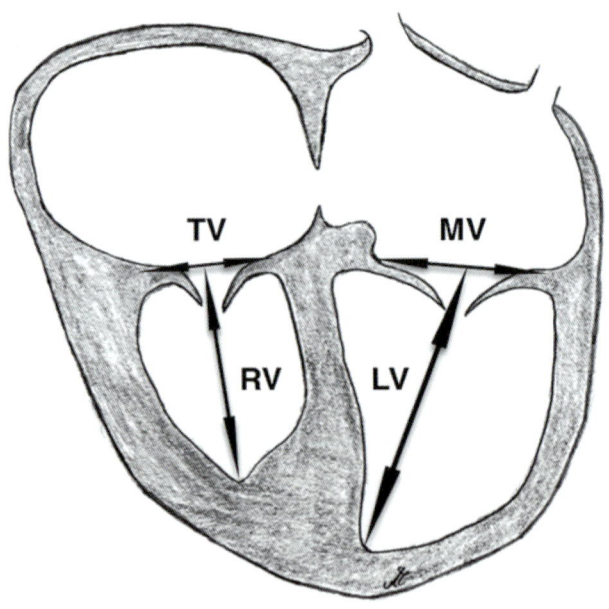

图 11-2 右心室发育不良的心脏图示显示如何测量 RV 和 LV 的大小,以便用于胎儿宫内发育情况的评估

理想的病例适应证需尽可能地与非双心室结局的标准匹配。此外,对有适应证的胎儿心脏状况进行密切监护,特别是右心室的大小及是否存在生长停滞,并选择合适的时间进行宫内球囊瓣膜成形术。如果中孕期 3~4 周的时间内,右心室的大小无增大,自然病程难以好转,因此只能够通过打开肺动脉瓣减轻右心室压力来逆转病程。

总体而言,与出生后瓣膜成形术相比,肺动脉瓣宫内治疗的适应证至今仍难以确定,范围介于明显右心室发育不良失去双心室循环机会的病例,到右心室发育良好无其他结构异常可生后介入治疗的病例之间。通过对比接受治疗、有可能接受治疗以及放弃治疗的胎儿预后,不断完善和调整胎儿肺动脉瓣成形术的适应证选择(表 11-1)。

表 11-1 宫内肺动脉瓣成形术适应证

(1) 肺动脉瓣的严重狭窄或者膜性闭锁合并
　1) 动脉导管反向血流
　2) 完整室间隔或高度限制性室间隔缺损
　3) 可辨认、但很小的右心室
　4) 可能会导致单心室的预测指标:
　　　RV/LV<0.6
　　　TV/MV<0.7
　　　TV Z 值≤-3
　　　TV 流入时间小于心动周期的 31.5%
　5) 右室生长停滞超过 3~4 周

(2) 肺动脉瓣狭窄或闭锁由于下列原因导致胎儿水肿
　1) 严重的右心衰竭
　2) 限制性的卵圆孔
　3) 严重的三尖瓣反流

除了上文所提及的两个公认的适应证,目前关于宫内治疗的一些问题仍存在争议。如果宫内治疗能尽可能避免心肌损伤或心律失常,就像对于房间隔缺损或法洛四联症的治疗一样可靠,那么应用于严重肺动脉瓣狭窄的治疗时,其适应证将包括其他亚型的患者。目前介入治疗对于胎儿的心功能和存活率存在风险,并且对于妊娠和母亲身体的影响也不是微不足道的。另一方面,右心室压力可能对于右心室的结构和功能存在负面影响,需宫内进行肺动脉瓣下心室减压术,这仍然存在或多或少的技术问题,需要通过更多的治疗经验、更多可行的设备,以及影像学图像质量的改进降低介入治疗的风险。因此对于期待双心室结局的一些病例,由于介入治疗可以使右心室获得理想的形态和功能,所以有望成为胎儿肺动脉瓣成形术的第三个重要适应证(表 11-2)。

表 11-2 宫内肺动脉瓣成形术的禁忌证

右室流出道闭锁
右心室不可分割
室间隔缺损
大的冠脉窦状隙
没有经验的团队
严重的心外畸形和染色体畸形
双胎妊娠

参考文献

[1] Roman K, Fouron JC, Nii N, et al. Determinants of outcome in fetal pulmonary valve stenosis or atresia with intact ventricular septum. Am J Cardiol. 2007; 99: 699-703.
[2] Gomez Montes E, Herraiz I, Mendoza A, et al. Fetal intervention in right outflow tract obstructive disease: selection of candidates and results. Cardiol Res Pract. 2012; 2012: 592403.

12 胎儿肺动脉瓣成形术的单中心经验和方法

格拉尔德·特尔泽和沃尔夫冈·阿拉特

12.1 单中心经验

我们是奥地利林茨儿童心脏中心,胎儿心脏介入治疗开始于2000年。我们的第一例病例是一个孕28周PAIVS的胎儿[1]。此后总共进行了91次介入手术操作,大部分是严重主动脉瓣狭窄的胎儿,少部分合并左心发育不良综合征和限制性卵圆孔分流,其中有14例PAIVS或CPS的胎儿,总共接受了20次介入手术操作。2002年我们报道了第1例病例。与此同时英国也开展了1例限制性房水平分流的胎儿的介入治疗,该病例静脉血流频谱存在明显异常,提示中心静脉压升高,可能导致胎儿水肿和胎儿死亡。我们中心的病例为肺动脉发育良好的肺动脉瓣膜性闭锁,合并右室发育不良且发育停滞,右心系统超负荷,严重的三尖瓣反流(TR)。在操作中,我们采用16G穿刺针,成功的穿过肺动脉瓣。术后即刻彩色多普勒和连续多普勒,可探及清晰的肺动脉瓣前向血流以及瓣膜反流。这例胎儿在我们中心随访至出生,血流动力学明显改善:右心室长径及三尖瓣环较前增大,右室流入道的血流从单相波变为双相波且时间延长,三尖瓣反流完全消失。6周后,由于肺动脉瓣狭窄的加重,高速的三尖瓣反流再次出现。这例胎儿38周+2天分娩,出生后进行了肺动脉瓣球囊成形术,由于右心室输出量处于临界状态,所以使用3.5 mm的分流管进行了改良B-T分流术。8个月后分流管被成功的移除。现在15年过后,这个女孩仅存在轻至中度的肺动脉瓣狭窄、轻微的瓣膜反流,以及主肺动脉的轻度扩张,没有再次接受手术和药物治疗,无任何活动耐量受限。

这个初步的经验是鼓舞人心的,同时促进了PAIVS介入治疗的继续发展。我们分别于2006年和2010年,首先进行了包括5例和6例病例的报道[2,3]。同时我们拥有比较高的成功率,6例病例中4例进行了肺动脉瓣打孔和瓣膜扩张。在成功的病例中,3例进行了双心室矫治,1例进行了一个半心室矫治。2015年,我们总结了10例胎儿,12次介入手术操作的经验。肺动脉瓣打孔和球囊扩张的成功率达到了80%。我们发现多数病例虽然右心室和三尖瓣发育、右心室流入时间延长,但仍然存在高的跨肺动脉瓣压差。其中6例进行了双心室矫治,1例一个半心室矫治,以及1例单心室矫治。最近,我们的病例数增加到14例胎儿,20次介入手术操作,其中3例仍未分娩。

12.2 手术步骤

12.2.1 胎儿体位的评估

胎儿体位是操作成功的重要因素。胎儿背部朝后、右心室面对母亲腹壁、脊柱位于5点和7点的位置,介入手术操作有很高的成功率。如果胎儿的体位处于临界状态,介入治疗虽理论上可行,但难度很大,对整个团队都存在挑战,如羊水量、胎盘的位置、母亲皮肤至胎儿心脏的距离、母亲肥胖、进针路径上的遮挡(脐带、胎儿的四肢等)。此外,如果胎儿脊柱位于前方,则无法进行胎儿介入治疗,手术需要延期直至体位良好。这个初步的评估通常需要有经验的产科医生和心脏科医生共同完成。

12.2.2 手术室准备

所有的介入手术均在手术室进行,需要有足够的空间放置麻醉设备(所有的操作均在全麻下进行)。手术床的一侧放置超声设备,另一侧放置导管器械。介入团队包括1名麻醉医师,1~2名护士,1名产科医生负责穿刺,2名胎儿心脏科医生负责超声监测和操作导管,1名内科医生或者护士负责充胀球囊。

12.2.3 术前准备

母亲:手术前签署知情同意书,采用超声评估胎儿体位。如果胎儿的体位良好,即刻将母亲送往手术室,并再次确认胎儿体位,如果胎儿体位没有改变,立刻开始麻醉。母亲和胎儿成功麻醉后,才能开始其他必要的准备,包括母亲的体位、皮肤消毒、布置手术场地等。

胎儿：采用超声评估胎儿体重，准备抢救药品（肾上腺素，阿托品）。

准备导管和穿刺针（图 12-1）。包括以下器械：18G 或 19G 套管针（取决于孕周和腹壁距离胎儿心脏的距离）、0.0014 英寸超滑导丝、2.5~4 mm 冠状动脉单球囊导管、压力泵、用来标记导管和导丝的无菌条。先将导丝穿入导管，再将两者共同插至取出针芯的套管针内。在导管和导丝上做出标记，确保插入的深度可控。然后将导管和导丝取出，将针芯插回至套管针，交给产科医生进行穿刺。导丝应继续置于球囊导管内，一旦穿刺到位，两者需同时送入套管针内。

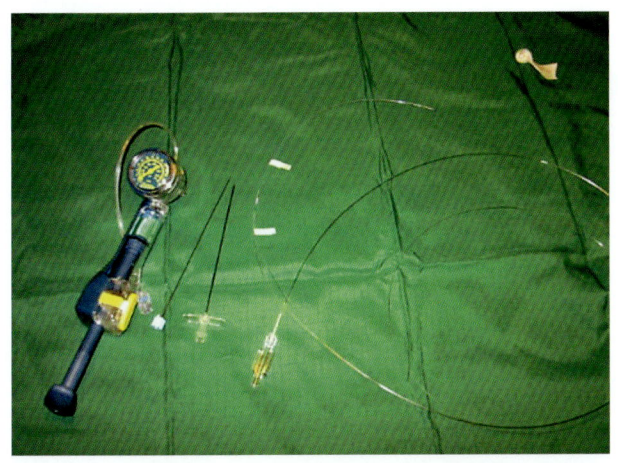

图 12-1　胎儿瓣膜成形术器械：左，压力泵，用于球囊充胀，带有压力计的注射器；中，取出针芯后的 18G 套管针；右，插入 0.0014 英寸超滑导丝的单球囊导管；注意分别位于导管和导丝上的两个标记

超声：使用 Voluson E8 超声机。键盘和探头覆盖无菌套。所有手术的过程采用 DVD 连续记录。

12.2.4　手术过程

穿刺：最重要的步骤。由于穿刺针进入胎儿心脏后就不能进行大幅度的操作和角度调整，穿刺针的方向必须从一开始就准确无误。负责超声监测和穿刺的医生必须保持高度同步，有些时候需要同一个人完成操作。这个过程较主动脉瓣扩张更具有挑战性，因为发育不良的右心室经常很小，穿刺针必须进入右心室流出道距离闭锁的瓣膜约 1 cm 处，而这个位置又时常与胎儿胸壁垂直。

穿刺针位置：使用套管针进行肺动脉瓣打孔或者导丝穿过严重狭窄的瓣膜前，必须确认套管针位于右心室腔内，这个单纯依靠超声判断难度很大。因此，缓慢移动套管针芯，如果血液从针内流出，即可确认位于心脏内。

肺动脉瓣打孔：肺动脉瓣闭锁的病例，确认套管针位置后针芯需要再次插入，该步骤要仔细缓慢进行，否则可能将气泡带入右心室，并且造成图像质量急剧恶化。超声引导下，针尖通过瓣膜进入主肺动脉。如果严重的肺动脉瓣狭窄，仍存在一个极小的开口，则不需要再次插入针芯，只需将球囊导管连同超滑导丝共同缓慢送入。超声图像和导管上的标记共同指示何时导管的头端到达针尖。然后导丝向前通过极小的瓣口，在很多病例中这个操作并不困难。当清晰的显示导丝已进入主肺动脉或者动脉导管内时，导管沿导丝送入合适的位置(图12-2)。

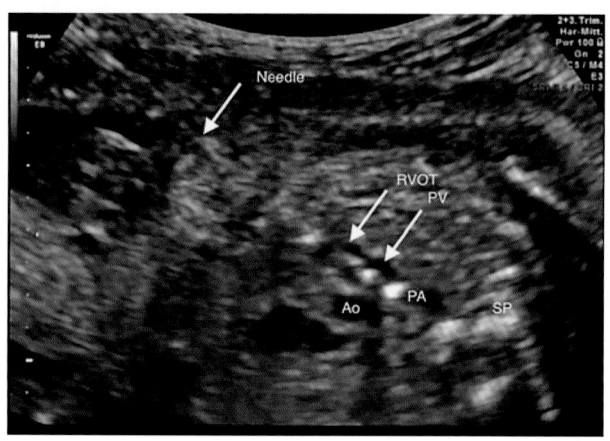

图12-2 胎儿肺动脉瓣球囊成形术过程：穿刺针已经通过右心室流出道，穿过打孔后的肺动脉瓣，进入主肺动脉。AO：主动脉，PA：肺动脉，PV：肺动脉瓣，RVOT：右心室流出道

球囊扩张：充胀球囊至各自的大小。球囊的大小应至少大于瓣环径的10%~20%。在目前的设备中，4 mm的球囊是可以穿过18G套管针最大型号的球囊。而如果使用更大的套管针，有可能增加并发症的发生。

撤回所有的设备：使用后的球囊有时候可能难以再次收回至套管针内。与其使用暴力，我们更倾向于将使用后的球囊仍置于套管针外，并连同套管针一同撤出。成功的扩张后，我们可以看到清晰的肺动脉瓣前向血流和反流(图12-3a,b)。

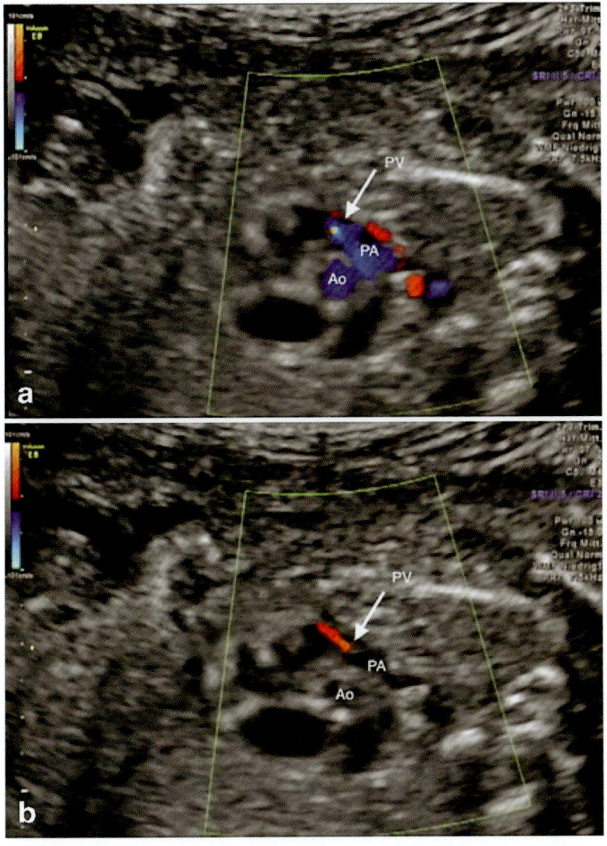

图 12-3　成功的肺动脉瓣成形术后彩色多普勒显示：(a) 收缩期（指示处为通过肺动脉瓣的蓝色血流，表明从右心室至肺动脉的前向血流的建立）。(b) 舒张期（指示处为红色的肺动脉瓣返流至右心室，表明术后肺动脉瓣存在损伤）。AO：主动脉，PA：肺动脉，PV：肺动脉瓣

12.2.5　术后评估

即刻：观察胎儿心包积液，如果积液过多可能危及血流动力学稳定，应立即将其抽出。如果胎儿存在持续并加重的心动过缓，应使用肾上腺素（根据估测的胎儿体重计算用量）进行胎儿左心室内注射（目前采用22G套管针）。

24~48 h：观察有无胎儿早产和心律失常。注意胎膜早破和羊膜腔感染。

长期随访：术后稳定，2天后可出院。2~4周随访1次，评估血流动力学的变化。

目前尚未发现任何与母体有关的明显并发症[4]。

参考文献

[1] Tulzer G, Arzt W, Franklin RC, et al. Fetal pulmonary valvuloplasty for critical pulmonary stenosis or atresia with intact septum. Lancet. 2002; 360(9345): 1567 - 1568.

[2] Tulzer G, Gardiner H. Cardiac Interventions in the fetus: potential for right-sided lesions. Prog Pediatr Cardiol. 2006; 22(1): 79 - 83.

[3] Arzt W, Tulzer G. Fetal surgery for cardiac lesions. Prenat Diagn. 2011; 31(7): 695 - 698.

[4] Wohlmuth C, Tulzer G, Arzt W, et al. Maternal aspects of fetal cardiac intervention. Ultrasound Obstet Gynecol. 2014; 44(5): 532 - 537.

13 肺动脉瓣成形术：胎儿、新生儿和随访结果

伊娃·格罗曼，安德烈亚斯·特尔泽，
沃尔夫冈·阿拉特和格拉尔德·特尔泽

胎儿室间隔完整的肺动脉瓣闭锁（PA/IVS）或严重的肺动脉瓣狭窄（pulmonary valve，CPS）的主要处理原则和预后仍存在争议。这类疾病在形态学和临床症状上不同的患者差别很大，重症者表现为右心发育不良综合征，甚至只能行单心室矫治，轻症者出生后介入治疗就可达到根治效果。新生儿 PAIVS 或 CPS 表现为不同程度的右心室、三尖瓣及冠状动脉异常。因此，5 年生存率存在很大的差异，从 50%～86%[1]。极少合并染色体及心外畸形。所以，心脏专科医生对于生后单心室或者双心室循环的预测，直接影响到孕妇关于胎儿去留的选择[2]。本章节重点讨论宫内肺动脉瓣成形术后，胎儿期及新生儿期的结局。

胎儿肺动脉瓣球囊扩张术是很高技术含量具有挑战性的操作，因此，胎儿介入手术的结果常取决于一个经验丰富的团队，是否能够处理术中遇到的困难，胎儿及母亲的并发症等。最常见的并发症是心包积液或者严重的心动过缓，如果不及时治疗，有可能会导致胎儿宫内死亡。母亲潜在的并发症包括胎膜早破和早产，及其相关的一些问题。

以我们中心的经验，宫内肺动脉瓣成形术后心动过缓和心包积液的发生率相似，为 35%～40%。由于心脏内注射肾上腺素，目前尚无心动过缓导致的胎儿死亡的病例发生。对于心包积液的病例，发现血流动力学紊乱时应立刻抽出积液。另一个罕见的并发症是右心室内血栓形成，严重者血栓可能会充满右心室，可以通过超声心动图观察，必要时终止操作，择期再行介入治疗。

有很多关于胎儿 PAIVS 或 CPS 的结局预测和循环评估指标。加德纳（Gardiner）团队[2]认为不同的孕周指标不同，变量包括三尖瓣/二尖瓣瓣环比、肺动脉瓣 Z 值、右心房压力（与三尖瓣频谱、卵圆孔大小、静脉导管频谱

相关)、是否存在冠状动脉瘘。加拿大的团队[1]提出另外一个评估方法,采用4个指标预测胎儿出生后单心室或双心室手术,包括三尖瓣/二尖瓣瓣环比<0.7,右心室/左心室长径比<0.6,三尖瓣流入时间/心动周期时间<32%,存在右心室窦状间隙开放。孕31周前如果4个指标满足3个,则预测单心室手术的灵敏度为100%、特异度为75%。目前尚无更新的关于胎儿肺动脉瓣成形术后预后评估指标的研究。

为了改善预后,宫内肺动脉瓣成形术后的胎儿应该在具有新生儿介入治疗经验的医院出生。所有的患者在出生后早期都需要使用前列腺素维持血流动力学稳定,保证肺动脉内的血流供应。

目前关于宫内肺动脉瓣成形术后儿童预后的相关研究较少。最大系列的研究来源于图瑞斯奇(Tworetzky)团队,自2002年第1例宫内肺动脉瓣成形术后,2009年该团队总结了10例病例的经验[3]。这些病例均为室间隔完整或限制性室水平分流的肺动脉瓣膜性闭锁,三尖瓣环Z值≤-2,右心室可辨认但发育不良。超声引导下的经皮或经小切口的剖腹手术,使用冠状动脉球囊,行肺动脉瓣打孔术。6个病例取得了技术上的成功,与对照组相比,右心室获得了明显的发育[3]。

我们中心最近报道了10例胎儿,12次肺动脉瓣成形术,所有的胎儿均存在右心室发育不良,右室压力超负荷。三尖瓣Z值的中位数是-3.13。手术时孕周的中位数是27周+4天。12次操作中其中8次取得了技术上的成功。没有因为麻醉和手术操作出现母亲的并发症。在成功的病例中,右心结构或者右心室的充盈均得到改善,但是很多病例术后肺动脉瓣跨瓣压差仍然很高,且压差的再次升高表明再狭窄的出现。平均随访至38周,所有成功的病例均活产,6例成功完成了双心室手术(其中3例短暂的采用了B-T分流),1例完成了一个半心室矫治,只有1例仍然只能单心室循环。

13.1 我们中心的病例报告

2000年我们完成的第一例病例是PAIVS的胎儿,术前存在心力衰竭的表现,并且可能很快出现胎儿水肿,27周+6天完成了宫内介入手术并获得了成功[4]。术后胎儿右心室发育,三尖瓣反流消失并且前向血流频谱由单峰变为双峰。38周剖宫产终止妊娠,出生后第2天成功接受了肺动脉瓣球囊成形术。右心室压力下降至正常。由于右心室肥厚且仍存在一定程度的发育不良,我们进行了改良 B-T 分流术以确保足够的肺灌注。

8 个月后,B-T 分流管被移除,并且进行了三尖瓣整形术。右心室发育和功能已接近正常。目前该患者仅存在少至中量的肺动脉瓣反流,无任何临床症状,具有良好的活动耐量,并且不需要药物治疗。患者 14 岁时的心脏 MR 显示右心室轻度扩张,但功能良好(97 ml RVEDV/m2 BSA)。

病例 2 是严重肺动脉瓣狭窄的胎儿,存在右心室发育不良,小梁部闭塞,三尖瓣发育稍差,且合并一条冠状动脉瘘。2007 年,第一次手术在孕 31 周 + 1 天进行,由于手术不成功,于 32 周 + 1 天进行了第二次手术并获得了成功。在孕 37 周 + 2 天选择分娩,在出生后的第二天接受了成功的球囊瓣膜成形术。由于右心室发育不良,出生后第 10 天患者接受了改良 B-T 分流术。7 个月后 B-T 分流管被移除,进行了双向 Glenn、肺动脉瓣膜切开、右室流出道肥厚肌束切除及房间隔缺损修补术,完成了一个半心室矫治。最近一次心导管检查显示肺血管床发育良好,右心房压力中度升高至 12 mmHg。患者无活动耐量受限,且不需要药物治疗。

病例 3 诊断为 PAIVS,右心室偏小,但三部分均存在,在 25 周成功进行了宫内肺动脉瓣成形术(图 13-1)。术后患者出现严重的肺动脉瓣反流,右心室充盈状况逐渐恶化。于孕 37 周 + 1 天自然分娩,20 天后完成了改良

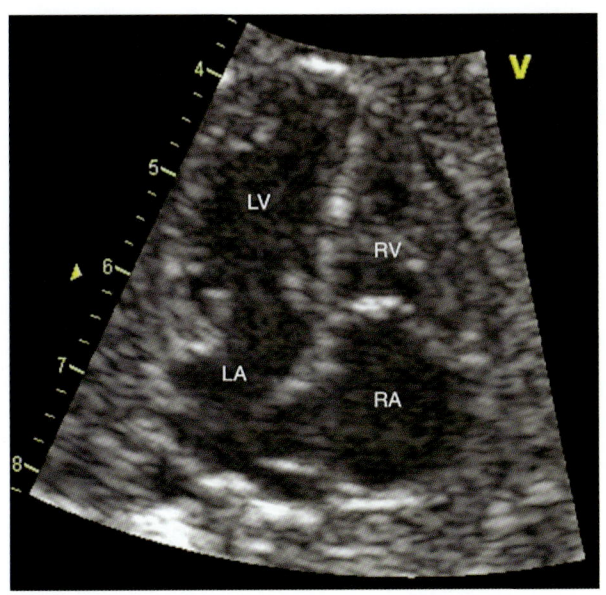

图 13-1　胎儿四腔心切面示右室发育不良(病例 3)

B-T分流及肺动脉瓣整形术。术后超声随访显示右心室发育改善,三尖瓣前向血流正常及中度三尖瓣反流。由于右心室发育及功能良好,8个月后B-T分流管通过介入手术关闭。3年后,患者活动耐量良好,不需要药物治疗。

参考文献

[1] Roman KS, Fouron J-C, Nii M, et al. Determinants of outcome in fetal pulmonary valve stenosis or atresia with intact ventricular septum. Am J Cardiol. 2007; 99(5): 699-703.

[2] Gardiner HM, Belmar C, Tulzer G, et al. Morphologic and functional predictors of eventual circulation in the fetus with pulmonary atresia or critical pulmonary stenosis with intact septum. J Am Coll Cardiol. 2008; 51(13): 1299-1308.

[3] Tulzer G, Arzt W, Franklin RCG, et al. Fetal pulmonary valvuloplasty for critical pulmonary stenosis or atresia with intact septum. Lancet. 2002; 360(9345): 1567-1568.

[4] Tworetzky W, McElhinney DB, Marx GR, et al. In utero valvuloplasty for pulmonary atresia with hypoplastic right ventricle: techniques and outcomes. Pediatrics. 2009; 124(3): e510-518.

14

胎儿肺动脉瓣成形术后治疗的文献复习

罗兰·吉特和格拉尔德·特尔泽

由于病变的相对罕见,手术病例选择困难以及介入手术本身的难度,导致近年来相关的病例报道大约仅仅 20 余例。2002 年,奥地利林茨儿童心脏中心的特尔泽(Tulzer)团队报道了首例宫内肺动脉瓣成形术,并取得了成功,手术的对象是 28 周合并心力衰竭的胎儿[1]。术后三尖瓣及右心室发育改善。38 周分娩,右心室的大小满足双心室矫治的要求,该病例的成功让作者认为宫内肺动脉瓣成形术是可行的,改善了 PAIVS 的宫内自然病程[1]。2006 年,格林多(Galindo)团队进行了另外 1 例成功的病例[2],手术对象是 1 例 25 周 CPS 合并心力衰竭的胎儿。术后胎儿血流动力学稳定,34 周开始由于严重的再狭窄、心力衰竭,导致患者早产,出生后早期完成了肺动脉瓣成形术,患者获得了双心室矫治[2]。

2009 年,波士顿图瑞斯奇(Tworetzky)团队首先报道了一个多病例的系列研究[3]。在 6 年的时间中,总共 10 例胎儿接受了宫内肺动脉瓣球囊扩张术,中位孕周为 24 周(21～28 周)。这组研究中最初的 4 例均失败了。成功与否的定义为是否能够通过超声心动图探及明显的通过肺动脉瓣的前向血流。15 例未进行宫内介入治疗的 PAIVS 病例对照组中,9 例出生后进行了单心室矫治,相比 6 例宫内治疗的成功病例,从中孕至晚孕期,对照组在三尖瓣、右心室和肺动脉瓣的发育上显著落后。6 例成功病例中的 5 例出生后仍然存在前向血流,新生儿期接受了右室流出道疏通及体肺分流术,其中 4 例体肺分流在随后被关闭,1 例至文章发表时仍在观察。双心室循环定义为右心室为肺动脉血流的唯一来源,不吸氧情况下血氧饱和度大于 90%,合并或不合并房间隔缺损,这是宫内介入治疗的首要目标,该组 6 例宫内介入治疗的成功病例中 5 例达到了双心室循环。虽然作者提出该研究的初步结果是积极的,但是 PAIVS 宫内介入治疗仍然是一个经验性的治疗手段,需要对出生后介入和外科手术结局与病例选择的标准进行对照,在术前权衡利弊。

2012年,波拉特(Polat)团队报道了1例PAIVS病例的随访[4],在24～28周,发现三尖瓣反流逐渐加重,右心室发育停滞,最终三尖瓣Z值为-2.8。28周成功进行了肺动脉瓣成形术。术后胎儿血流动力学稳定,但是没有进一步的随访报道。2012年,另一组4例病例的小样本系列研究来自戈麦斯-蒙茨(Gómez-Montes)团队[5]。手术的对象中3例胎儿存在心力衰竭的表现,1例可能出生后需要单心室手术。所有的操作均获得了成功,2例出生后死亡,1例获得了双心室循环并随访至8岁,1例21个月后完成了一个半心室矫治[5]。

2014年,林茨儿童心脏中心团队总结了10例右心室压力超负荷的胎儿,进行了12次肺动脉瓣成形术的操作经验。8例手术成功,术后右心室充盈改善,但是仍然比正常三尖瓣和右心室发育慢。在最初的5例病例中,4例在出生后1年均获得了双心室矫治,1例接受了双向Glenn术。1例6个月的患者仍使用主肺分流血管,2例尚未分娩。最近,尚无进一步关于宫内肺动脉瓣成形术的病例报告。因此,该领域的发展仍存在很多有待探索的未知。

参考文献

[1] Tulzer G, Arzt W, Franklin RCG, et al. Fetal pulmonary valvuloplasty for critical pulmonary stenosis/atresia with intact septum. Lancet. 2002; 360(9345): 1567-1568.

[2] Galindo A, Gutierrez-Larraya F, Velasco JM, et al. Pulmonary balloon valvuloplasty in a fetus with critical pulmonary stenosis/atresia with intact ventricular septum and heart failure. Fetal Diagn Ther. 2006; 21: 100-104.

[3] Tworetzky W, McElhinney DB, Marx GR, et al. In utero valvuloplasty for pulmonary atresia with hypoplastic right ventricle: techniques and outcomes. Pediatrics. 2009; 124(3): e510-518.

[4] Polat T, Danisman N. Pulmonary valvulotomy in a fetus with pulmonary atresia with intact ventricular septum: first experience in Turkey. Images Paediatr Cardiol. 2012; 14(3): 6-11.

[5] Gómez Montes E, Herraiz I, Mendoza A, et al. Fetal intervention in right outflow tract obstructive disease: selection of candidates and results. Cardiol Res Pract. 2012; 2012: 592403.

胎儿肺动脉瓣成形术的未来展望

15

格拉尔德·特尔泽

对于 PAIVS 或者 CPS 的胎儿进行宫内介入治疗仍处于一个初级阶段。目前为止的研究表明，胎儿肺动脉瓣打孔和球囊扩张技术上可行，有希望改善胎儿的血流动力学。第 1 例病例和我们的经验认为该手术是有效的，但成为临床常规操作前，仍有很多问题有待解决。

15.1 病例选择

病例选择的最佳方法仍不确定：最新的病例选择标准已经在前面的章节中讲述，但是很明显这个标准仍不能令人满意。合并严重的充血性心力衰竭和水肿的胎儿，为了避免胎儿死亡，宫内介入治疗是合理的。如果目标是避免出生后的单心室手术，那么病例的选择则比较困难。我们尚缺乏预测单心室或双心室结局的指标，因此需进一步认识该病的自然病程。另外，我们还需要预测产前右心室的大小和功能是否可供患者终身使用，这是更为艰巨的任务。右心室压力超负荷会明显影响右心室的大小、生长以及功能，尽早右心室减压可能避免更严重的继发性病变（如大的心室冠状动脉交通）。目前，不支持产前介入治疗的理由有：① 产前介入治疗有较大的难度；② 胎儿无水肿且无生命危险时，没必要将胎儿及母亲暴露于麻醉和介入操作的风险之下，但如果手术操作对于胎儿和母亲不存在风险，那么每一个患者都可能希望尽快接受右心室减压术。

15.2 设备

为了尽可能地减小手术风险和优化技术成功率，目前的设备需要进一步的改进，获得更好的穿刺针、更好的球囊以及更好的超声图像。

18G 或 19G 穿刺针对胎儿心脏来说仍然偏粗，可能损伤羊膜（导致胎膜早破）和胎儿心脏（导致心动过缓、血栓以及心包积液）。我们需要使用更细小的针来减小术中的损伤。另外，我们需要一个可调控的针尖，由于右心室腔很小，且需要调整角度进入右心室流出道，这个操作非常的困难，因此可调控的针尖可能可以改善手术的安全性和技术的成功率。

没有胎儿介入治疗专用的球囊导管：我们目前使用的标准冠状动脉球囊导管太长，球囊过小。为了方便操作，胎儿心脏导管需要短一些，并匹配相应的导丝，可以通过最小的穿刺针，同时球囊的尖端必须短一些（最长 10 mm），但可获得更大的扩张直径。

清晰的超声图像可以显示介入手术成功与否。目前二维超声分辨率已经很高，但仍有改善的空间。三维超声定位仍然非常的困难，因此需要实时三维具有更好的图像质量和更高的帧频。

效果的评价，需要回答以下一些重要的问题：胎儿肺动脉瓣球囊成形术在这种条件下是否可以改善右心室、三尖瓣的发育，或者需要依赖于什么特定的条件？胎儿右心室发育的机制：增生或者肥厚？胎儿介入治疗的最佳手术时间？早期肺动脉瓣再狭窄或闭锁的机制，并且怎样避免和处理？所有这些问题目前仍存在很多的未知，需要科学的评估解决。但是，主要的问题是病例数少、缺乏标准化、不同的中心使用不同的方法和器械进行手术。最好的方法可能是需要将手术限定在少数的中心，并且进行随机对照研究。

15.3 培训

综上所述，最近很多中心都开展了胎儿心脏介入治疗。由于病例选择不准确、设备不优化、不同中心在不同的条件下进行介入手术，导致缺乏统一的标准，并且评估术后成功与否、血流动力学的改变、出生后患者的情况以及治疗策略的制订，都难以让人满意。如果针对 PAIVS 或者 CPS 胎儿的宫内肺动脉瓣成形术，将来有机会成为临床常规治疗方法，那么就需要解决上述提到的一些问题。因此，我们认为集中进行相关技术和知识的培训是绝对必要的。

第 4 部分
房间隔手术

房间隔的胚胎发育学　　16

保罗·贝尔萨奇，瓦尔特·维尼亚罗利，焦亚·马斯特罗莫罗，弗拉维娅·文特里亚和布鲁诺·马里诺

房间隔的发育发生于妊娠第 27～37 天，此时人类胚胎长度由 5 mm 生长到 16～17 mm[23]。为了更好地了解房间隔的结构及其胚胎学的发育，我们首先描述心房的胚胎学结构。

16.1　右心房

胚胎学上的解剖右心房是由原始右心房和静脉窦组成的，解剖左心房是由原始左心房与肺静脉汇合的窦部组成的[6,26]。静脉窦与心房在发育成熟的心脏中很容易分辨，静脉窦的内壁光滑，而心房的内壁有梳状肌。心房通过分隔的过程形成了房间隔。原始心房是唯一的原始心脏节段，按照机体的左右对称性，从最初出现的时间开始，它们就分别位于右侧和左侧[19]。所有其他的心脏节段也序贯进化发育。由于这一进程，心房和心耳成了可以用来诊断位置分型唯一的心内结构。原始右房与原始左房的出现早在静脉窦之前，两者在发育的过程中逐渐融合形成固有房。静脉窦最初是位于双侧心房背侧血管囊，它回纳胚胎左侧和右侧的静脉血。它是由中间部位和两个侧角组成（静脉窦的左角和右角）[5]。它们通过窦房孔与其他的心管连接，回纳大部分卵黄囊和脐静脉的血流，这些静脉血全部回流入心脏。静脉窦与固有心房间的连接叫窦房连接[14]。与大部分脊椎动物不同，人类胚胎在一开始就表现出了体静脉的不对称性[6]。事实上，窦房连接逐渐演变成右侧的原始心房腔，所有的体静脉血被限制回流入最终的右心房[14,15]。

在发育进程的最初阶段，静脉窦与右房融合时，窦房孔是没有瓣膜的，但是有心肌层和心胶质，可以在心房收缩时防止血液倒流。后来，右侧的静脉窦瓣（右窦房瓣）和左侧的静脉窦瓣（左窦房瓣）慢慢出现，然后逐渐进入

右侧原始心房腔内[25]。窦瓣是从背侧的方向开始出现的,然后在头侧会合,形成了隔束[14]。这个间隔位于上腔静脉的一侧,最终会成为分隔右心耳和右房其余部分的嵴的组成部分[22,30]。左侧的静脉窦瓣在成熟的心脏中不再出现,因为它在胚胎发育的终末期融入房间隔了。然而,右侧的静脉窦瓣持续存在于下腔静脉,称为欧氏瓣;存在于冠状静脉窦的瓣称为特贝西乌斯瓣[16,25]。欧氏瓣延伸至上腔静脉入口处的心房后壁,最终至嵴。在成熟的心脏中,右心房静脉窦区的解剖边界在头侧是上腔静脉开口,尾侧是下腔静脉和冠状窦的开口,右侧是嵴,左侧是右房的房间隔面[16]。总之,解剖右房包含了起源于静脉窦右角的静脉窦区和起源于原始右房肌层的扇形的梳状肌区。两者的分界就是由右窦瓣进化而来的嵴[6]。

16.2 左心房

最终的左心房是由原始左心房和肺静脉窦构成的。左心房发育的完成需要肺脏和肺血管的形成。肺脏本身的发育就像是气管的延续拓展[23]。肺芽一旦形成,血管丛就围绕它们形成[19]。这些肺丛通过一个短的血管回流,逐渐融合形成了共同肺静脉,开口于左心房的后部。然后,共同肺静脉分为两个分支,每个分支再依次形成一对肺静脉[21]。在共同肺静脉以及它的分支合并入左心房壁后,四条肺静脉会形成各自回流入心腔的开口[26]。融合的静脉组织同时是心房光滑表面的主要组成部分。在发育成熟的心脏中,没有形态结构可以作为肺静脉窦和原始心房分界的参考[11]。

16.3 房间隔

人类的房间隔主要由以下几个胚胎学结构形成:原发隔,房室通道垫的前上部和后下部,继发隔,左侧的静脉窦瓣以及心背侧间充质突起(称为"spina vestibuli")[4,13,27]。心房的分隔起始于原发隔的形成,原发隔的主要构成是一层薄的肌性组织和心内膜垫的间充质组织覆盖在原发隔的游离缘,它们从共同心房的顶部生长而来,沿着自由缘的边界排列(图16-1)。原发隔的生长方向是从头背侧向房室通道,由此原发隔游离缘与融合的房室垫之间的距离逐步减小[3]。这个距离就是所谓的原发孔。尽管房室通道心内膜垫的前上方和后下方都是原发孔周边的组成部分,但只有心内膜垫的

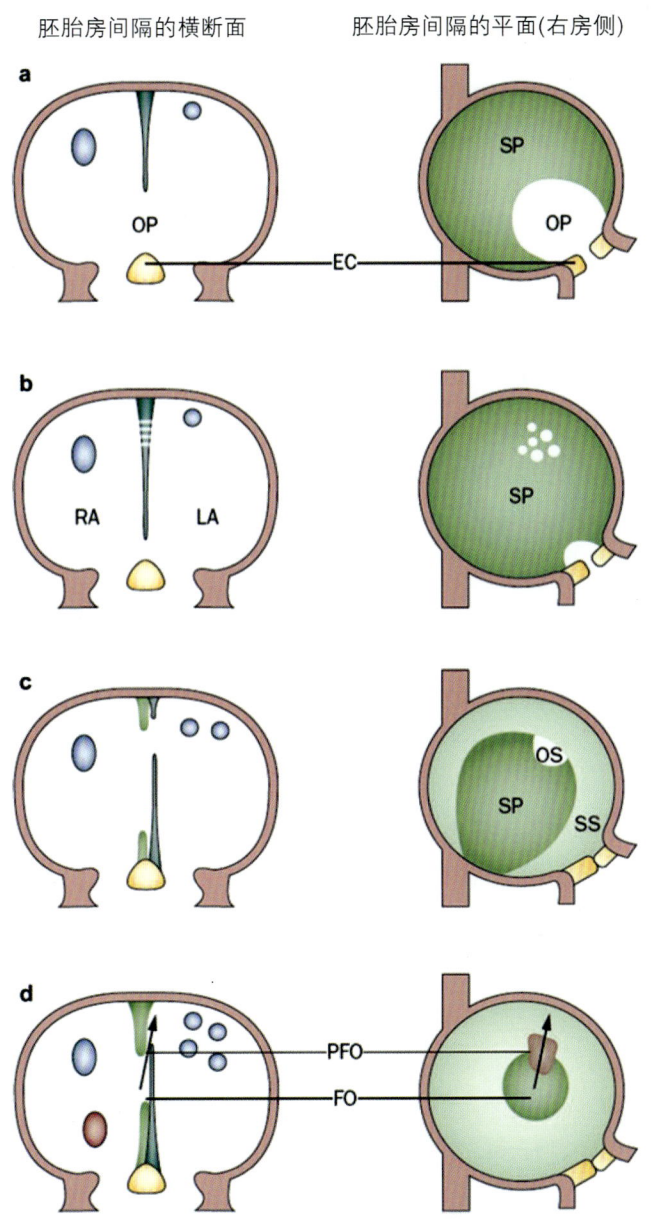

图 16-1 房间隔的宫内发育。(a) 原发隔从心房顶部开始生长。(b) 原发隔孔洞的发展进化。(c) 继发隔由心房壁的内折发育进化而来。继发孔是氧合血右向左分流的管道。(d) 卵圆窝边缘的前上方,原发隔与继发隔仍未融合,形成了 PFO。箭头标注了从胚胎右心房通过 PFO 流向左心房的血流

EC:心内膜垫,FO:卵圆窝,LA:左心房,OP:原发孔,OS:继发孔,PFO:卵圆孔未闭,SP:原发隔,RA:右心房,SS:继发隔

Adapted by permission from Macmillan Publishers Ltd.: (Patrick et al. [9]), copyright (2011).

后下方有助于卵圆孔的关闭,这一点已经在鸡胚胎心的活体实验中的得到了证实[10]。在原发孔关闭之前,毗邻上腔静脉和右上肺静脉回流区域的间隔部位出现大量的孔隙,类似于细胞凋亡的过程。这些孔隙融合就形成了继发孔(图 16 - 1)[20]。

另一个心房间隔复合体的重要组成部分是心背侧间充质突起,人类中的这一结构主要由心外间充质构成,它的主要作用是使得最终房间隔复合体的不同组成部分融合在一起[6]。这个结构的起源还受到一些争议,但是它在心房分隔中的重要性已经得到了证实。关于心背侧间充质突起的描述始于 1880 年,由 His 最早提出,它像一个三角形的间质楔子,从共同心房后壁的无肌区(His 称为"area interposita"的区域)凸向心房腔内[12,18,27]。它起源于脏壁中胚层的前肠腹侧,以间充质细胞突出的方式在房间隔基底部的形成过程中起到了作用[29]。这个结构与纵隔的间充质直接连续,在静脉窦瓣之间接合处的尾端凸向心房腔内。心背侧间充质突起的正常生长对于房室连接左右分隔的形成非常重要[1,2]。在正常发育进程中,间充质细胞覆盖在与房室心内膜垫融合的原发隔表面,心背侧间充质突起的生长可以强化该区域的右房侧[18]。间充质组织与房室心内膜垫的融合导致原发孔的关闭[6]。间充质组织与房室垫的融合覆盖如果失败,就形成了房间隔缺损[8,24,30]。

心背侧间充质突起的起源和位置是根本性结构,因为心房腔与胚胎体的连接发生改变,通过心脏背侧系膜和心背侧间充质突起影响心房与心外中线间质的关系。与中线的连接是至关重要的,因为这个附着区域性包围肺门,代表肺静脉的入口[22,28]。这个连接处的变异有可能导致肺静脉位置的异常,从而导致肺静脉回流异常的可能性。

继发隔在原始共同心房的顶部逐渐生长,在原发隔的右侧,形成一个新月形结构。继发隔下缘和继发孔组成的复合体称为卵圆孔(图 16 - 1)。继发隔的一支向前侧延伸,另一支向头背侧延伸,从而形成了卵圆孔的边缘[14,29]。此外,左侧的静脉窦瓣与继发隔的右侧融合。在胚胎期和胎儿时期,由于右心房的高压,卵圆孔的边缘允许血流通过继发孔从右房流向左心房(图 16 - 1)。出生后,肺循环开始运行,左心房的压力上升,继发隔的自由缘受压,卵圆孔在继发隔和卵圆孔瓣的作用下功能关闭。右心房通过上腔静脉、下腔静脉和冠状窦回纳体循环的血流。左心房通过肺静脉回纳肺循环的血流。在新生儿期,由于薄层血栓的形成,功能性关闭后伴随着解剖的闭合。解剖闭合一旦发生，这个区域就被命名为卵圆窝：基底是原发隔，边缘是继发隔的独立缘[7]。

参考文献

[1] Anderson RH, Brown NA, Webb S. Development and structure of the atrial septum. Heart. 2002; 88: 104-110.

[2] Anderson RH, Ho SY, Becker AE. Anatomy of the human atrioventricular junctions revisited. Anat Rec. 2000; 260: 81-91.

[3] Anderson RH, Spicer DE, Brown NA, et al. The development of septation in the fourchambered heart. Anat Rec. 2014; 297: 1414-1429. doi: 10.1002/ar.22949.

[4] Anderson RH, Webb S, Brown NA. Clinical anatomy of the atrial septum with reference to its developmental components. Clin Anat. 1999; 12: 362-374. doi: 10.1002/(SICI)1098-2353(1999)12:5<362::AID-CA6>3.0.CO;2-F.

[5] Anderson RH, Webb S, Brown NA, et al. Development of the heart: (2) septation of the atriums and ventricles. Heart. 2003; 89: 949-958. doi: 10.1136/heart.89.8.949.

[6] Anselmi G, de la Cruz MV. Embryological development of the atria. Septation and visceroatrial situs. In: Living morphogenesis of the heart. Birkhäuser: Soft cover reprint of the original 1st ed. 1998 edition; 2012: 169-186.

[7] Asami I, Koizumi K. Development of the atrial septal complex in the human heart: contribution of the spina vestibuli. In: Clark E, Markwald R, Takao A, editors. Developmental mechanism of the heart disease. Armonk: Futura Publishing Co.; 1995: 255-260.

[8] Briggs LE, Kakarla J, Wessels A. The pathogenesis of atrial and atrioventricular septal defects with special emphasis on the role of the dorsal mesenchymal protrusion. Differentiation. 2012; 84: 117-130. doi: 10.1016/j.diff.2012.05.006.

[9] Calvert PA, Rana BS, Kydd AC, Shapiro LM. Patent foramen ovale: anatomy, outcomes, and closure. Nat Rev Cardiol. 2011; 8: 148-160.

[10] De la Cruz MV, Giménez-Ribotta M, Saravalli O, et al. The contribution of the inferior endocardial cushion of the atrioventricular canal to cardiac septation and to the evelopment of the atrioventricular valves: study in the chick embryo. Am J Anat. 1983; 166: 63-72. doi: 10.1002/aja.1001660105.

[11] DeRuiter MC, Gittenberger-De Groot AC, Wenink AC, et al. In normal development pulmonary veins are connected to the sinus venosus segment in the left atrium. Anat Rec. 1995; 243: 84-92. doi: 10.1002/ar.1092430110.

[12] His W. Anatomie menschlicher Embryonen. Leipzig: Vogel; 1880.

[13] Kim JS, Virágh S, Moorman AF. Development of the myocardium of the atrioventricular canal and the vestibular spine in the human heart. Circ Res. 2001; 88: 395-402. doi: 10.1161/01.RES.88.4.395.

[14] Kirby ML, Waldo K. Cardiac development. Oxford/New York: Oxford University Press; 2007.

[15] Knauth A, McCarthy KP, Webb S, et al. Interatrial communication through the mouth of the coronary sinus. Cardiol Young. 2002; 12: 364-372. doi: 0.1017/CBO9781107415324.004.

[16] Licata RH. The human embryonic heart in the ninth week. Am J Anat. 1954; 94: 73-125. doi: 10.1002/aja.1000940104.

[17] Macartney FJ, Zuberbuhler JR, Anderson RH. Morphological considerations pertaining to recognition of atrial isomerism. Consequences for sequential chamber localisation. Br Heart J. 1980; 44: 657-667.

[18] Mommersteeg M, Soufan A, de Lange F. Two distinct pools of mesenchyme contribute to the development of the atrial septum. Circ Res. 2006; 99: 351-353. doi: 10.1161/01.RES.

0000238360.33284.a0.

[19] Moorman A, Webb S, Brown NA, et al. Development of the heart: (1) formation of the cardiac chambers and arterial trunks. Heart. 2003; 89: 806 - 814.

[20] Moss & Adams' Heart Disease in Infants, Children, and Adolescents, Including the Fetus and Young Adults, vol.1. Philadelphia: Lippincott Williams & Wilkins; 2008.

[21] O'Rahilly R, Muller F. Developmental stages in human embryos. Washington: Carnegie Institution of Washington; 1987.

[22] Oostra RJ, Steding G, Lamers WH, et al. Development and septation of the atria and venous pole. In: Steding's and Virágh's scanning electron microscopy atlas of the developing human heart. New York: Springer; 2007: 48 - 88.

[23] Sadler TW. Cardiovascular system. In: Langman's medical embryology. 12th ed. Philadelphia: Lippincott Williams & Wilkins/a Wolters Kluwer business; 2012: 162 - 200.

[24] Snarr BS, Wirrig EE, Phelps AL, et al. A spatiotemporal evaluation of the contribution of the dorsal mesenchymal protrusion to cardiac development. Dev Dyn. 007; 236: 1287 - 1294. doi: 10.1002/dvdy.21074.

[25] Steding G, Xu JW, Seidl W, et al. Developmental aspects of the sinus valves and the sinus venosus septum of the right atrium in human embryos. Anat Embryol (Berl). 1990; 181: 469 - 475.

[26] Streeter GL. Contribution to embryology. Washington: Carnegie institution of Washington; 1945.

[27] Tasaka H, Krug EL, Markwald RR. Origin of the pulmonary venous orifice in the mouse and its relation to the morphogenesis of the sinus venosus, extracardiac mesenchyme (spina vestibuli), and atrium. Anat Rec. 1996; 246: 107 - 113. doi: 10.1002/(SICI)1097 - 0185 (199609)246: 1<107: : AID - AR12>3.0.CO;2 - T.

[28] Webb S, Anderson RH, Lamers WH, et al. Mechanisms of deficient cardiac septation in the mouse with trisomy 16. Circ Res. 1999; 84: 897 - 905. doi: 10.1161/01.RES.84.8.897.

[29] Webb S, Brown NA, Anderson RH. Formation of the atrioventricular septal structures in the normal mouse. Circ Res. 1998; 82: 645 - 656. doi: 10.1161/01.RES.82.6.645.

[30] Wessels A, Anderson RH, Markwald RR, et al. Atrial development in the human heart: an immunohistochemical study with emphasis on the role of mesenchymal tissues. Anat Rec. 2000; 259: 288 - 300. doi: 10.1002/1097 - 0185(20000701)259: 3<288: : AID - AR60>3.0. CO;2 - D.

胎儿解剖：先天性心脏病胎儿的房间隔

17

安娜丽莎·安格利尼，马尔尼·费德里戈，
卡拉·弗雷斯库拉和加埃塔诺·蒂内

左心发育不良综合征（HLHS）[12]是一种复杂的以不同畸形为特征的先天性缺陷：

- 二尖瓣狭窄或闭锁。
- 主动脉狭窄或闭锁。
- 左心室发育不良。

在 HLHS 中，25%的病例报道有限制性卵圆孔（FO）[10,13]，而完整的闭合房间隔只有 1%的病理[2,5]和 6%临床报道[10,13]。关闭或限制性的卵圆孔会引起非免疫性胎儿水肿和左心房的高压。后果之一就是以先天性肺囊性淋巴管扩张和肺静脉肌化为代表的肺发育异常，只要这种情况在胎儿期持续存在，那么这种异常将是不可逆的。存在双向分流时，会影响产时和产后的生存率[3,6,9]。两个心房之间缺乏分流，阻碍全身氧合血从胎盘进入左心腔最终至升主动脉及全身循环，导致心脏结构异常称为左心发育不良综合征[7]。

心房分隔是一个复杂的过程，始发于胎儿生命的早期，在原始心房的左房和右房中产生分隔。心房后上壁向外扩张，33 天后原发隔形成[1]。而后原发隔的重吸收产生间隔的交通称为继发孔。在第 43 天，继发隔发育，再从后壁外翻，在原发隔的右侧形成卵圆孔的边缘，在出生后仍保持为肌性组织。妊娠 3 个月时心房的分隔就完成了。于是卵圆孔的壁以原发隔为主，它的前部像瓣膜一样残存未关闭（图 17-1）。卵圆孔在胎儿时期是一个重要的通道，保证血液从右房流向左房、左室和升主动脉。这个孔的形态是椭圆形的，大小与下腔静脉的入口相同。随着心房的增长，卵圆孔的大小会减小，妊娠结束时，大小会降到腔静脉口内径的 60%。卵圆孔瓣会超出边缘所在的区域。在右房压力高时，它可以膨出向左房。出生时，随着肺静脉回流

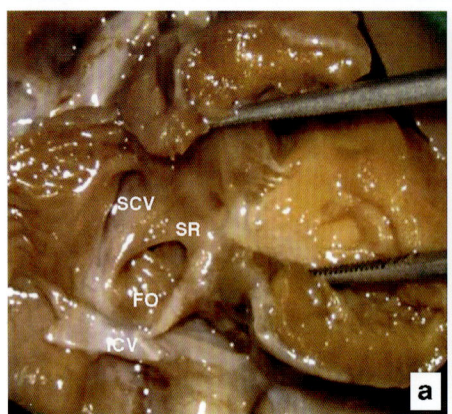 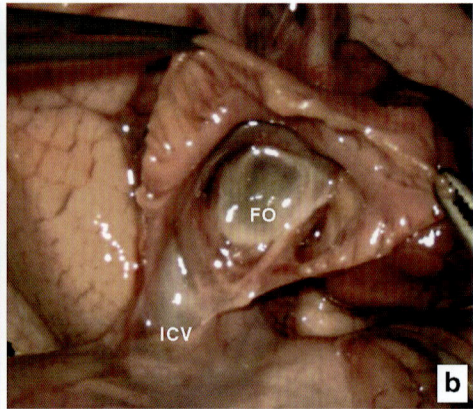

图 17-1　(a) 孕 21 周的女性胎儿,自然流产。心脏结构正常。打开右心房可见房间隔卵圆孔周边良好,摆动的卵圆瓣以及卵圆孔未闭。(b) 孕 22 周的女性胎儿,因 HLHS 人为流产。从下腔静脉至右心耳处打开右心房,卵圆孔已经被卵圆瓣粘连在卵圆孔周边的肌性组织上,而且可见明显向左心房侧的瘤样膨出

的增加,卵圆孔瓣被推向卵圆窝的边缘并逐渐与它融合。起初这个瓣是肌性组织,逐渐会变为纤维组织。

合并完整的或限制卵圆孔的 HLHS 中,有 3 种不同类型的心房腔和房间隔[4,10]:

- A 型:相对大的左房,厚的继发隔和薄的原发隔相互融合,通常与原发隔向左后偏移和明显扩张的肺静脉相关。左房的降压通道有无名静脉、右上腔静脉和右房。通道通畅。
- B 型:小的、肌性左房,心房壁均匀增厚,海绵样的肌性房间隔、原发隔与继发隔表面未分离。左房呈肌性。肺静脉通常较小(图 17-2b)。
- C 型:巨大左房,原发隔与继发隔可分辨并向右侧膨出,合并有严重的二尖瓣反流。肺静脉通常扩张[14]。

即使在胎儿时期,薄的房间隔(C 型)更适合进行房间隔造口术/房间隔成形术(图 17-1b),而厚的房间隔(A 型和 B 型)更适合进行房间隔支架植入术(图 17-2b)。

卵圆孔的早闭(图 17-1b 和图 17-3)或重度的分流受限(图 17-2b 和图 17-4)导致来自左心房的血液重新分布和心腔重塑。右心室和三尖瓣承担回流入右房的整个体循环的血流,所以发育良好。三尖瓣可以表现出不同程度的瓣叶发育不良和瓣器的畸形[11]。肺动脉总干(PT)扩张,动脉导管因为承担了所有体循环而更为突出(图 17-2a)。左室通常较小,伴有二尖

17 胎儿解剖：先天性心脏病胎儿的房间隔

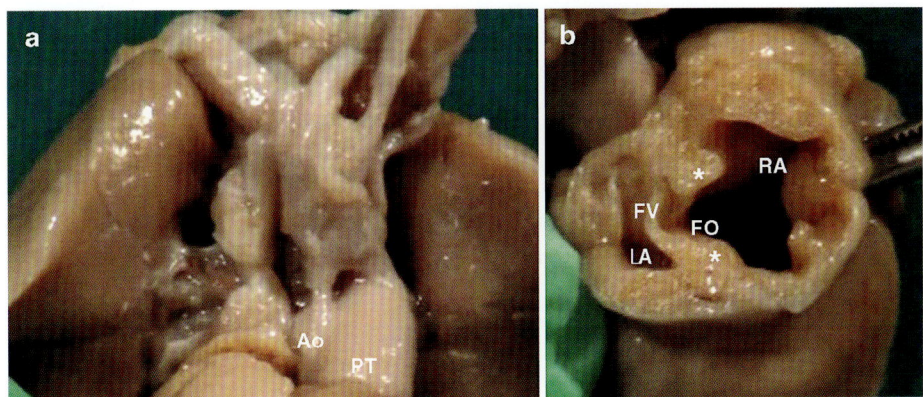

图 17‑2　孕 23 周的女性胎儿，因 HLHS 人为流产。(a) 心脏和肺的前面观。标注了肺动脉总干(PT)和主动脉闭锁造成的升主动脉(Ao)重度发育不良。(b) 左房和右房腔的横断面，可见限制性的卵圆孔、肌性的卵圆孔周边（星号）和增厚的卵圆瓣

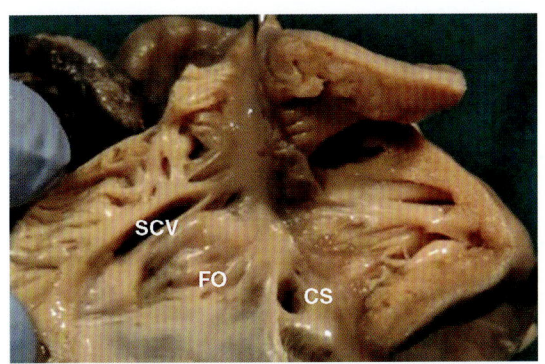

图 17‑3　左心发育不良综合征。右房沿着心脏的锐缘从下腔静脉向右心耳和右室心尖处打开。卵圆孔在增厚的卵圆瓣作用下完全关闭。SCV：上腔静脉，FO：卵圆孔，CS：冠状静脉窦

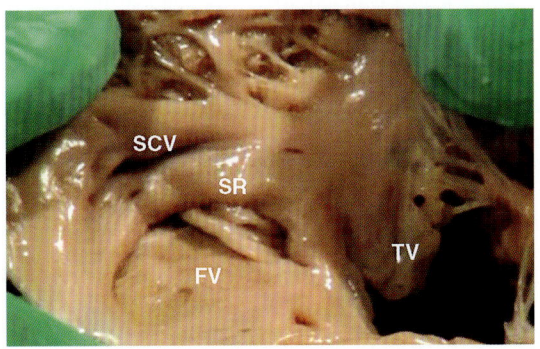

图 17‑4　左心发育不良综合征。右房沿着心脏的锐缘从下腔静脉向右心耳和右室心尖处打口。在瘤样膨出和多余增厚的卵圆瓣作用下，卵圆孔呈限制性。SCV：上腔静脉，FO：卵圆孔，SR：卵圆孔上缘

107

瓣的发育低下和发育异常,常常还伴有心内膜纤维化。伴有正常起源冠状动脉的主动脉发育不良[8]。主动脉瓣也会发育不良,可能会出现所有的瓣叶畸形,从瓣膜闭锁到单叶瓣、二叶瓣或者三叶瓣。发育不良是单瓣、二叶瓣或三叶瓣恒定的特征,还伴黏液状变性。在闭锁和无孔的瓣膜中,主动脉瓣口缺乏清晰可辨的嵴和窦,仅由一层薄薄的、窗帘一样的薄膜覆盖。接合处可被认定为在窦管交界处的小嵴。

> **要点**
> - 左心房与左心室的大小。
> - 房间隔的形态学基础。
>   —A 型:不易分辨的 FO,FO 边缘增厚,FO 的瘤样膨出。
>   —B 型:肌性,更多的不利。
>   —C 型:伴有 A 型和 B 型房间隔的大的心房。

参考文献

[1] Anderson RH, Webb S, Brown NA, et al. Development of the heart: (2) Septation of the atriums and ventricles. Heart. 2003; 89: 949 – 958.

[2] Bharati S, Lev M. The surgical anatomy of hypoplasia of aortic tract complex. J Thorac Cardiovasc Surg. 1984; 88: 97 – 101.

[3] Canter CE, Moorehead S, Huddleston CB, et al. Restrictive atrial septal communication as a determinant of outcome of cardiac transplantation for hypoplastic left heart syndrome. Circulation. 1993; 88: II456 – 460.

[4] Chaturvedi RR, Ryan G, Seed M, et al. Fetal stenting of the atrial septum: technique and initial results in cardiac lesions with left atrial hypertension. Int J Cardiol. 2013; 168: 2029 – 2036.

[5] Frescura C, Ho SY, Thiene G. La collezione anatomica di cardiopatie congenite dell'. Padova: Università di Padova. Cleup; 1996.

[6] Graziano JN, Heidelberger KP, Ensing GJ, et al. The influence of a restrictive atrial septal defect on pulmonary vascular morphology in patients with hypoplastic left heart syndrome. Pediatr Cardiol. 2002; 23: 146 – 151.

[7] Hove JR, Köster RW, Forouhar AS, et al. Intracardiac fluid forces are an essential epigenetic factor for embryonic cardiogenesis. Nature. 2003; 421: 172 – 177.

[8] Ilbawi AM, Spicer DE, Bharati S, et al. Morphologic study of the ascending aorta and aortic arch in hypoplastic left hearts: surgical implications. J Thorac Cardiovasc Surg. 2007; 134: 99 – 105.

[9] Maeda K, Yamaki S, Kado H, et al. Hypoplasia of the small pulmonary arteries in hypoplastic left heart syndrome with restrictive atrial septal defect. Circulation. 2004; 110 (11 Suppl 1): II139 – 146.

[10] Rychik J, Rome JJ, Collins MH, et al. The hypoplastic left heart syndrome with intact atrial septum: atrial morphology, pulmonary vascular histopathology and outcome. J Am Coll

Cardiol. 1999; 34: 554 - 560.
[11] Stamm C, Anderson RH, Ho SY. The morphologically tricuspid valve in hypoplastic left heart syndrome. Eur J Cardiothorac Surg. 1997; 12: 587 - 592.
[12] Tchervenkov CI, Jacobs JP, Weinberg PM, et al. The nomenclature, definition and classification of hypoplastic left heart syndrome. Cardiol Young. 2006; 16: 339 - 368.
[13] Vida VL, Bacha EA, Larrazabal A, et al. Surgical outcome for patients with the mitral stenosis-aortic atresia variant of hypoplastic left heart syndrome. J Thorac Cardiovasc Surg. 2008; 135: 339 - 346.
[14] Vogel M, McElhinney DB, Wilkins-Haug LE, et al. Aortic stenosis and severe mitral regurgitation in the fetus resulting in giant left atrium and hydrops: pathophysiology, outcomes, and preliminary experience with pre-natal cardiac intervention. J Am Coll Cardiol. 2011; 57: 348 - 355.

胎儿房间隔治疗的文献复习　　18

西蒙娜·安娜·马尔科拉

在大多数左心发育不良综合征（HLHS）合并房间隔完整（intact atrial septum，IAS）或高度限制性房间隔（highly restrictive atrial septum，HRAS）的患者中，胎儿时期的房间隔受限被广泛认为是致死性的缺陷。患者预后差是由于肺静脉血管结构异常，包括肺静脉血管的动脉化和产前左房高压引起的淋巴管扩张[1]。最近一个关于在房间隔受限胎儿中肺泡间肺实质变化的病理学研究支持了这一假说；作者观察到在中期妊娠，准确地说是孕23周时，严重的肺部疾病已经很明显了[2]。为了减轻新生儿缺氧和血流动力学不稳定，改善肺解剖的异常和预后，在2000年开始了宫内进行左房减压治疗。本章回顾了相关文献中对HLHS IAS/HRAS胎儿行房间隔造口术最有指导意义的经验。

表18-1报道了HLHS中HRAS/IAS患者行胎儿房间隔造口术后的后果[3-7]。要点有：

- 可行性，高技术成功率，低手术相关性死亡率。
- 不同技术（球囊扩张术、造口术、支架置入术）已推出多年，获得持续的较大房间隔缺损；支架植入在避免厚房间隔回弹方面是优于球囊扩张术的；然而，支架植入术引起的感染、血栓形成或者迟发性栓塞的风险仍然未知。
- 手术的最佳时机仍然未知；胎儿死亡和早产的风险必须与长期左心房高压导致的肺疾病的风险相平衡。
- 成功的胎儿房间隔造口术往往不需要产后紧急手术干预，但临床疗效主要在逆转肺的病理改变方面，这些小样本系列研究是不能证实的。

表18-2列举了HLHS中IAS/HRAS胎儿行房间隔成形术后的临床结果。表18-3比较了同年产后房间隔成形术或无胎儿房间隔受限患者的

表 18-1 HLHS 中 IAS/HRAS 胎儿行房间隔成形术的手术结果

分组(ref); 时期	患者总数(病例数); EGA(周数)	扩张	胎儿房间隔成形术的结果	胎儿手术的并发症	胎儿手术相关的死亡	产后的房间隔成形术	产后的结果
波士顿(Ref.[3]); 2000—2003年	7例;26~34周	无	技术成功;6/7 (86%)	胎儿:胸腔积血 1/7 (14%) 母亲:无	1/7(14%)	3/6(50%)	死亡率:66%(1/6产时,3例于Norwood术后) 生存率:34%(1/6行Norwood术,1/6行Glenn术)
波士顿(Ref.[4]); 2001—2007年	21例;23~34周	1/21	技术成功;19/21(90%)	胎儿:心律失常,心包和胸腔积血 8/21 (40%) 母亲:无	2/21 (9.5%)	12/19 (63%)	死亡率:产时无;58%(7/12产后)房间隔成形术,Norwood Ⅰ期术后,14%(2/7行常规 Norwood Stage Ⅰ期手术)
波士顿(Ref.[5]); 2002—2009年	14例主动脉狭窄二尖瓣反流,巨大左心房;5/14 胎儿手术;22~33周	1/5	技术成功;5/5	无	无	3/14(21%)	死亡率:85%(2/14存活)
多伦多(Ref.[6]); 2000—2012年	10例 4/10胎儿手术; 20~36周	4/4	技术成功;4/4 (2/4支架狭窄)	胎儿:心包积血和支架栓塞 2/4(50%) 母亲:无	无	4/4(100%), 2例伴有双侧肺血管的环缩术)	死亡率:50%(2/4死于产前手术),100%(2/6胎儿死亡,4/6行产前房间隔成形术的胎儿死于生后Norwood术前)
波士顿(Ref.[7]); 2005—2012年	9例;24~31周	9/9	技术成功;5/9 (55%)	胎儿:心包积血,心律失常 5/9(88%) 母亲:无	1/9(11%)	1/8 (12.5%)	死亡率:43%(3/7产时),生存率:1例流产,2例Glenn术,1例双心室矫治

18 胎儿房间隔治疗的文献复习

表 18-2 HLHS 的 IAS/HRAS 胎儿房间隔造口术的临床结果

分组(ref); 时期	病例数(例数); 胎儿手术(类型)	新生儿结果	Norwood 手术的死亡率	围术期 I 期手术死亡率/心脏移植(OHT)	Glenn 术死亡率	围术期 II 期手术的死亡率/OHT	Fontan 术死亡率	肺静脉狭窄
波士顿(Ref.[8]); 2001—2006 年	32 例;14/32 胎儿手术(5 例房间隔成形术)	产后房间隔成形术:29/32(91%) 新生儿死亡 0	10/32 (30%)	4/22 (18%)	1/18 (5.5%)	2/17 (12%)	2/3(12 例等待 Fontan)	11/32 (34%)
费城(Ref.[9]); 1997—2006 年	16 例 HLHS/IAS (重型)无胎儿手术	产后房间隔成形术:16/16 新生儿死亡:8/16 (50%)	3/5 (60%)	无可用 (n.a.)	1/3 (33%)	3 年 75% (§p<0.001)	0/3	2/16 (12.5%)
22 例 HLHS/HRAS (轻型) 2/2 例胎儿手术		产后房间隔成形术:20/22(90%) 新生儿死亡:0/22	1/19 (5%)	n.a.	5/21 (23%)	3 年 § 30%	3/12 (25%)	
德克萨斯州(Ref.[10]); 2010—2013 年	6 例 HLHS IAS/RAS 2/6 例胎儿手术	产后房间隔成形术:6/6 新生儿死亡:2/6(33%) 双肺动脉环缩术(0~7 天):4/6	0/4	无	0/4			

§ ($p > 0.001$)

表 18-3 产后房间隔成形术的 HLHS/IAS 患者或无 IAS 的 HLHS 患者的临床结果

分组(ref);时期	病例数和患者分型(pts)	新生儿结果	Norwood 术的死亡率	围术期 I 期手术死亡率/移植(OHT)	Glenn 术死亡率	围术期 II 期手术死亡率/OHT	Fontan 术死亡率	肺静脉狭窄
波士顿(Ref. [11]);1990—2002 年	33 例 HLHS/IAS(55%产前诊断)	产后房间隔成形术:33/33 新生儿死亡:7/33(21%)	16/26(38%)	1 个月、6 个月为 48%、58%	早期 3/16(19%)	12 个月为 66% 12 个月为 28%	0/10 n.a.	n.a. n.a.
	66 例无 IAS 的 HLHS	产后房间隔成形术:0/66 新生儿死亡:0	20/66(30%)	1 个月、6 个月为 9%、21%	n.a.			
旧金山(Ref. [12]);1999—2009 年	14 例 HLHS/IAS	产后房间隔成形术:5/14(36%) 新生儿死亡:4/14(28.5%)	0/10	4/10(12.5%)	n.a.	2 年为 40%	n.a.	n.a.
	35 例 无 IAS 的 HLHS	产后房间隔成形术和死亡:0/3	3/35(8.5%)	3/32(6%)	n.a.	2 年为 17%	n.a.	n.a.
纽约(Ref.[13]);2003—2011 年	33 例 HLHS/IAS(55%产前诊断)	产后房间隔成形术:20/20 无新生儿死亡	4/20(20%)	1 例失访(LFU) 5/114(4.5%)	3/15(20%)	2 LFU 6/93(6.4%) 7 LFU 1 BIV	0/6 4 例等待 Fontan	4/20(20%) n.a.
	66 例无 IAS 的 HLHS	无产后房间隔成形术和死亡	7/121(6%)	10 LFU	6/99(6%)		2/52 Fontan(3.8%) 27 例等待 Fontan	

临床结果[8-13]。要点如下。

- 出生时诊断为 HLHS 合并 IAS 的患者与 HRAS 患者相比，产时和第一阶段姑息术的并发症发生率和死亡率更高。
- 最近几年出生后的生存率比早些年有提高的趋势；这要归因于胎儿房间隔手术的引进，产后导管技术的进步作为外科房间隔成形术的替代治疗，Norwood 术前左房减压术和肺动脉环缩术的进步可以使肺的损伤最小化，促进了肺功能的恢复。
- 二期手术的结果数据，Fonton 术和分期手术间的结果是有争议的；一些研究显示伴有限制性房间隔的患者与无限制性的患者生存率相同；其他研究显示出更低的生存率。
- Glenn 和 Fontan 术后的高死亡率可以解释为由于肺部疾病和迟发性肺静脉狭窄引起的肺血管反应。
- 胎儿房间隔成形术可以看做是一个对高危候选胎儿的救命手术，然而，未能改善远期预后并改善左房高压引起的肺疾病。

在参考书目、综述[14-23]的最后一部分，在胎儿房间隔成形术的介绍之后，建议阅读关于这个主题更多的内容。其中，必须对这一引文进行反思，"与其等待这个手术难以实现的经验积累，以确保临床治疗水平，还不如开展前瞻性多中心的实验来解决这些手术技术的细微差别，评价短期和中期的结果，并与进行其他各种形式姑息手术的 HLHS 患者相对比。只有到那时，我们才能决定对于这些患者的治疗是采用了合理的策略，还是仅仅在追寻踪迹路上一个技术的应用"[23]。

参考文献

[1] Rychik J. The hypoplastic left heart syndrome with intact atrial septum: atrial morphology, pulmonary vascular histopathology and outcome. J Am Coll Cardiol. 1999; 34: 554-560.

[2] Goltz D. Left ventricular obstruction with restrictive inter-atrial communication leads to retardation in fetal lung maturation. Prenat Diagn. 2015; 35: 1-8.

[3] Marshall AC. Creation of an atrial septal defect in utero for fetuses with hypoplastic left heart syndrome and intact or highly restrictive atrial septum. Circulation. 2004; 110: 253-258.

[4] Marshall A. Results of in utero atrial septoplasty in fetuses with hypoplastic left heart syndrome. Prenat Diagn. 2008; 28: 1023-1028.

[5] Vogel M. Aortic stenosis and severe mitral regurgitation in fetus resulting in giant left atrium and hydrops. J Am Coll Cardiol. 2011; 57: 348-355.

[6] Chaturvedi RR. Fetal stenting of the atrial septum: technique and initial results in cardiac lesions with left atrial hypertension. Int J Cardiol. 2013; 168: 2029-2036.

[7] Kalish BT. Technical challenges of atrial septal stent placement in fetuses with hypoplastic left

heart syndrome and intact atrial septum. Catheter Cardiovasc Interv. 2014; 84: 77-85.
[8] Vida VL. Hypoplastic left heart syndrome with intact or highly restrictive atrial septum: surgical experience from a single center. Ann Thorac Surg. 2007; 84: 581-585.
[9] Glatz JA. Hypoplastic left heart syndrome with atrial level restriction in the era of prenatal diagnosis. Ann Thorac Surg. 2007; 84: 1633-1639.
[10] Barker GM. Optimization of preoperative status in hypoplastic left heart syndrome with intact atrial septum by left atrial decompression and bilateral pulmonary artery bands. Pediatr Cardiol. 2014; 35: 479-484.
[11] Vlahos P. HLHS with IAS. Outcome after neonatal transcatheter atrial septostomy. Circulation. 2004; 109: 2326-2330.
[12] Lowenthal A. Prenatal diagnosis of atrial restriction in hypoplastic left heart syndrome is associated with decreased 2-year survival. Prenat Diagn. 2012; 32: 485-490.
[13] Hoque T. Current outcomes of hypoplastic left heart syndrome with restrictive atrial septum: a single center experience. Pediatr Cardiol. 2013; 34: 1181-1189.
[14] Tworetzky W. Fetal interventions for cardiac defects. Pediatr Clin North Am. 2004; 51: 1503-1531.
[15] Sekar P. The role of fetal echocardiography in fetal intervention: a symbiotic relationship. Clin Perinatol. 2009; 36: 301-327.
[16] McElhinney DB. Current status of fetal cardiac intervention. Circulation. 2010; 121: 1256-1263.
[17] Bacha EA. Impact of fetal cardiac intervention on Congenital Heart Surgery. Semin Thorac Cardiovasc Surg Pediatr Card Surg Annu. 2011; 14: 35-37.
[18] Van Aerschot I. Fetal cardiac interventions: myths and facts. Arch Cardiovasc Dis. 2012; 105: 366-372.
[19] Allan LD. Rationale for and current status of prenatal cardiac intervention. Early Hum Dev. 2012; 88: 287-290.
[20] Tulzer G. Fetal cardiac interventions: rationale, risk and benefit. Semin Fetal Neonatal Med. 2013; 18: 298-3011.
[21] Herberg U. Foetal therapy: what works? Closed interatrial septum. Cardiol Young. 2014; 24: 47-54.
[22] Schidlow DN. Percutaneous fetal cardiac interventions for structural heart disease. Am J Perinatol. 2014; 31: 629-636.
[23] Kleinman CS. Fetal cardiac intervention. Innovative therapy or a technique in search of an indication? Circulation. 2006; 113: 1378-1381.

房间隔手术：方法、结果和展望   19

埃德加·杰基，拉吉夫·查图维迪和格雷格·瑞安

本章概述了正常房间隔和与产前房间隔限制相关的主要病变，提出患者的选择标准和宫内干预可能的程序，并说明宫内干预后胎儿和产后的结局。

19.1 自然病程和病理生理学

19.1.1 正常胎儿循环的卵圆孔

在正常胎儿循环有两个平行的功能心室，卵圆孔（foramen ovale，FO）是一种重要的通道，提供含氧脐血从胎盘到左心，升主动脉和上半身。新月形的 FO 通常位于继发隔中部，宽度从孕 18 周大约 3 mm 逐渐增加至出生时的 6 mm[1]。菲薄和移动的原发隔位于房间隔的左侧，功能就像是 FO 的阀瓣。在大多数的心脏循环中，它被进入 FO 的稳定血流推向左房（LA）。出生后，随着动脉导管的关闭，肺血流增加，左房的压力超过了右房；原发隔瓣被推向了继发隔，功能关闭了卵圆孔。经过一段时间间隔的融合，作为 FO 的残余遗留了卵圆窝。

19.1.2 房间隔的过早受限（RAS）

房间隔的过早受限（restriction of the atrial septum，RAS）在胎儿期的发育不仅与原始房间隔发育畸形导致的小或者无卵圆孔有关，而且与继发性的胎儿左房高压有关，原发隔瓣过早与房间隔粘连导致 FO 的部分或完全关闭。早发 RAS 可能是孤立的异常或合并其他疾病，临床上可能引起危及生命的特定病变。产前治疗的基本原理是提高有围生期死亡高危因素的患

者生存率，或者至少充分的改善预后，使蕴含风险的产前干预更为合理。这些原则显而易见，但并不完全适用于以下两种可能表现为重度房间隔受限的左心阻塞性疾病：左心发育不良综合征（HLHS）和临界的主动脉狭窄（AS）合并重度二尖瓣反流（MR）。

房间隔完整（IAS）合并 HLHS 是一个特别且异常严重的致命组合。如果出生前未行治疗，HLHS/IAS 已经有 50% 甚至更高的总死亡率[2-7]。胎儿期诊断的 HLHS 中，10% 的新生儿房间隔严重受限到需要早期行经导管房间隔成形术[2,8]，但是这些病例中大约有一半的房间隔是完整的或者接近完整的[2,9]。由于通过肺静脉（pulmonary reins，PVs）进入左心房的血液没有出口，导致左心房和肺静脉压力明显升高，同时出现肺灌注减少和肺血管重塑。HLHS/IAS 患者中通常可以观察到的肺组织病理的改变，包括严重扩张的淋巴管和加厚"肌化"的肺静脉和肺动脉[2,10]。出生时，诊断为 HLHS 或严重主动脉瓣狭窄的心房分流重度受阻的新生儿，表现为极度的缺氧和酸中毒，因此为了即刻存活需要立即建立心房间的交通。因此，一些中心在儿科手术室或者复合导管室进行剖宫产，以此缩短分娩和新生儿房间隔造口术之间的时间间隔。然而，最近的研究表明，即使在产前诊断和优化的围生期管理下，由于持续性肺血管异常和高的肺血管阻力可能阻碍了腔静脉-肺动脉吻合术作为姑息手术的选择，因此，HLHS/IAS 的预后仍很差[4,5,9-12]。HLHS/IAS 的严峻前景，促使人们努力改进适应证和技术进行出生前干预[13,14]，希望建立一个足够大的左房交通降低左心房压力，也可以改善肺血管发育和生存的可能性。

胎儿主动脉瓣狭窄合并重度二尖瓣反流通常会导致左房和左室的明显扩张。重度的主动脉瓣狭窄会导致左心室衰竭，以及继发于瓣环扩张引起的二尖瓣反流。左心室舒张末压升高和二尖瓣反流会引起左心房高压，继发性卵圆孔狭窄或关闭会进一步加重左心房的高压。这种进行性主动脉瓣狭窄和心房受限的组合阻断了血液所有从左心流出的通路。左心腔的进行性扩张可形成对右房和右室的机械压迫，阻碍右心的充盈和排空，进而使体循环静脉压增加，导致心输出量降低和胎儿水肿。类似的超声心动图发现可能出现原发性左心室心肌病。这种情况的预后非常差，新生儿期的存活率甚至低于 20%[7]。为了防止宫内进行性的心力衰竭引起的死亡，抢救治疗措施可能包括胎儿主动脉瓣扩张术（通过改善左室功能和主动脉的前向血流来减少 MR 的程度），胎儿房间隔成形术（降低左房压力，改善右室前负荷和输出量），或者二者结合。

除了 HLHS 外的其他的心脏病变也可能受到重度房间隔受限的影响，存在产前干预的潜在指征。包括伴有 IAS 和限制性动脉导管的大动脉转位（transposition of the great arteries，TGA）的患者，由于肺循环和体循环血液混合欠佳出生时可能出现严重的低氧血症[15-18]。而 FO 和动脉导管的产前评估对 TGA 患者至关重要，可以评估重症新生儿的并发症。尽管 IAS 可以在产前诊断，分娩后即刻死亡也时有发生，提示常规产后急救操作并不总是能及时采用适当的抢救策略。还有报道引起胎儿水肿和死亡的 RAS 与三尖瓣 Ebstein 畸形，重度三尖瓣反流，强制的右向左分流相关[19]。最后，在其他心脏结构正常的病例中，RAS 与新生儿肺动脉高压和死亡有关[20]。

19.2 超声心动图评价和选择标准

19.2.1 梗阻性左心病变

胎儿超声心动图对左心房、房间隔和肺静脉（PV）进行仔细评估，可以为左心梗阻性病变中房间隔是否通畅提供重要信息[8,10,21]。据 Rychik 团队报道，合并 IAS 的左心病变中心房形态的 3 种类型可以通过二维超声心动图鉴别（图 19 - 1a～c）[9]他们研究中 2/3 的病例房间隔增厚，左房扩大，肺静脉严重扩张（A 型）。剩下的 1/3 或为 B 型的形态，即房间隔增厚，左房和肺静脉小；或为 C 型，即房间隔薄，左心房巨大，重度二尖瓣反流，肺静脉扩张。

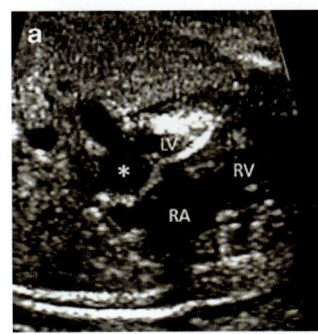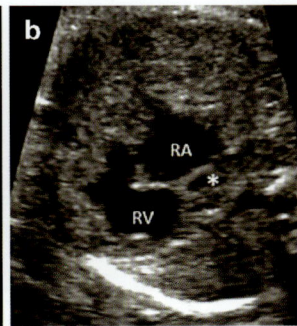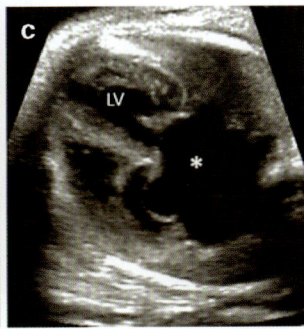

图 19 - 1 （a～c）伴有重度房间隔受限的左心阻塞性疾病中左房（ * ）的类型和房间隔形态。A 型：房间隔增厚，左房扩张，肺静脉扩张；B 型：房间隔增厚，小左房和肺静脉；C 型：薄的房间隔，极度扩张的左房

在我们的经验中,A 型主要见于胎儿主动脉瓣闭锁,重度二尖瓣梗阻合并高压但较小的左心室[3]。B 型出现在一些二尖瓣和主动脉瓣闭锁、左心小的病例中,因为左心房太小而失去了在产前房间隔介入的机会[22]。在一些 HLHS/IAS 患者可以发现左心房减压的其他血管通路,例如左心房主静脉,也可能是阻塞的。与此相反,C 型薄的房间隔主要见于继发严重 AS 的重度 MR 患者中,而不是 HLHS/IAS[7]。一些作者已经表明在 HLHS 和其他严重梗阻性左心病变中,使用脉冲波多普勒评估 PV 血流可以更好地判断胎儿的 FO 受限和左心房高压的严重程度(图 19-2)[3,8,23]。在左心无病理改变的情况下,肺静脉是不扩张的,脉冲波多普勒流量模式表现为心室收缩期血流(s 波)和舒张早期血流(d 波),两者大小相似,且心房收缩时(a 波)血流中断。在房水平左向右不受限的 HLHS 中,收缩期和舒张早期 PV 的前向血

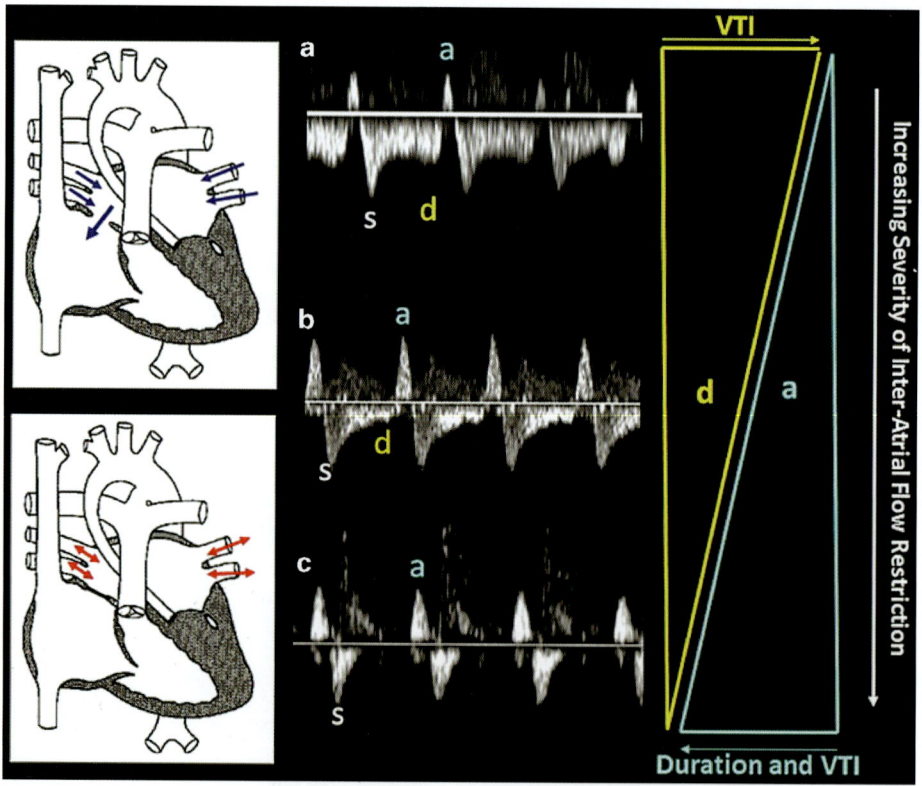

图 19-2 (a~c) HLHS 中不同程度房间隔受限的肺静脉(PV)多普勒表现。(a) 无梗阻,仅有小的逆向 a 波。(b) 轻微梗阻,舒张早期(d 波)PV 前向血流减少,由于左房压力升高心房收缩期(a 波)逆向血流增加。(c) 房间隔完整,肺静脉的多普勒血流正反交替。VTI:分别为 d 波(黄色)和 a 波(蓝色)的速度时间积分

流同样是正常连续的,但是在左心房将血液泵向 FO 及同时收缩的右心房时,紧跟着出现一个窄小的逆向的 a 波(图 19-2a)。PV 前向和逆向血流的速度时间积分(velocity-time integrals,VTI)比值很高(>10∶1),这是因为前向的 s 波和 d 波加起来明显大于窄小的逆向 a 波。当房间隔梗阻加重时,由于舒张期限制性的血流,PVs 的压力和容积会增加。这会表现为舒张早期进入左房的血流量会减少,a 波逆向血流的时间和峰值速度会增加,因此,PV 前向/逆向 VTI 比值会降低(图 19-2b)。房间隔关闭后,PV 的多普勒血流形式来来回回,表现为在心室收缩期只有前向的 s 波,在心房收缩期表现为反方向的同样大而宽的 a 波,因而前向/逆向 VTI 比值为 1。在舒张早期没有或只有很小的可辨别的 d 波(图 19-2c)。尽管由于重度二尖瓣反流使房间隔关闭了,逆向 a 波的持续时间显著延长,反映出 LA 的压力增加,但由于 LA 和 PV 的容量负荷增加,d 波血流可能依然存在。因此,如果有重度 MR,PV 和 VTI 比值不应像 a 波持续时间一样被用来量化 RAS。

  HLHS 或合并 IAS 的 AS 患者入选胎儿宫内心房减压的标准是基于少数患者的。在 HLHS/IAS 病例中,米歇尔菲尔德(Michelfelder)团队发现 PV 前向/逆向时间速度积分(VTI)比值<5 是出生后 48 h 内行新生儿房间隔球囊扩张术(BAS)的强烈信号[8,23]。然而,我和其他同事使用的是比上述米歇尔菲尔德的更为严苛的标准(表 19-1)[3,24,25]。多伦多儿童医院在回顾

表 19-1 胎儿房间隔介入的超声心动图指南和手术分类

左心发育不良综合征
多伦多中心:
肺静脉多普勒 a 波持续时间≥90 ms
心房形态 A 型或 C 型
胎儿 MRI 发现肺淋巴管扩张
波士顿中心:
房间隔缺损≤1 mm 或关闭
肺静脉明显血流逆向
圣保罗中心:
房间隔缺损≤1 mm 或关闭
心房形态 A 型或 C 型
肺静脉血流来回往返

未行产前治疗的左心严重受阻和 RAS 病例时发现,如果肺静脉逆向 a 波的持续时间≥90 ms,胎儿和新生儿均无幸存者,胎儿病例中<90 ms 者均成为典型的 HLHS[3]。此外,a 波持续时间为 95～115 ms 的 HLHS 中,有创血压测量宫内减压前的左房压力高达 15～30 mmHg[3]。无论是否进行了产前治疗,所有病例中 PV a 波持续时间≥90 ms 与肺淋巴管扩张(已由组织学和/或磁共振成像证实)有密切的联系[3,22]。我们把同样的结果用来评估宫内房间隔介入心房形态为 A 型或 C 型的 HLHS 胎儿。在多伦多中心 MRI 常规用来观察胎儿肺淋巴管扩张和肺血流[26]。其他中心发布的 HLHS 行产前房间隔成形术的指征(表 19-1)包括完整的房间隔或者≤1 mm 的房水平分流,还有 PVs 明显的逆向血流[27]或者多普勒追踪到 PV 的往返血流[25]。

对于伴重度 MR 的 AS/IAS 患者,房间隔的介入治疗目前还没有明确的适应证。一方面,成功的主动脉瓣扩张作为唯一可行的宫内手术已经足够,可以减少 MR 的程度,重新打开心房沟通,缓解胎儿水肿,并预防宫内死亡[7,25,28,29]。另一方面,虽然房间隔缺损的重建可能在理论上可以获益[27],但在 AS/MR 中仅行房间隔成形术是无效的,而与主动脉瓣成形术结合在技术上又很难成功[7]。尽管如此,已经有几例胎儿行宫内房间隔成形术或联合主动脉瓣扩张术后存活的报道[7,25,30]。

产前房间隔手术的指征和结果在除 HLHS 和 AS 外的其他心脏病中尚未报道。尽管如此,试图对胎儿房间隔进行宫内干预的原因可能包括会导致围生期死亡的胎儿心脏疾病,可以通过宫内干预来改善。必须具有房水平右向左分流的阻塞性右心疾病,例如肺动脉闭锁瓣伴室间隔完整或三尖瓣闭锁,如果房间隔血流受限,宫内死亡的风险很高。在这种情况下,从右心房到左心房的出口受阻导致全身静脉充血,胸导管的淋巴引流减少,随后出现腹水、皮肤水肿和胎儿全身水肿。在我们的中心,宫内房间隔支架植入术已在三尖瓣闭锁合并房间隔重度受限或冗长的原发隔膨胀瘤引起进展性腹水的妊娠中期胎儿中尝试成功。手术使得妊娠延续,产后以单心室循环存活。

尽管计划剖宫产和心脏导管术减少了分娩与新生儿房间隔成形术的时间间隔,伴重度 RAS 和动脉导管受限的 TGA 新生儿由于全身低动脉氧合和持续性肺动脉高压,死亡风险较高[8,31]。胎儿 TGA 的 FO 受限或与薄的、活动度大的原发隔相关,或与增厚的、固定的房间隔相关[31,32]。动脉导管收缩表现为肺动脉末端狭窄,其内径显著低于已发布的正常值[29]。这些标准对是否行房间隔造口术来说敏感性还不够。直到2015年末,还未有对TGA/IAS行宫内治疗的报道[18]。

19.3 技术途径

19.3.1 BAS和支架植入

用于制造胎儿房间隔缺损(atrial septal defects,ASD)的技术包括房间隔球囊扩张术、支架植入术、射频或激光打孔治疗[3,7,13,24,25,27,29,33,34]。房间隔射频或激光打孔手术会形成一个很小的缺损,很快就会闭合[3,34,35]。因而胎儿房间隔球囊扩张术(balloon atrial septoplasty,BAS)或房间隔支架植入术成了目前唯一推荐的出生时实现房间隔持续畅通的方法。我们在多伦多采取的方法是对薄的C型房间隔胎儿使用BAS,对又硬又厚的肌性A型房间隔胎儿使用房间隔支架植入术。

19.3.2 手术步骤

我们已经使用我们先前报道的超声引导经皮途径进行所有类型的胎儿房间隔手术[3]。包含了母亲的术前用药,2%利多卡因局部麻醉,预防性使用抗生素,咪达唑仑和芬太尼静脉用药(IV)轻度镇静。我们等到胎儿的最佳位置,仰卧位或者右房朝上,然后迅速麻醉胎儿,镇静使用肝内静脉注射罗库溴铵1.2 mg/kg,芬太尼2 μg/kg,阿托品0.02 mg/kg。采用20 cm非斜面18G穿刺针作为冠脉球囊(直径3.5 mm,长10 mm或15 mm)或冠脉支架(直径3.0 mm,长13 mm或15 mm)的输送鞘。球囊/支架提前装在短的0.014英寸导丝上。为了使推进球囊完全超过针尖,我们标记了球囊导管。这个对针尖和球囊关系的标记是对超声影像的重要补充。另一个标记是位于0.014英寸导丝上,指示它超出球囊顶端2 cm的位置。特别在支架释放的时候,针的走向必须与最终支架预想的放置位置一致。与房间隔之间的角度太尖锐,会导致支架斜向穿过房间隔,这样留下的空间很小,在回撤18G针后,支架及球囊即使全部超越针尖仍会留在RA。最终支架放置的位置与房室环平面近乎平行的轨道通常能带来更多的空间进行操作。在连续的超声监测下,18G针进入到RA,穿过房间隔,然后置于靠近左肺静脉(PV)开口处的LA(图19-3a)。为了确认针尖在心腔内,进入RA进而

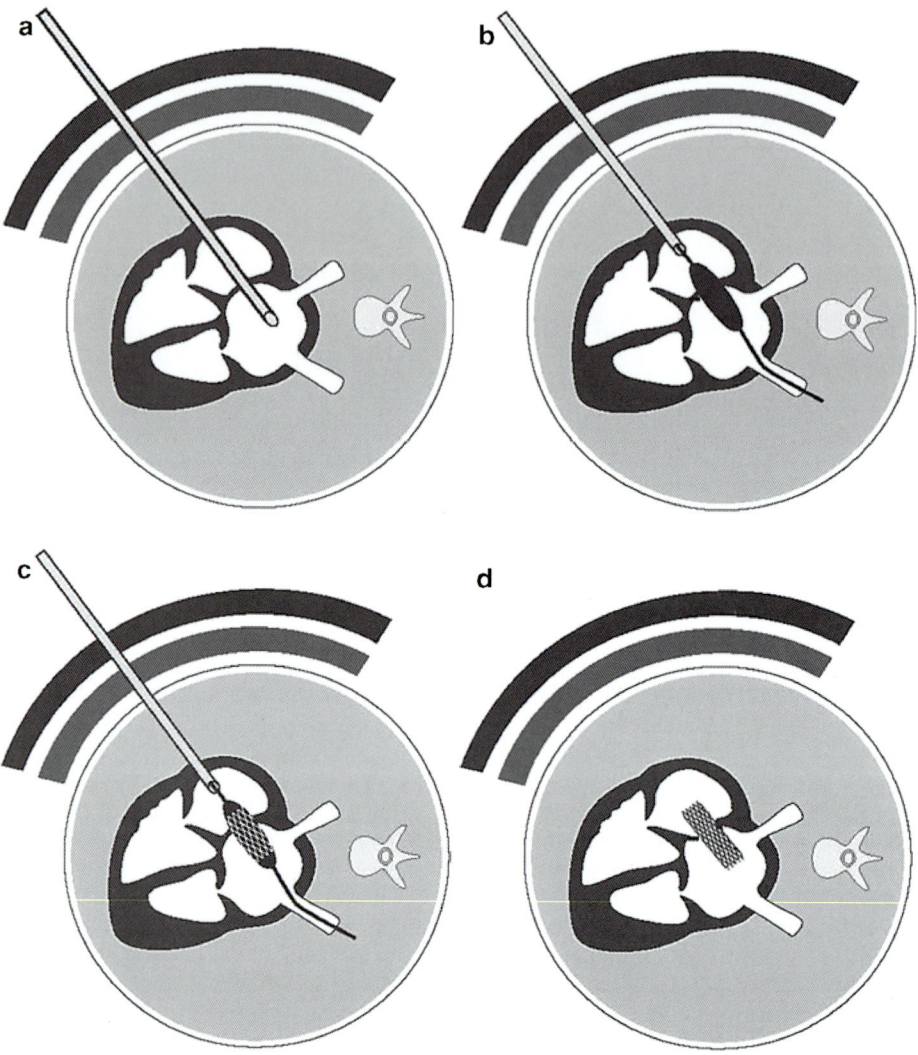

图 19-3 （a~d）胎儿房间隔成形术技术（b）和房间隔支架植入术（c,d）。（a）胎儿最佳的位置是右房位于上方。18G 针通过母亲的腹壁、子宫、羊膜腔、胎儿右侧胸腔、右心房,然后穿过房间隔的中央到达左心房。（b）柔软的 0.014 英寸指引导丝通过针的内腔到达左肺静脉深部,预置的冠脉球囊沿着导丝向前送。回抽针至右心房,球囊放置于房间隔。调整球囊位置使其中部穿行于房间隔处,给球囊充气数次制造一个房间隔缺损。回抽球囊后将球囊退回到针内,将针和导丝同时收回。（c,d）使用如上同样的技术（a）,将冠脉支架送入左心房。支架的位置应当有 2/3 置于左心房,距离肺静脉口几毫米,考虑到左房会变小,房间隔在减压后会位于正中（c,d）。球囊内给气至 18~20 大气压扩张冠状动脉支架直径至 3.6 mm。然后将球囊放气,沿着 0.014 英寸导丝回抽至 18G 针内,回收除支架外的整套装置离开心脏

LA时可回抽血液。预安装了球囊/支架的0.014英寸导丝整体在18G针管腔内前进,使0.014英寸导丝位于左肺静脉的深部。回撤针至RA,球囊或球囊/支架通过房间隔。空间通常限制了房间隔成形术的可行性。静态的BAS在球囊中部横穿房间隔时更为容易(图19-3b)。保持0.014英寸支撑导丝的位置,就可以进行房间隔成形术了,但通常会采用更简单的做法,使用球囊的顶部进入房间隔,然后沿着导丝将球囊从LA拖回RA。支架的位置在RA内4~5 mm,LA内长度为2/3(图19-3c~d)。由超声和球囊导管上的标记确定支架的位置完全超出针尖。理想的支架放置应至少在肺静脉口近端1~2 mm,因为减压后的LA会越来越小,肺静脉的扩张也会缩小。球囊充气至18~20大气压,扩张支架直径至3.6 mm。然后将球囊放气,沿着0.014英寸导丝回撤至18G针内,回收整套装置离开心脏。释放支架后收回球囊到18G针需要非常小心,轻轻旋转,有时需要少量充气然后放气来改变球囊的轮廓。应避免过度抽吸这些球囊,因为它们可能形成一个直径较大的硬"煎饼",使回缩更加困难。明显的心包积液可使用22G针引流。手术后,母亲和胎儿观察几个小时后出院,并在我们的中心连续随访至分娩,通过彩色超声和PV多普勒确认房间隔的持续通畅(图19-4和图19-5)。

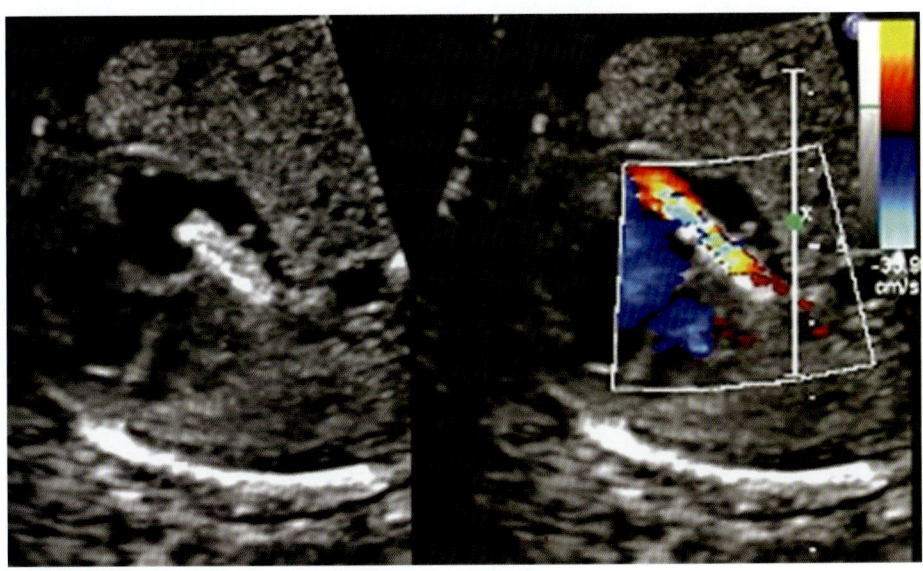

图19-4 伴IAS的HLHS,支架最佳位置,保持连续的左向右分流

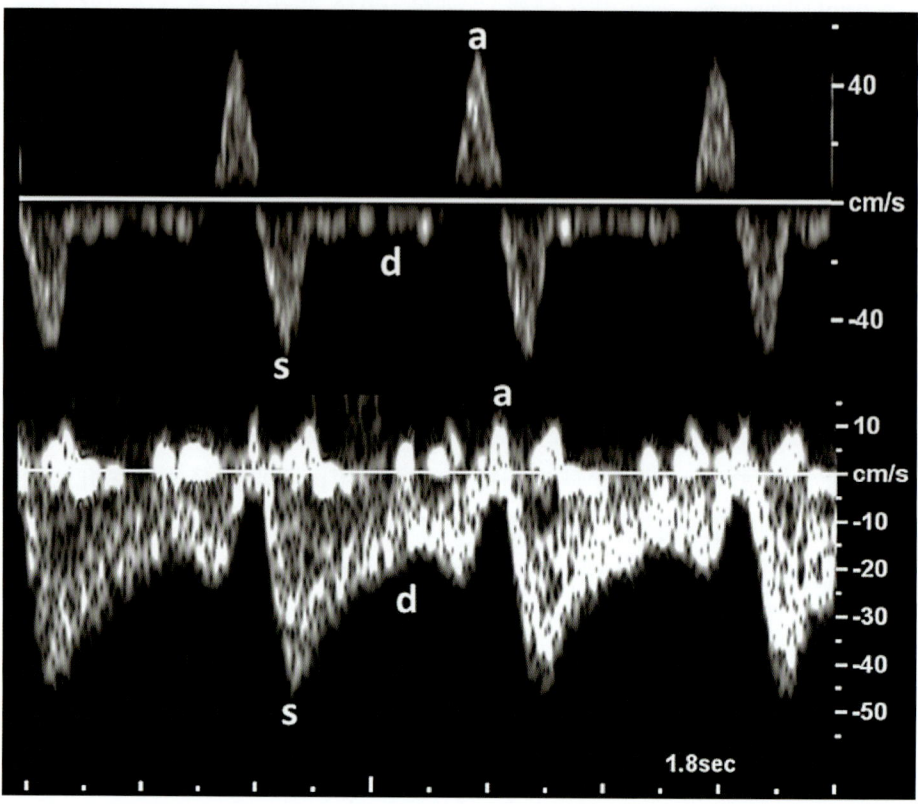

图 19-5 同个胎儿(图 19-4)房间隔支架术前(上图)和术后(下图)的肺静脉多普勒证实术后左房减压,肺静脉多普勒正常化

19.4 结果和观点

就目前几个中心小样本量胎儿的经验,在超声引导下对孕 23~36 周宫内几乎完全梗阻性左心病变的胎儿行房间隔成形术(表 19-2)或房间隔支架植入术的数据是有局限性的(表 19-3)[3,13,24,25,27,33,34,36]。

19.4.1 房间隔成形术

在文献中报道的大多数病例接受 BAS 作为首个也是唯一的手术。报道最多的经验来自 2008 年的波士顿(Boston)团队。在 21 次尝试中,有 19 个被认为是技术上成功的。不管使用的是 18G 或 19G 的套管针,还是定制的成角套管针,包括心动过缓和心包积液内在的并发症都经常发生(38%)。仅有

19 房间隔手术：方法、结果和展望

表 19-2 胎儿房间隔球囊成形术的适应证和结果（n=36）

中心	年份	病种	病例	孕周	技术成功	ASD≥3 mm	额外支架	IUD	NND	存活>1个月
多伦多[3]	2015[a]年	HLHS	3	25~28	3	1	2	0	1	2
			(2)			(1)	(1)		(1)	(1)
		Tri atresia	(1)				(1)			(1)
波士顿[24,27]	2008年	HLHS	26	23~26	24	6/19	1	3	8	15
			(21)		(19)	(6)	(0)	(2)	(7)	(12)
	2011年	合并MR的AS	(5)		(5)		(1)	(1)	(1)	(3)
波恩[36]	2014年	HLHS	3	24~33	3		0	3	0	0
			(3)		(3/4)					
圣保罗[25]	2014年	HLHS	4	26~32	4		0	1	0	3
			(4)							
总计		所有	36		34/37 (92%)	7/22 (32%)	3/36 (8%)	7/36 (19%)	9/36 (25%)	20/36 (56%)

数据显示为数字或百分比（%）。年份：出版年份，或[a] 先前报道的更新
AS：主动脉瓣狭窄，ASD：房间隔缺损，HLHS：左心发育不良综合征及变异，Tri atresia：三尖瓣闭锁

表19-3 胎儿心房支架植入术的适应证和结果(n=19)

中心	年份	病种	病例	孕周	技术成功	支架栓塞	支架血栓	IUD	NND	存活>1个月
多伦多[3]	2015[a]年	HLHS	8 (6)	28~36	7 (5)	1	1 (1)	2 (2)	1 (1)	5 (3)
		三房心	(1)		(1)					(1)
		Tri atresia	(1)		(1)					(1)
波士顿[24]	2014年	HLHS	9 (9)	24~31	4	3		1	4	4
波恩[36]	2014年	HLHS	2 (2)	29~33	2	0	1	1	1	0
总计		所有	19		13/19 (68%)	4/19 (21%)	2/13 (15%)	4/19 (21%)	6/19 (32%)	9/19 (47%)

数据显示为数字或百分比(%)。年份：出版年份；或[a] 先前报道的更新
HLHS：左心发育不良综合征及变异；Tri atresia：三尖瓣闭锁

30%房间隔缺损的大小≥3 mm,他们出生后血氧饱和度较高,出生后在外科单心室手术前无须在新生儿期行房间隔干预治疗。然而在同一中心这些在胎儿期行房间隔成形术的胎儿产后的长期生存率,与仅在产后行房间隔干预治疗的新生儿的生存率相似[2]。所有 4 个中心的共计 36 例行 BAS 的数据见表 19-2。虽然没有报道严重的产妇并发症,但胎儿和新生儿死亡率分别为 19% 和 25%,有显著意义。我们中心以 BAS 作为主要介入手术的经验仅限于 3 例;仅有 1 例诊断为 C 型 IAS 的进展性 HLHS,介入术后的房间隔缺损认为足够大,无须再行房间隔支架植入。

19.4.2 房间隔支架植入

伴有左心房高压和完整的厚肌性房间隔的胎儿,我们已无法通过球囊房间隔成形术为左心房减压,因为术后的房间隔交通太小而且维持时间短暂。使用现有可用的冠脉支架进行房间隔支架植入术,可以建立可靠的 3.4~3.6 mm 的心房交通,为左心房减压争取更大的空间和持续时间。理论上来讲这样可以减少胎儿的肺损伤,可能改善长期预后,但这样的左心房减压对所有左心房高压的患者是否足够及时和持久还不确定。最初的心房支架置入术的并发症比 BAS 更难处理,但初步结果显示与基础的 BAS 的胎儿发生并发症的概率相似。我们的研究小组首先获得了胎羊心房支架植入术的经验,并且使用的支架比其他许多中心都要长,这可以解释我们在 2015 年更新的患者系列中技术失败率和栓塞率较低的情况(表 19-3)[14]。值得关注的是支架植入后几周内出现部分支架阻塞,这是由内膜或肌肉通过支架网格突出增生引起的[3]。另外,在支架植入后 24 h 有 2 例发生了支架内完全血栓形成,其中 1 例是我们中心在孕 36 周正确放置支架的患者。尽管如此,大多数支架的病例出生时支架内血流通畅,所有新生儿出生后没有出现严重的低氧血症。宫内左心房的成功减压可能并未完全扭转肺的病理变化,因为所有 HLHS 支架植入的病例出生后的病理学检查均显示肺淋巴管扩张和肺静脉的肌化[3]。肺血管阻力上升是否长期持续仍然未知。

总之,当胎儿房间隔介入治疗开始初见成效,对 HLHS 和其他由房间隔关闭引起的重度病变是否具有临床实用性仍需要更多的经验来证实。胎儿左心房减压术仅是这种复杂病理的一个步骤。相比于未治疗的 HLHS/IAS 胎儿的黯淡未来,宫内房间隔介入治疗的早期结果显示前景良好,但仍缺少大量婴儿期以外的数据结果。

感谢雅尼克·杰基(Jannic Jaeggi)提供的图 19-3a～d。

参考文献

[1] Kiserud T, Rasmussen S. Ultrasound assessment of the fetal foramen ovale. Ultrasound Obstet Gynecol. 2001; 17: 119-124.

[2] Vlahos AP, Lock JE, McElhinney DB, van der Velde ME. Hypoplastic left heart syndrome with intact or highly restrictive atrial septum: outcome after neonatal transcatheter atrial septostomy. Circulation. 2004; 109: 2326-2330.

[3] Chaturvedi RR, Ryan G, Seed M, et al. Fetal stenting of the atrial septum: technique and initial results in cardiac lesions with left atrial hypertension. Int J Cardiol. 2013; 168: 2029-2036.

[4] Atz AM, Feinstein JA, Jonas RA, et al. Preoperative management of pulmonary venous hypertension in hypoplastic left heart syndrome with restrictive atrial septal defect. Am J Cardiol. 1999; 83: 1224-1228.

[5] Glatz JA, Tabbutt S, Gaynor JW, et al. Hypoplastic left heart syndrome with atrial level restriction in the era of prenatal diagnosis. Ann Thorac Surg. 2007; 84: 1633-1638.

[6] Vida VL, Bacha EA, Larrazabal A, et al. Hypoplastic left heart syndrome with intact or highly restrictive atrial septum: surgical experience from a single center. Ann Thorac Surg. 2007; 84: 581-585.

[7] Vogel M, McElhinney DB, Wilkins-Haug LE, et al. Aortic stenosis and severe mitral regurgitation in the fetus resulting in giant left atrium and hydrops: pathophysiology, outcomes, and preliminary experience with pre-natal cardiac intervention. J Am Coll Cardiol. 2011; 57: 348-355.

[8] Michelfelder E, Gomez C, Border W, et al. Predictive value of fetal pulmonary venous flow patterns in identifying the need for atrial septoplasty in the newborn with hypoplastic left ventricle. Circulation. 2005; 112: 2974-2979.

[9] Rychik J, Rome JJ, Collins MH, et al. The hypoplastic left heart syndrome with intact atrial septum: atrial morphology, pulmonary vascular histopathology and outcome. J Am Coll Cardiol. 1999; 34: 554-560.

[10] Taketazu M, Barrea C, Smallhorn JF, et al. Intrauterine pulmonary venous flow and restrictive foramen ovale in fetal hypoplastic left heart syndrome. J Am Coll Cardiol. 2004; 43: 1902-1907.

[11] Photiadis J, Urban AE, Sinzobahamvya N, et al. Restrictive left atrial outflow adversely affects outcome after the modified norwood procedure. Eur J Cardiothorac Surg. 2005; 27: 962-967.

[12] Lowenthal A, Kipps AK, Brook MM, et al. Prenatal diagnosis of atrial restriction in hypoplastic left heart syndrome is associated with decreased 2-year survival. Prenat Diagn. 2012; 32: 485-490.

[13] Marshall AC, van der Velde ME, Tworetzky W, et al. Creation of an atrial septal defect in utero for fetuses with hypoplastic left heart syndrome and intact or highly restrictive atrial septum. Circulation. 2004; 110: 253-258.

[14] Schmidt M, Jaeggi E, Ryan G, et al. Percutaneous ultrasound-guided stenting of the atrial septum in fetal sheep. Ultrasound Obstet Gynecol. 2008; 32: 923-928.

[15] Chang AC, Wernovsky G, Kulik TJ, et al. Management of the neonate with transposition of the great arteries and persistent pulmonary hypertension. Am J Cardiol. 1991; 68: 1253-1255.

[16] Kumar A, Taylor GP, Sandor GG, Patterson MW. Pulmonary vascular disease in neonates with transposition of the great arteries and intact ventricular septum. Br Heart J. 1993; 69: 442-445.

[17] Soongswang J, Adatia I, Newman C, et al. Mortality in potential arterial switch candidates with transposition of the great arteries. J Am Coll Cardiol. 1998; 32: 753-757.
[18] Jouannic JM, Gavard L, Fermont L, et al. Sensitivity and specificity of prenatal features of physiological shunts to predict neonatal clinical status in transposition of the great arteries. Circulation. 2004; 110: 1743-1746.
[19] Pavlova M, Fouron JC, Drblik SP, et al. Factors affecting the prognosis of ebstein's anomaly during fetal life. Am Heart J. 1998; 135: 1081-1085.
[20] Uzun O, Babaoglu K, Ayhan YI, et al. Diagnostic ultrasound features and outcome of restrictive foramen ovale in fetuses with structurally normal hearts. Pediatr Cardiol. 2014; 35: 943-952.
[21] Better DJ, Apfel HD, Zidere V, et al. Pattern of pulmonary venous blood flow in the hypoplastic left heart syndrome in the fetus. Heart. 1999; 81: 646-649.
[22] Seed M, Bradley T, Bourgeois J, et al. Antenatal MR imaging of pulmonary lymphangiectasia secondary to hypoplastic left heart syndrome. Pediatr Radiol. 2009; 39: 747-749.
[23] Divanovic A, Hor K, Cnota J, et al. Prediction and perinatal management of severely restrictive atrial septum in fetuses with critical left heart obstruction: clinical experience using pulmonary venous Doppler analysis. J Thorac Cardiovasc Surg. 2011; 141: 988-994.
[24] Kalish BT, Tworetzky W, Benson CB, et al. Technical challenges of atrial septal stent placement in fetuses with hypoplastic left heart syndrome and intact atrial septum. Catheter Cardiovasc Interv. 2014; 84: 77-85.
[25] Pedra SR, Peralta CF, Crema L, et al. Fetal interventions for congenital heart disease in Brazil. Pediatr Cardiol. 2014; 35: 399-405.
[26] Jansz MS, Seed M, van Amerom JF, et al. Metric optimized gating for fetal cardiac. Magn Reson Med. 2010; 64: 1304-1314.
[27] Marshall AC, Levine J, Morash D, et al. Results of in utero atrial septoplasty in fetuses with hypoplastic left heart syndrome. Prenat Diagn. 2008; 28: 1023-1028.
[28] Gembruch U. Current trends of fetal echocardiography. Z Geburtshilfe Neonatol. 2012; 216: 111-113.
[29] Arzt W, Wertaschnigg D, Veit I, et al. Intrauterine aortic valvuloplasty in fetuses with critical aortic stenosis: experience and results of 24 procedures. Ultrasound Obstet Gynecol. 2011; 37: 689-695.
[30] Rogers LS, Peterson AL, Gaynor JW, et al. Mitral valve dysplasia syndrome: a unique form of left-sided heart disease. J Thorac Cardiovasc Surg. 2011; 142: 1381-1387.
[31] Maeno YV, Kamenir SA, Sinclair B, et al. Prenatal features of ductus arteriosus constriction and restrictive foramen ovale in d-transposition of the great arteries. Circulation. 1999; 99: 1209-1214.
[32] Punn R, Silverman NH. Fetal predictors of urgent balloon atrial septostomy in neonates with complete transposition. J Am Soc Echocardiogr. 2011; 24: 425-430.
[33] Moon-Grady AJ, Morris SA, Belfort M, et al. International fetal cardiac intervention registry: a worldwide collaborative description and preliminary outcomes. J Am Coll Cardiol. 2015; 66: 388-399.
[34] Quintero RA, Huhta J, Suh E, et al. In utero cardiac fetal surgery: laser atrial septotomy in the treatment of hypoplastic left heart syndrome with intact atrial septum. Am J Obstet Gynecol. 2005; 193: 1424-1428.
[35] Kohl T, Muller A, Tchatcheva K, et al. Fetal transesophageal echocardiography: clinical introduction as a monitoring tool during cardiac intervention in a human fetus. Ultrasound Obstet Gynecol. 2005; 26: 780-785.
[36] Herberg U, Berg C, Geipel A, et al. Foetal therapy: what works? Closedinteratrial septum. Cardiol Young. 2014; 24 Suppl 2: 47-54.

第 5 部分
胎儿手术：其他治疗与方式

胎儿起搏器治疗的前景 20

雷纳托·斯梅·阿萨德

20.1 简介

先天性完全性房室传导阻滞(congenital complete heart block，CHB)现常可在宫内进行诊断[1-4]。这个疾病可以是单独存在的，即胎儿心脏结构正常或没有相关的结构性心脏病(左房异构、房室间隔缺损或房室连接不一致)[5]。孤立性先天性CHB被认为与经胎盘传递的母体抗体相关，如抗Rho抗体、抗La抗体[6,7]，而这都与孕母系统性红斑狼疮、干燥综合征或结缔组织病等疾病有强烈的联系[8-10]。与此相关的免疫病理过程仍不清楚，但免疫荧光研究表明在发育中的传导组织可以检测到这些抗体的存在。尽管有传导阻滞的胎儿心率仅为正常胎心率的30%～50%，但在没有复杂心脏或全身畸形、胎盘功能不全的情况下，胎儿可以耐受这种心律失常[11]。大部分CHB的胎儿在宫内可以正常生长并且平安地足月生产，他们甚至可以平安地度过童年直到成年早期才需接受起搏治疗。然而，有一小部分胎儿在宫内即可出现心力衰竭[12]，其表现为胎儿水肿，如胸腔或心包积液、腹水、皮肤水肿。这些胎儿产前死亡率可高达83%～100%[13,14]。宫内死亡与结构性心脏病、心内膜弹力纤维增生症、胎儿水肿的出现有极大的关系。但是，我们依然难以预测患有先天性房室传导阻滞的胎儿是否会出现宫内心力衰竭。一项多中心研究表明，在55个诊断为CHB的胎儿中，有22个(40%)出现了胎儿水肿[15]。不管是否存在相关的结构性心脏疾病，这些病理变化均导致致命的结局[16,17]。

20.2 胎儿治疗

ACC/AHA近期发表的文章强调了基于循证的胎儿CHB管理[18]。医生曾尝试多种治疗方案以预防胎儿水肿的出现[19]。有人试图通过母体使用地塞米松阻断免疫病理过程[20-22]，而母体使用强心药物[23,24]及拟交感神经药物成功的经验也很有限[25,26]。由于出现水肿的胎儿预后不良，这些胎儿常择期早产。然而，若仔细回顾相关资料，小于32周的早产、缓慢的心室率和心内膜弹力纤维增生症与新生儿期死亡率有极大的关系[27]。因此，早产不见得是个好选择。患有CHB的早产儿由于心率缓慢和心力衰竭并不能耐受早产的并发症。如何权衡进行性加重的胎儿水肿及可能出现的胎儿死亡与计划性早产的有限存活率是一个难题。如果低心排性心力衰竭和/或胎儿心率不能被正性肌力药物或类固醇药物的治疗所逆转，那么可将胎儿心室起搏视为进一步可行的治疗方案。推荐胎儿起搏治疗的理由是有说服力的。这一项备选治疗可以提供一些好处。首先，一出现胎儿水肿即刻有明确的治疗方法，这可以保证继续正常地怀孕，并且在生产前胎儿充血性心力衰竭可以得到缓解且维持正常生长发育，在出生时也可维持稳定的呼吸及循环功能。德尔'奥法诺（Dell'Orfano）等人建议患有CHB的胎儿至少在生产前的2～4周必须接受起搏治疗以有效减少新生儿全身水肿和肺水肿[28]。

20.3　胎儿起搏器治疗

一些中心已开始尝试胎儿起搏治疗。

20.3.1　心内膜电极：经皮入路

卡彭特（Carpenter）等人曾尝试经皮宫内起搏治疗[29]。在1986年，他们尝试经母体腹壁—子宫壁—胎儿胸壁的路径对胎儿植入起搏器，这种方式对母体及胎儿没有明显的创伤。尽管他们暂时对心脏建立了有效起搏，但胎儿在心室起搏电极放置4 h后突然死亡。在1994年，沃金肖（Walkinshaw）等人也曾尝试用同样的技术进行胎儿起搏治疗，但是以下腔静脉作为进入胎儿心脏的路径[30]。经皮经胸和/或经静脉途径进行胎儿心脏起搏治疗中可以预见的问题包括起搏导线移位、胎儿活动时牵拉羊膜腔内导线所造成的潜在的胎儿损伤以及电极植入时出现胎儿心包填塞。另外，通过此路径的起搏治疗要求母亲卧床休息，同时也可能导致病毒性绒毛膜羊膜炎。

20.3.2　心外膜电极：母体开腹手术

随着人类产前外科手术经验的不断积累[31,32]，胎儿开胸植入心外膜起搏器有望成为一种更安全、可靠的治疗方法。也有其他团队尝试胎儿开放式手术及心外膜起搏器植入[33-36]。然而，母体开腹手术的潜在感染、子宫切开导致的子宫收缩及早产等风险显著增加，这都会使母体死亡率显著增加。辛辛那提团队报道了一个母亲患有系统性红斑狼疮的胎儿经左胸切开植入了单电极起搏器，这也是目前接受胎儿起搏治疗存活最久的胎儿[37]。与植入前相比，心输出量增加了约150%。然而，胎儿在术后第5天突然死亡。胎儿心脏起搏器及起搏电极完整并处于正确的位置，也没有明显证据显示心外膜损伤。尸检可以看到心腔扩大、壁薄，明显的心内膜弹力纤维增生以及营养不良性钙化。胎儿宫内死亡可能是慢性多器官衰竭的结果。因此，人们对于胎儿开放性手术的伦理问题和适应证、本次妊娠以及再次妊娠生育的风险表示担忧。

20.3.3　心肌电极：经皮入路

有一种末端为T形的新型胎儿起搏电极可以通过18G的穿刺针植入胎儿心肌（图20-1）[38]。这是对目前心脏外科手术后常用于临时心外膜起搏的电极的改进。最大的区别在连于心脏的一端，起搏电极在接近聚丙烯外膜的地方被剪断，和一条与电极相连的不锈钢条（5 mm×0.5 mm）形成一个T形末端，从而可以固定在胎儿心肌上。设计成这个形状的目的是保证导线可以牢固地锚在心肌上，从而防止电极移位。电极的另一端仍保持完整，包括一根长直针头。电极的长度与原始长度一致，为60 cm。

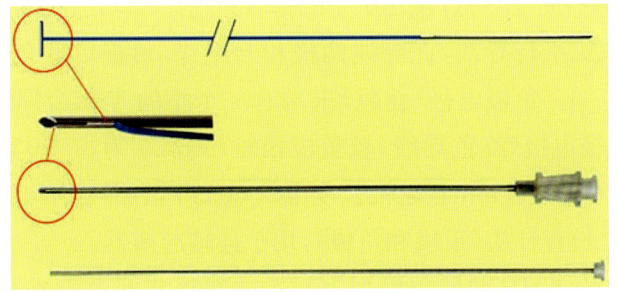

图20-1　这是心脏外科手术后常用的心外膜临时起搏电极的改良电极，连于心脏的一端为T形。18G穿刺针的针头有一个25°的斜切面，并在斜切面的底部有一个7 mm长的凹槽，可在导线植入胎儿心脏前用于放置T形条。针芯用于将T形条从凹槽中移出

这一项技术已在一个胎龄 25 周、诊断为结构性心脏病和先天性房室传导阻滞并出现严重心力衰竭的胎儿身上实施。一些专家成功建立胎儿心脏起搏并将起搏器置于母亲腹壁下。在胎儿心脏起搏治疗的观察期间，电极可以保证牢靠的固定以及较低的急性阈值，正如第一个记录人类胎儿电压强度—时间曲线所呈现的那样（图 20-2）。然而，在心室起搏 36 h 后，胎儿心脏不再收缩，随后胎死宫内。尸检结果证实了主要的心脏结构性疾病以及严重水肿。心包腔可见中度心包积血。专家相信可能是心包填塞导致的死亡。同时，他们也认为胎儿心率突然从 47 次/min 升至 140 次/min 可导致心肌氧耗量及心输出量的突然增加，从而导致胎儿酸碱失衡，这也提醒人们在术后应逐步上调起搏心率。

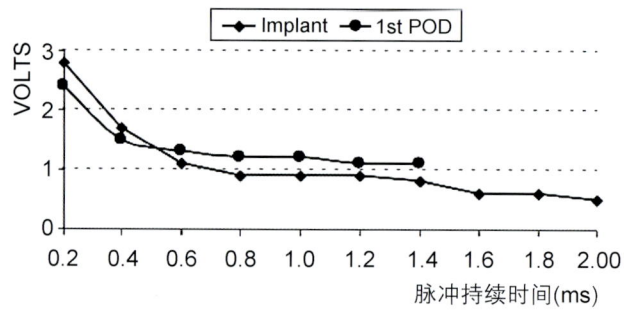

图 20-2　电极植入时及术后第一天（1st POD）的胎儿急性心肌刺激阈值的电压强度-时间曲线

20.3.4　心肌电极：动物实验

目前，T 形电极在初次应用后已得到进一步的改进（图 20-3）[39]。改进后为双极电极，直径更小，可以使用更小的指引穿刺针（20G 而不是 18G）。此电极包括一个双极平行导线，此导线两极相互绝缘，负极以蓝色聚丙烯包裹，而正极是红色的。负极电极（蓝色）末端有一个小的 T 形金属条（4.0 mm×0.4 mm）。正极电极（红色导线）较负极稍短，其末端为长 4.0 mm 的金属尖端，与 T 形条相距 5.0 mm。电极长度也从 60 cm 增加到了 242 cm。电极的另一端有两个长直针头（正极和负极），用于连接起搏器。

目前已在有 CHB 的胎羊模型上对胎儿双极起搏电极进行评估。新电极的急性刺激阈值可持续处于低阈值，并可适应孕期的长期起搏治疗。双极电极仅对胎儿心肌产生刺激，因此可以避免植入后对子宫肌的刺激及子

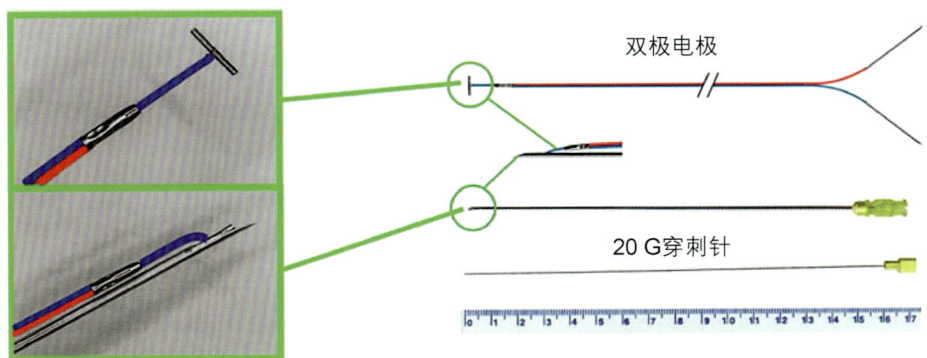

图 20-3 胎儿双极 T 形电极包括分别以红色和蓝色聚丙烯包裹绝缘的正负两极平行导线（242 cm）。左上图：负极电极（蓝色）末端有一个小的 T 形金属条（4.0 mm×0.4 mm）。正极电极末端（红色导线）较负极稍短，其末端为长 4.0 mm 的金属尖端，与 T 形条相距 5.0 mm。左下图：改进后的 20G 穿刺针末端有一个延长 5.0 mm 的 25°斜面。针鞘用于将 T 形条从凹槽中移出

宫收缩。

一些研究团队提出，采用生物替代物进行心室异位起搏，从而替代人工起搏器对 CHB 胎儿进行心脏起搏的治疗方案[40-46]。崔（Choi）等人在将近 1/3 植入同源胎鼠肌源性前体细胞构成的工程化组织的心脏中论证了房室传导的替代路径的形成[47,48]。在这些用于说明替代传导路径形成的心脏中，动作电位由心房到心室的传导有赖于植入物中所包含的有活性的肌肉驱动细胞。一些专家同时论证了植入的骨骼肌驱动细胞在受体生物存活期间仍能存活并有血供形成，也可持续表达对细胞间及与受体心肌细胞间电机械偶联具有重要作用的蛋白。可以肯定的是，植入工程化组织构建物并永久形成心房—心室电传导组织的能力代表着以生物替代物取代电起搏装置的一大进步。

来自巴黎的研究组发表的文章提出了一种可以适应胎儿解剖的经皮植入新电极，可以保证电极安全地锚在心脏上[49]。这个电极为具有延展性的单电极，由绝缘硅外壳包裹的四臂线圈及其远端的固定螺钉组成（图 20-4）。此电极的外径为 1.0 mm（3 F）。从固定端到近端的电极长度约为 300 mm。内腔的远端缝闭，而近端开放从而容纳针芯插入的部分。当针芯移除后，电极具有可延展性。导管远端的固定钉长约 1.0 mm。该研究表明单电极并不足以实现起搏，从而需要另一电极配合以完成起搏。因此，我们需要发展双极电极，从而避免胎儿活动时，因植入两根电极而倍增的电极移位风险。

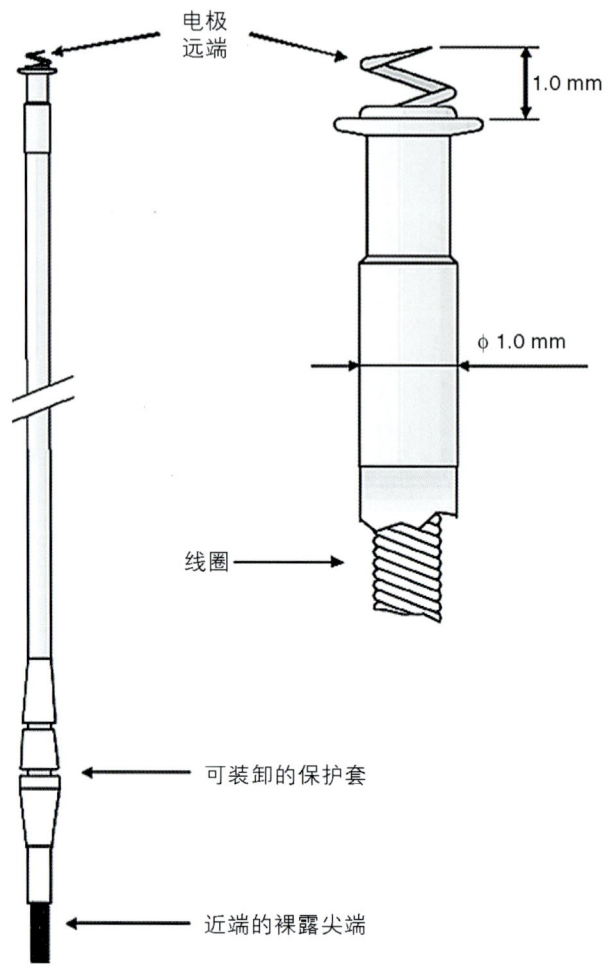

图 20-4　经皮路径的胎儿单极起搏电极,由绝缘硅外壳包裹的四臂线圈及其远端的固定螺钉组成。包括四臂线圈及其外的硅质绝缘材料、远端的固定螺旋组成。此电极的外径及其螺钉长度为 1.0 mm(3 F)

最近,南加州大学的研究团队研制出了一种个体化的胎儿单腔微起搏器,外形为小直径的椭圆形(20 mm×3 mm),可通过较大尺寸的常用宫内套管经皮植入胎儿,也可以通过合适内径的套管针植入(图 20-5)[50-52]。套管针及套管在超声监测下经母亲腹部、子宫、胎儿胸壁穿刺入心包,直到针尖置于胎儿心脏旁。电极经心外膜植入胎儿心肌从而固定于心室壁。计划将整个起搏系统植入于胎儿体内,以避免胎儿活动导致移位以及其他并发症。起搏器的寿命由内置电池维持,可以在回访时通过无线充电系统充电以保证在有效起搏。然而,其起搏参数在植入后将无法进行调整。微起搏器已

20 胎儿起搏器治疗的前景

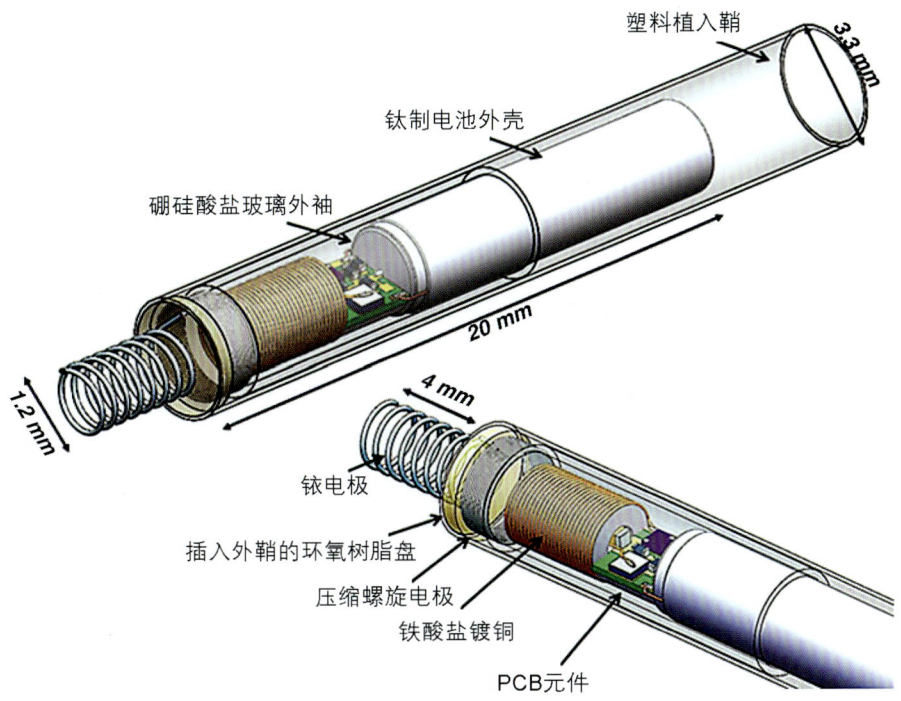

图 20-5 胎儿微起搏系统,用于完全植入胎儿体内,内置可充电锂电池。其用于固定的电极端用活性铱制成

在急性成年兔子模型和慢性胎羊模型上进行了急、慢性实验[53]。微起搏器实验数据的强度—时间曲线提示起搏阈值和时值与在25周的水肿胎儿植入T形电极的数据相似[38]。在这个微小技术及纳米技术发展迅猛和装置微型化的世界,这个装置似乎很有前景。

20.3.5 胎儿镜:动物实验

科尔(Kohl)[54-56]、范德·沃尔(Vander Wall)[57]、埃斯蒂斯(Estes)[58]及基尔霍夫(Kirchohof)[59]等人及各自的研究团队在胎羊身上进行的实验表明胎羊可以通过胎儿镜途径获取直接的心脏路径从而进行心外膜起搏。有专家提到通过运用胎儿镜于剑突下开胸可以在胎儿心脏植入螺旋式电极,随后起搏器将在远离腹壁的地方植入母体皮下。与开放式胎儿手术相比,胎儿镜直接获取进入心脏的途径更有优势,它可以避免伴随儿胎盘血供的大量减少及非心脏损伤所致的不良结局的母体开腹、子宫切开以及胎儿取出[60]。此外,在羊身上的实验证明,经皮经羊膜腔以及非开放子宫的胎儿镜手术确实可靠，且母胎死亡风险小[61]。然而，这还未在人类身上进行尝试。

20.4 结语

考虑到与先天性房室传导阻滞相关的水肿胎儿的高死亡率以及早产的不良结局，胎儿起搏是一个可选择的治疗方案。然而，这只能有选择性地在那些若没有胎儿介入干预则死亡率高达100%的病例中实施。目前，除了出生之外，没有其他有效的方法治疗完全心脏阻滞的心力衰竭胎儿。然而，如果孕周小于30周，早产的并发症较水肿更为严重，即产后的生存概率可忽略不计。特制起搏导线的开发以及胎儿医学专家、胎儿心脏科医生、儿童心脏外科医生、电生理专家共同提供专业意见，可以使该项工作得到最优化，也使得这个治疗高危胎儿的可行方案得到完善。

参考文献

［1］ Crowley DC, Dick M, Rayburn WF, et al. Two dimensional and M-mode echocardiographic evaluation of fetal arrhythmias. Clin Cardiol. 1985; 8: 1 – 10.
［2］ Achiron R, Glaser J, Gelernter I, et al. Extended fetal echocardiographic examination for detecting cardiac malformations in low risk pregnancies. Br Med J. 1992; 304: 671 – 674.
［3］ Benacerraf BR, Sanders SP. Fetal echocardiography. Radiol Clin North Am. 1990; 28: 131 – 147.
［4］ Kleinman CS, Donnerstein RL. Ultrasound assessment of cardiac function in the intact human fetus. J Am Coll Cardiol. 1985; 5: 84S – 894.
［5］ Kleinman CS, Hobbins JC, Jaffe CC, et al. Echocardiographic studies of the human fetus: prenatal diagnosis of congenital heart disease and cardiac dysrhythmias. Pediatrics. 1980; 65: 1059 – 1066.
［6］ Groves AM, Allan LD, Rosenthal E. Outcome of isolated congenital complete heart block diagnosed in utero. Heart. 1996; 75(2): 190 – 194.
［7］ Yamada H, Kato EH, Ebina Y, et al. Fetal treatment of congenital heart block ascribed to anti-SSA antibody: case reports with observation of cardiohemodynamics and review of the literature. Am J Reprod Immunol. 1999; 42(4): 226 – 232.
［8］ Richards DS, Wagman AJ, Cabaniss ML. Ascitis not due to congestive heart failure in a fetus with lupus induced heart block. Obstet Gynecol. 1990; 76: 957 – 959.
［9］ Buyon JP, Swersky SH, Fox HE, et al. Intrauterine therapy for presumptive fetal myocaritis with acquired heart block due to systemic lupus erythematosus. Arthritis Rheum. 1987; 30: 44 – 49.
［10］ Chameides L, Truex RC, Vetter V, et al. Association of maternal systemic lupus erythematosus with congenital complete heart block. N Engl J Med. 1977; 297(22): 1204 – 1207.
［11］ Jaeggi ET, Hamilton RM, Silverman ED, et al. Outcome of children with fetal, neonatal or childhood diagnosis of isolated congenital atrioventricular block. A single institution's experience of 30 years. J Am Coll Cardiol. 2002; 39(1): 130 – 137.

[12] Huhta JC, Strasburger JF, Carpenter RJ, et al. Pulsed doppler fetal echocardiography. J Clin Ultrasound. 1985; 13: 247-254.
[13] Holsgreve W, Curry CJR, Golbus MS, et al. Investigation of nonimmune hydrops fetalis. Am J Obstet Gynecol. 1984; 150: 805-812.
[14] Donofrio MT, Gullquist SD, Mehta ID, et al. Congenital complete heart block: fetal anagement protocol, review of the literature, and report of the smallest successful pacemaker implantation. J Perinatol. 2004; 24(2): 112-117.
[15] Schimidt KG, Ulmer HE, Silverman NH, et al. Perinatal outcome of fetal complete atrioventricular block: a multicenter experience. J Am Coll Cardiol. 1991; 17: 1360-1366.
[16] Eliasson H, Sonesson S-E, Sharland G, et al. Isolated atrioventricular block in the fetus a retrospective, multinational, multicenter study of 175 patients. Circulation. 2011; 124: 1919-1926.
[17] Breur JM, Kapusta L, Stoutenbeek P, et al. Isolated congenital atrioventricular block diagnosed in utero: natural history and outcome. J Matern Fetal Neonatal Med. 2008; 21: 469-476.
[18] Donofrio MT, Moon-Grady AJ, Hornberger LK et al.; American Heart Association Adults With Congenital Heart Disease Joint Committee of the Council on Cardiovascular Disease in the Young and Council on Clinical Cardiology, Council on Cardiovascular Surgery and Anesthesia, and Council on Cardiovascular and Stroke Nursing. Diagnosis and treatment of fetal cardiac disease: a scientific statement from the American Heart Association. Circulation. 2014; 129(21): 2183-2242.
[19] Eronen M, Heikkila P, Teramo K. Congenital complete heart block in the fetus: hemodynamic features, antenatal treatment, and outcome in six cases. Pediatr Cardiol. 2001; 22(5): 385-392.
[20] Bierman FZ, Baxi L, Jaffe I, et al. Fetal hydrops and congenital complete heart block: response to maternal steroid therapy. J Pediatr. 1988; 12: 646-648.
[21] Copel JA, Buyon JP, Kleinman CS. Successful in utero therapy of fetal heart block. Am J Obstet Gynecol. 1995; 173: 1384-1390.
[22] Carreira PE, Gutierrez-Larraya F, Gomez-Reino JJ. Successful intrauterine therapy with examethasone for fetal myocarditis an heart block in a mother with systemic lupus erythematosus. J Rheumatol. 1993; 20: 1204-1207.
[23] Anandakumar C, Biswas A, Chew SS, et al. Direct fetal therapy for hydrops secondary to congenital atrioventricular heart block. Obstet Gynecol. 1996; 87: 835-837.
[24] Fesslova V, Vignati G, Brucato A, et al. The impact of treatment of the fetus by maternal therapy on the fetal and postnatal outcomes for fetuses diagnosed with isolated complete atrioventricular block. Cardiol Young. 2009; 19: 282-290.
[25] Groves AMM, Allan LD, Rosenthal E. Therapeutic trial of sympathomimetics in three cases of complete heart block in the fetus. Circulation. 1995; 92: 3394-3396.
[26] Rosenthal E. Fetal heart block. In: Allan L, Hornberger L, Sharland G, editors. Textbook of fetal cardiology. 1st ed. London: Greenwich Medical Media; 2000: 438-451.
[27] Abrams ME, Meredith KS, Kinnard P. Hydrops fetalis: a retrospective review of cases reported to a large national database and identification of risk factors associated with death. Pediatrics. 2007; 120: 84-89.
[28] Dell' Orfano J, Chou HA, Park DA, et al. The monolithic fetal pacemaker: prototype lead design for closed thorax deployment. Pacing Clin Electrophysiol. 2003; 26(4 pt 1): 805-811.
[29] Carpenter Jr RJ, Strasbuerger JF, Garson A, et al. Fetal ventricular pacing for hydrops secondary to complete atrioventricular block. J Am Coll Cardiol. 1986; 8: 1434-1436.
[30] Walkinshaw SA, Welch CR, McCormack J. In utero pacing for fetal congenital heart block. Fetal Diagn Ther. 1994; 9: 183-185.
[31] Longaker MT, Golbus MS, Filly RA, et al. Maternal outcome after open fetal surgery. A review of the first 17 human cases. JAMA. 1991; 265: 737-741.
[32] Hisaba WJ, Cavalheiro S, Almodim CG, et al. Intrauterine myelomeningocele repair postnatal results and follow-up at 3.5 years of age — initial experience from a single reference

service in Brazil. Childs Nerv Syst. 2012; 28(3): 461-467.
[33] Assad RS, Jatene MB, Moreira LF, et al. Fetal heart block: a new experimental model to assess fetal pacing. Pacing Clin Electrophysiol. 1994; 17: 1256-1263.
[34] Silverman NH, Kohl T, Harrison MR, et al. Experimental fetal surgery in the animal model and in the human fetus. In: Momma K, Imai Y, editors. Proceedings of the Second World Congress of Pediatric Cardiology and Cardiac Surgery. Armonk: Futura Publishing Co; 1998: 622-623.
[35] Crombleholme TM, Harrison MR, Longaker MT. Complete heart block in fetal lambs, I technique and acute physiological response. J Pediatr Surg. 1990; 25: 587-593.
[36] Scagliotti D, Shimokochi DD, Pringle KC. Permanent cardiac pacemaker implant in the fetal lamb. Pacing Clin Eletrophysiol. 1987; 10: 1253-1261.
[37] Eghtesady P, Michelfelder EC, Knilans TK, et al. Fetal surgical management of congenital heart block in a hydropic fetus: lessons learned from a clinical experience. J Thorac Cardiovasc Surg. 2011; 141(3): 835-837.
[38] Assad RS, Zielinsky P, Kalil R, et al. New lead for in utero pacing for fetal congenital heart block. J Thorac Cardiovasc Surg. 2003; 126(1): 300-302.
[39] Assad RS, Thomaz PG, Valente AS, et al. Experimental assessment of a new electrode for fetal pacing. Braz J Cardiovasc Surg. 2006; 21(3): 272-282.
[40] Ruhparwar A, Tebbenjohanns J, Niehaus M, et al. Transplanted fetal cardiomyocytes as cardiac pacemaker. Eur J Cardiothorac Surg. 2002; 21: 853-857.
[41] Miake J, Marban E, Nuss HB. Biological pacemaker created by gene transfer. Nature. 2002; 419: 132-133.
[42] Potapova I, Plotnikov A, Lu Z, et al. Human mesenchymal stem cells as a gene delivery system to create cardiac pacemakers. Circ Res. 2004; 94: 952-959.
[43] Plotnikov AN, Sosunov EA, Qu J, et al. Biological pacemaker implanted in canine left bundle branch provides ventricular escape rhythms that have physiologically acceptable rates. Circulation. 2004; 109: 506-512.
[44] Qu J, Plotnikov AN, Danilo Jr P, et al. Expression and function of a biological pacemaker in canine heart. Circulation. 2003; 107: 1106-1109.
[45] Xue T, Cho HC, Akar FG, et al. Functional integration of electrically active cardiac derivatives from genetically engineered human embryonic stem cells with quiescent recipient ventricular cardiomyocytes: insights into the development of cell-based pacemakers. Circulation. 2005; 111: 11-20.
[46] Kehat I, Khimovich L, Caspi O, et al. Electromechanical integration of cardiomyocytes derived from human embryonic stem cells. Nat Biotechnol. 2004; 22: 1282-1289.
[47] Sill B, Alpatov IV, Pacak CA, et al. Implantation of engineered tissue in the rat heart (Video Article). J Vis Exp. 2010. (www.jove.com/video/1139) 28(e1139): 1-2.
[48] Choi YH, Stamm C, Hammer PE, et al. Cardiac conduction through engineered tissue. Am J Pathol. 2006; 169(1): 72-85.
[49] Boudjemline Y, Rosenblatt J, de La Villeon G, et al. Development of a new lead for in utero fetal pacing. Prenat Diagn. 2010; 30(2): 122-126.
[50] Zhou L, Chmait R, Bar-Cohen Y, et al. Percutaneously injectable fetal pacemaker: electrodes, mechanical design and implantation. Conf Proc IEEE Eng Med Biol Soc. 2012; 2012: 6600-6603.
[51] Nicholson A, Chmait R, Bar-Cohen Y, et al. Percutaneously injectable fetal pacemaker: electronics, pacing thresholds, and power budget. Conf Proc IEEE Eng Med Biol Soc. 2012; 2012: 5730-5733.
[52] Loeb GE, Zhou L, Zheng K. Design and testing of a percutaneously implantable fetal pacemaker. Ann Biomed Eng. 2013; 41(1): 17-27.
[53] Bar-Cohen Y, Loeb GE, Pruetz JD, et al. Preclinical testing and optimization of a novel fetal micropacemaker. Heart Rhythm. 2015; 12(7): 1683-1690.
[54] Kohl T, Strumper D, Witteler R, et al. Fetoscopic direct fetal cardiac access in sheep: an important experimental milestone along the route to human fetal cardiac intervention.

Circulation. 2000; 102: 1602 - 1604.

[55] Kohl T, Szabo Z, Suda K, et al. Fetoscopic and open transumbilical fetal cardiac catheterization in sheep. Potential approaches for human fetal cardiac intervention. Circulation. 1997; 95(4): 1048 - 1053.

[56] Kohl T, Witteler R, Strumper D, et al. Operative techniques and strategies for minimally invasive fetoscopic fetal cardiac interventions in sheep. Surg Endosc. 2000; 14(5): 424 - 430.

[57] VanderWall KJ, Meuli M, Szabo Z, et al. Percutaneous access to the uterus for fetal surgery. J Laparoendosc Surg. 1996; 6: S65 - 67.

[58] Estes JM, MacGillivary TE, Hedrick MH, et al. Fetoscopic surgery for the treatment of congenital anomalies. J Pediatr Surg. 1992; 27(8): 950 - 954.

[59] Kirchhof P, Kohl T, Eckardt L, et al. Simultaneous in utero assessment of AV nodal and ventricular electrophysiologic parameters in the fetal sheep heart. Basic Res Cardiol. 2001; 96(3): 251 - 257.

[60] Kohl T, McElhinney DB, Farrel J, et al. Impact of fetoscopic versus open fetal surgery on fetoplacental blood flow and outcome in human fetuses. Eur Heart J. 1999; 20: 644A.

[61] Kohl T, Szabo Z, Suda K, et al. Percutaneous fetal access and uterine closure for fetoscopic surgery. Lessons learned from 16 consecutive procedures in pregnant sheep. Surg Endosc. 1997; 11(8): 819 - 824.

可选择的胎儿血管入路   21

吉蒂·米托尼和尤内·保杰米莱纳

21.1 介绍

胎儿超声心动图促进了产前诊断的发展[1]。在产前心脏病学中,有证据证明先天性心脏病是不断进展的:对有主动脉瓣病变的胎儿进行动态超声监测可以在某些病例中发现,左心室发育越来越差,进展成左心发育不良综合征[2-4]。

在 30 多年前出现了第 1 例为避免这类胎儿病情进展的宫内治疗病例报道[5]。

直到现在,由于以下几点,宫内治疗仍具有挑战性:缺少宫内治疗有效性的确切证据,避免母体伤害及死亡是强制性要求,避免胎儿死亡是非常重要的,难以建立进入胎儿路径。

由于微创技术的发展和持续动物实验的经验积累,目前胎儿介入治疗有较低的并发症发生率和死亡率[6]。精挑细选接受此类治疗的胎儿有助于改善结局[7]。本章将着重介绍胎儿介入治疗可选择的路径。

21.2 脐带穿刺术

在 1983 年,达福(Daffos)等人第一次报道了超声监测下的脐带穿刺术[8]。该操作包括经皮穿刺至胎儿血管腔抽取血液行细胞学、生化及细胞遗传学检测;这也可以用于为母胎同种异体免疫反应导致贫血的胎儿输血。另外,在侵入性治疗如胎儿宫内心脏介入的时候可以通过此路径注射药物对胎儿进行镇静及止痛。与脐带穿刺术相关的胎儿死亡风险大约为 1%。一些专家已在研究此路径用于心脏介入操作的可行性。科尔(Kohl)等人报道了在绵羊身上经脐带进行胎儿心导管术[9]。所有的胎儿皆死于夹层、脐静脉完全栓塞、鞘管移位或撤出导致的出血。脐带的长度及其高度扭曲状态使指引导管的前进具有难度且危险。目前在人类胎儿身上实行经脐带心导管术是不可思议的;该技术的优点在于超声引导的便捷性,但动物实验的并发症发生率及死亡率接近100%。

21.3　心脏穿刺术

经皮—子宫—胎儿—胸腔—心室直接入路在脐带穿刺技术不可行或脐带穿刺术失败后作为母胎 Rh 同种异体免疫反应时代替经脐带路径的胎儿输血途径[10]。心脏穿刺术在对母亲皮肤进行局部麻醉后直接用穿刺针穿过胎儿胸壁进入胎儿心脏。除胎儿体位导致的轨道建立困难、导管/球囊破碎等技术性问题之外,胎儿死亡率约为6%。该技术目前的适应证包括双胎中一胎满足中止妊娠指征的双绒毛膜双胎妊娠减胎,以及胎儿先天性心脏病治疗。目前心脏介入术均通过此路径实施[11]。

该操作需要具备超声监测下经皮穿刺的经验。穿刺前需要胎儿处于理想的体位,若体位不理想则无法进行穿刺。

因为胎儿血管入路的建立仍具有挑战,一些专家在探寻进入胎儿心脏的备选方式。在此之前有报道胎儿镜以及经肝入路。

21.4　胎儿镜入路

科尔(Kohl)等报道了在胎羊身上尝试胎儿镜路径:经皮放置3～4个套管针进入子宫,并经此通道放置胎儿镜设备,他们通过此路径进行局部开胸术从而获得一个直接进入胎儿心脏的微创入路[12]。目前已尝试在胎羊身上通过此路径进行胎儿心脏起搏治疗或顺行胎儿心导管检查。试验证明此技术的可行性,但仍有许多并发症如胎儿死亡、败血症所致母体死亡以及穿刺部位出血等,辨别剑突下区域的技术性难题同样也引起了注意。与母体子宫切开术相比,胎儿镜路径更具优势。由于与直接穿刺的经心室入路相比,此方法极具创伤性,目前还未用于人类。

21.5 经肝脏入路

经脐带入路施行胎儿心导管术的技术僵局使人们想到了经肝脏入路[13]。经肝脏心导管术可以在静脉入路闭塞的儿童身上安全实施[14]。

已有文章报道在胎羊身上进行超声监测下经肝脏穿刺腹腔内血管的可行性,从而通过此入路进行胎儿心脏顺行心导管检查[13,15]。其目的是为了再现生后采用 Seldinger 技术进行心导管检查的情形并提高胎儿的耐受性。另外,由于出血出现在腹腔,有人假设与血管穿刺相关的出血是可耐受的。胎儿腹膜可以再吸收血红细胞。已有胎羊实验证明超声监测下经肝脏入路进入胎儿腹壁内血管实施的顺行心导管检查的可行性。目前可在超声监测下通过经肝脏入路获得膈肌下的下腔静脉路径。在所有病例中,经胎羊肝下静脉放置导丝后采用 Seldinger 技术进行心导管术,器械均可到达心脏各腔室并进行心房或心室起搏,和/或肺动脉瓣球囊扩张术。3/10 的胎羊在术后死亡,其尸检结果未发现明显的心脏或腹膜损伤,5 个胎羊足月出生。本技术的简易性及其快速的学习曲线成功地降低了在随后学习中的并发症发生率。此方法在未来有望成为经皮经心室心导管术的备选入路。然而,胎儿位置以及肝静脉直径的多变性增加了此入路的风险,后者使此入路的使用时机局限于中孕期以保证穿刺的安全(图 21-1)。

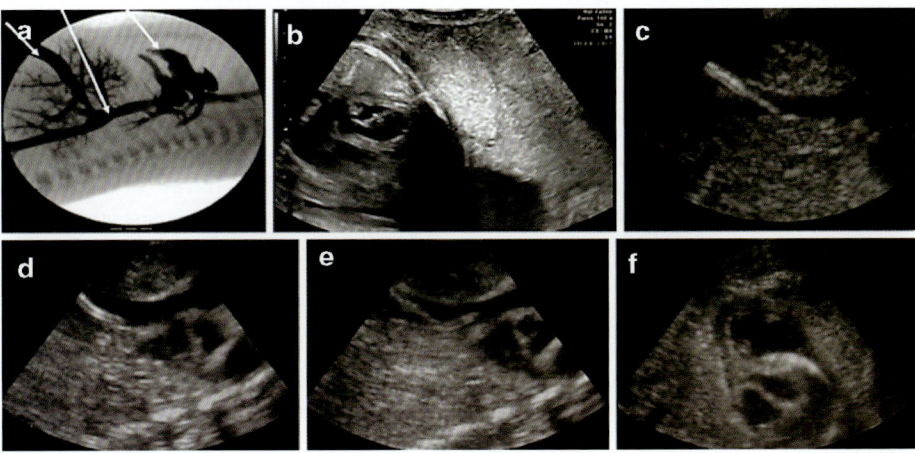

图 21-1 (a)图中标出进入心脏的血管入路:脐带、经肝脏入路以及直接经心室穿刺。(b)在人体胎儿中直接穿刺心室。(c~f)图中分别为经肝脏入路(c)经下腔静脉置入冠脉导管(d)至主肺动脉(e,f)

总　结

目前胎儿心脏介入为经心室入路。此入路导致了严重的并发症发生率和死亡率，特别是其导致的不可避免的心包积血。近期已有报道备选入路如经脐带或经肝脏入路在动物身上进行实验，结果也是令人关注的。但是，人体实验的时间仍未敲定。

参考文献

[1] Kovalchin JP, Silverman NH. The impact of fetal echocardiography. Pediatr Cardiol. 2004; 25: 299-306.

[2] Trines J, Hornberger LK. Evolution of congenital heart disease in utero. Pediatr Cardiol. 2004; 25: 287-298.

[3] Hornberger LK, Need L, Benacerraf BR. Development of significant left and right ventricular hypoplasia in the second and third trimester fetus. J Ultrasound Med. 1996; 15: 655-659.

[4] Hornberger LK, Sanders SP, Rein AJ, et al. Left heart obstructive lesions and left ventricular growth in the mid trimester fetus: a longitudinal study. Circulation. 1995; 92: 1531-1538.

[5] Maxwell D, Allan L, Tynan MJ. Balloon dilatation of the aortic valve in the fetus: a report of two cases. Br Heart J. 1991; 65: 256-258.

[6] Tworetzky W, Wilkins-Haug L, Jennings R, et al. Balloon dilation of severe aortic stenosis in the fetus potential for prevention of hypoplastic left heart syndrome candidate selection, technique, and results of successful intervention. Circulation. 2004; 110: 2125-2131.

[7] Mäkikallio K, McElhinney DB, Levine JC, et al. Fetal aortic valve stenosis and the evolution of hypoplastic left heart syndrome: patient selection for fetal intervention. Circulation. 2006; 113: 1401-1405.

[8] Daffos F, Capella-Pavlovsky M, Forestier F. Direct collection of fetal blood from the umbilical vein under echography. First results, prospects. Presse Med. 1983; 12: 1017.

[9] Kohl T, Szabo Z, Suda K, et al. Fetoscopic and open transumbilical fetal cardiac catheterization in sheep: potential approaches for human fetal cardiac intervention. Circulation. 1997; 95: 1048-1053.

[10] Moise Jr KJ. Management of rhesus alloimmunization in pregnancy. Obstet Gynecol. 2008; 112: 164-176.

[11] McElhinney D, Tworetzky W, Lock J. Current status of fetal cardiac intervention. Circulation. 2010; 121: 1256-1263.

[12] Kohl T, Strumper D, Witteler R, et al. Fetoscopic direct fetal cardiac access in sheep: an important experimental milestone along the route to human fetal cardiac intervention. Circulation. 2000; 102: 1602-1604.

[13] Jouannic JM, Boudjemline Y, Benifla JL, et al. Transhepatic ultrasound-guided cardiac catheterization in the fetal lamb. A new approach for cardiac interventions in fetuses. Circulation. 2005; 111: 736-741.

[14] Shim D, Lloyd TR, Cho KJ, et al. Transhepatic cardiac catheterization in children: evaluation of efficacy and safety. Circulation. 1995; 92: 1526-1530.

[15] Edwards A, Veldman A, Nitsos I, et al. A percutaneous fetal cardiac catheterization technique for pulmonary valvuloplasty and valvulotomy in a mid-gestation lamb model. Prenat Diagn. 2015; 35: 74-80.

第6部分
复合技术的概论

22 医生的视角

约翰·P.奇塔姆

　　Hybrid 技术通常翻译为"复合"或"镶嵌"技术。根据 1996 年修改的韦氏大词典，hybrid\hy"brid"\，N.｛L. hybrida，hibrida，（BIOL.）｝意思是"两个不同物种的后代；两个物种的混合产物，可以是动物或植物"。有人认为心血管介入医生以及胸心外科医生就是两个不同物种。他们从不同的角度思考，做着不同的工作，着装不同，薪酬也是不一样的。作为一名心血管介入医生，我们常常对新的治疗方法充满兴趣，时刻准备测试和尝试新仪器或技术，也常常是自信满满的。而胸心外科医生仍认为，若东西没有损坏，别轻易去修复；一旦掌握了一种手术技巧，他们不愿随意改变，并且更加的自信满满。

　　然而，胸心外科医生偶尔会来向心血管介入医生发出挑战，使他们跳出固定思维，这也是发生在我们心脏中心的事情。合作组的目标是减少并发症发生率和死亡率，降低患者一生中多次进行介入手术的累积风险，改善生存质量，提供更高效、划算的护理，以及鼓励团队合作。相对于成人心血管领域，在先天性心脏病的领域里更容易建立复合策略。我们常规开展多学科团队诊治，但在成人领域中并不是这样的。在以前的成人心血管领域中，主要介入技术是经皮冠状动脉介入技术（percutaneous coronary interventions，PCI），很少有心脏外科、麻醉以及影像等学科参与。直到经导管主动脉瓣置换术（transcatheter aortic valve replacement，TAVR）的出现才使得成人的两支团队共同工作，也使他们认识了"复合"一词。成人心血管领域现在的流行语是结构性心脏病（structural heart disease，SHD），而每一个人都想成为团队中的一员。

　　那么，让我们通过一些手术认识复合技术是如何让心血管介入医生和患者受益的。外科医生可以为复杂的介入手术提供血管入路。举个例子，一名主动脉梗阻并多器官衰竭的危重低心排新生儿，至今也不是理想的外科手术受者。然而,外科医生只需简单地做一个颈动脉切开术,便可使心血管介入医生选用任何必需的器械而不需顾虑运送器械的导管型号,可以为极早早产儿进行胸主动脉中段缩窄切割球囊成形术(不管是否放置支架)或主动脉瓣球囊扩张术。又如,外科医生在胸骨下方通过小切口为心血管介入医生提供经心室入路,使得他们可以为仅700 g重的极早早产儿迅速地进行肺动脉瓣球囊扩张术,避免了静脉入路和肾脏衰竭(图22-1a,b)。

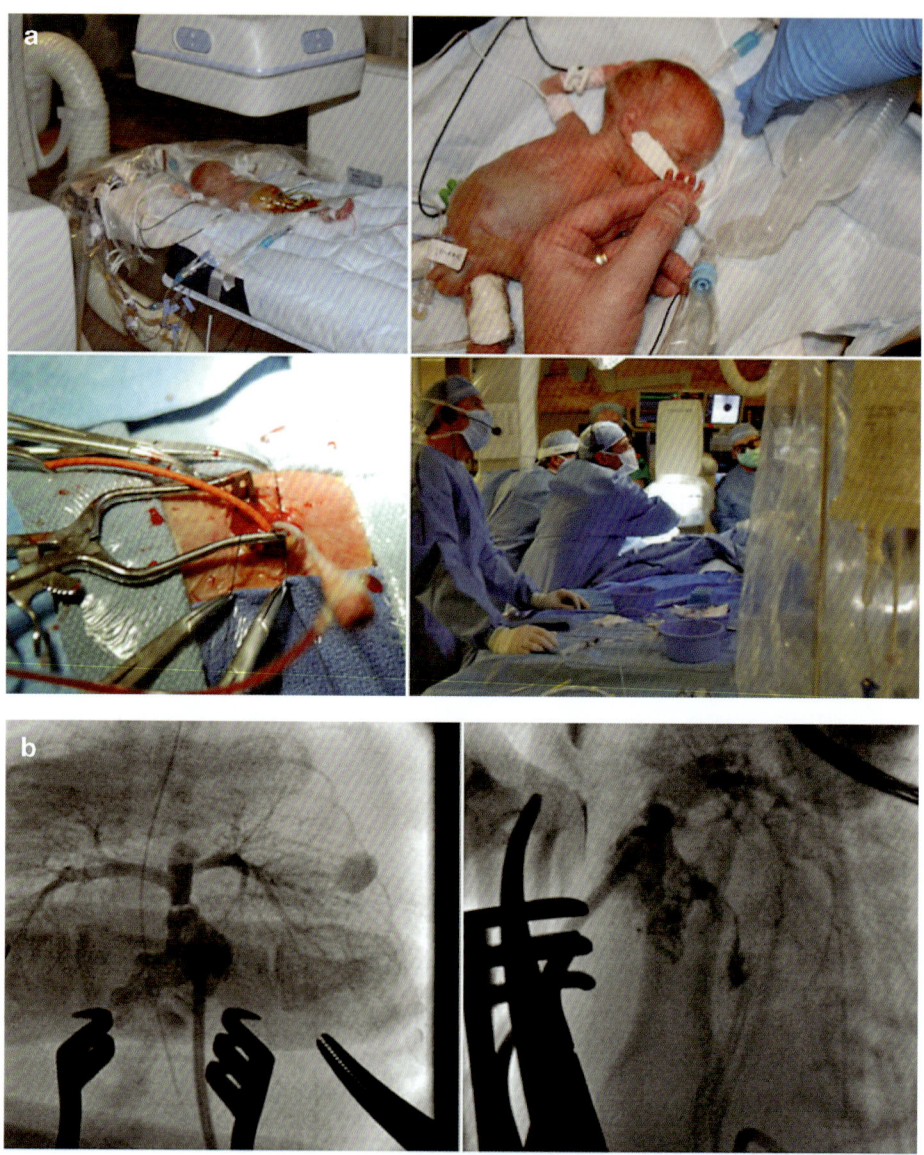

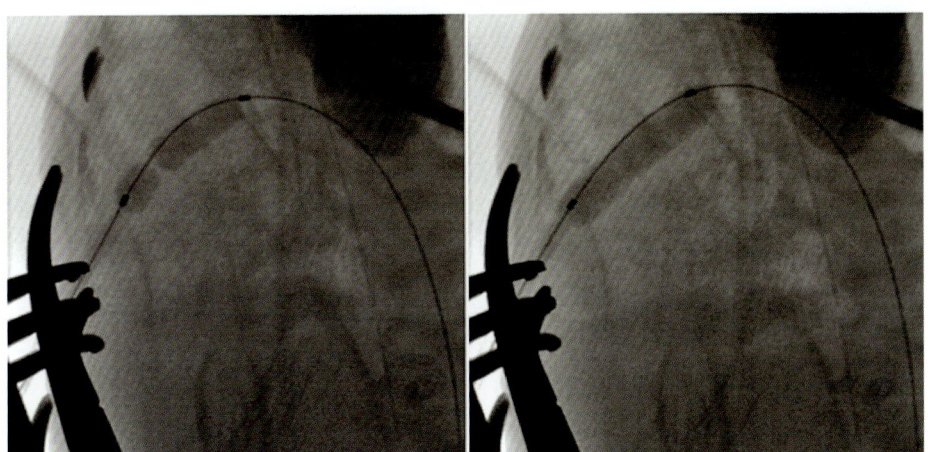

图 22-1 （a）一名重 700 g 的重度 PVS 新生儿，合并肾衰竭、腹水，没有合适的血管入路使得治疗极具挑战。最终通过经心室入路置入鞘管从而实施肺动脉瓣球囊成形术的复合手术。（b）成功进行球囊扩张，这个极早早产儿最终存活并成功出院回家

另一个实例是外科医生如何帮助心血管介入医生治疗大肌部室间隔缺损（muscular VSD，MVSD）合并心衰的新生儿。在大多数时候，这类孩子唯一可选择的外科手术是以肺动脉环缩术作为首要姑息治疗，否则，为有一个或多个大 MVSD 的新生儿尝试手术修补的风险极高，并且极有可能存在残余分流。美国一项运用 Amplatzer MVSD 封堵器的重要研究指出，若婴儿不超过 5.2 kg（也有报道小于 8～10 kg），经皮封堵有极高的并发症发生率以及可能会导致死亡。然而，若胸心外科医生提供经心室入路和经食管超声监测，全部或大部分肌部 VSDs 可以在不用体外循环（cardiopulmonary bypass，CPB）的情况下进行器械封堵（图 22-2a,b）。这个手术需要心血管介入超声医生的特殊技巧。他们为外科医生提供了"入路"，也为心血管介入医生提供了"透视"。这是一个很有意义的手术且常常可以治愈心力衰竭[1]。

另一个让心血管介入医生和胸心外科医生受益的复合手术是术中支架植入。心血管介入医生在为小患者输送支架至肺动脉时具有风险，而胸心外科医生则在肺动脉的暴露上具有一定挑战且不能轻易地看到远端肺动脉从而无法进行补片修补。肺动脉支架植入的复合手术可以让患者以及内外科专家均受益[2]。在一些情况下，这个手术可以不使用 CPB（图 22-3a～c），但若需同时手术修复其他畸形则可能需要使用 CPB。肺动脉支架植入术前和术后的内镜评估在复合手术室中具有优势（图 22-4a～c）。尽管如此，随着复合手术室的出现，如我们在国家心脏医院一样，这样的联合手术更容易实

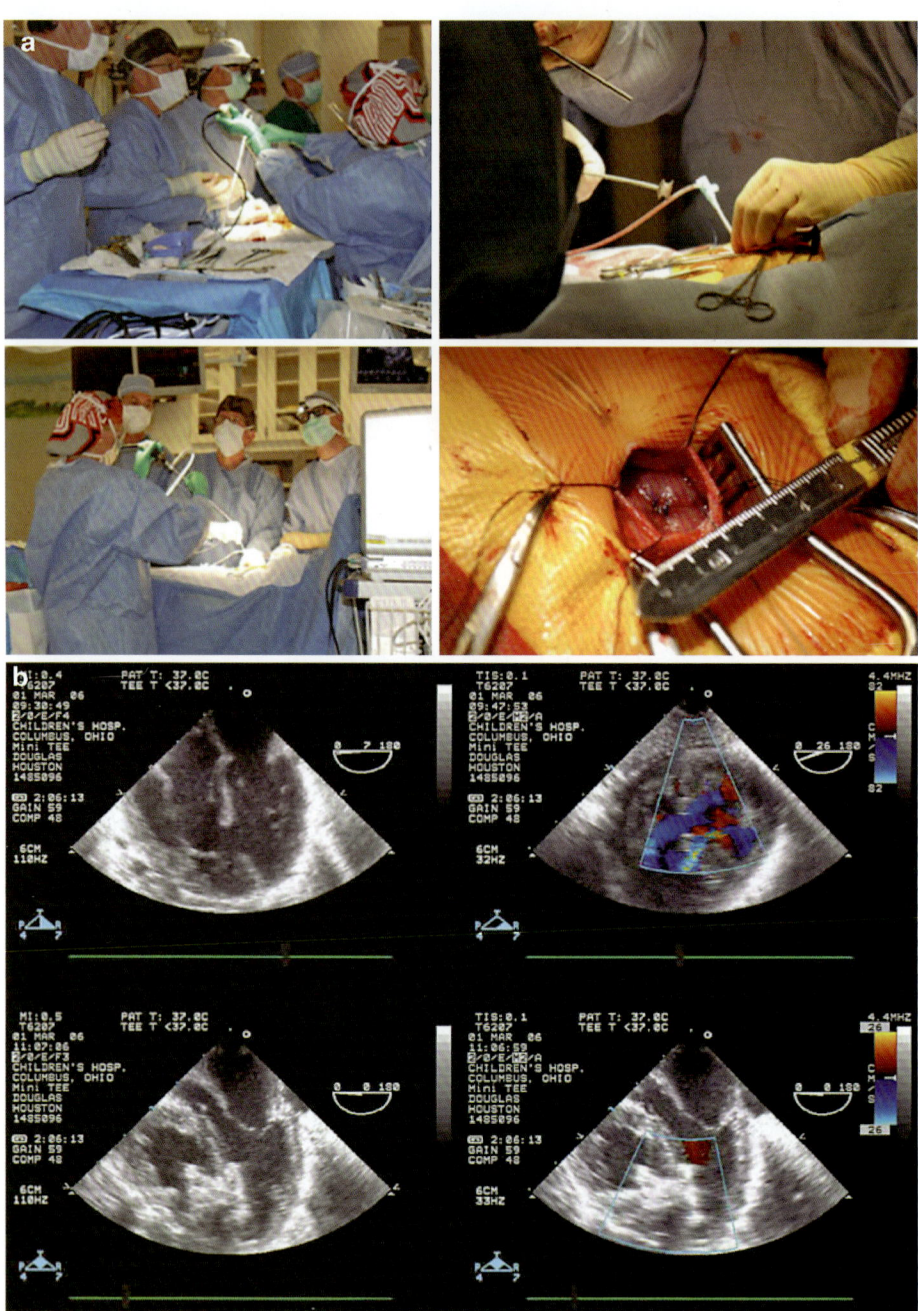

图 22-2 （a）胸心外科医生和心血管介入医生组成的复合手术小组在为一个 2 kg 重的早产儿准备经心室入路封堵大 MVSD。（b）鞘管轻松通过缺损并放置一个 8 mm 的 Amplatzer MVSD 封堵器

22 医生的视角

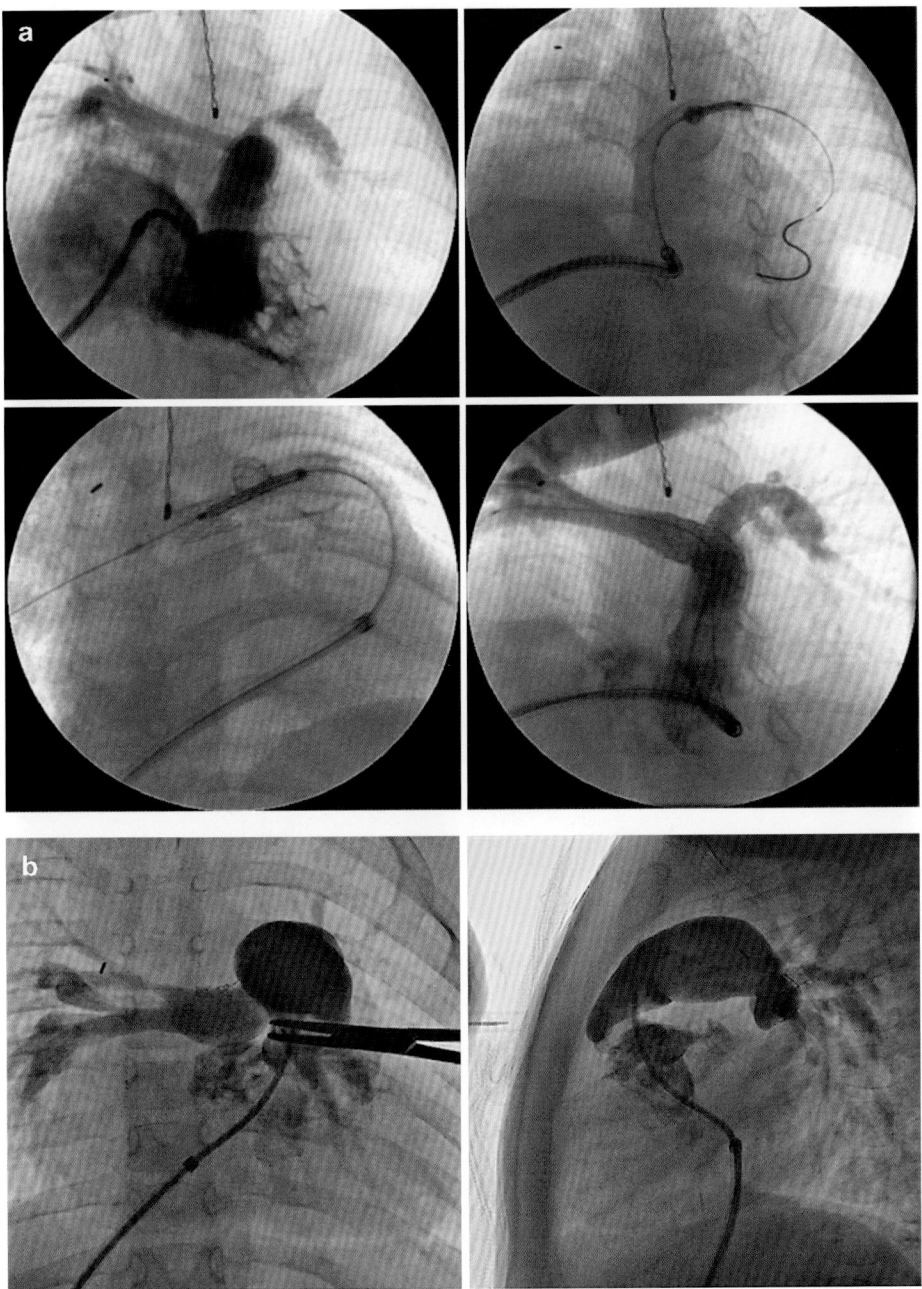

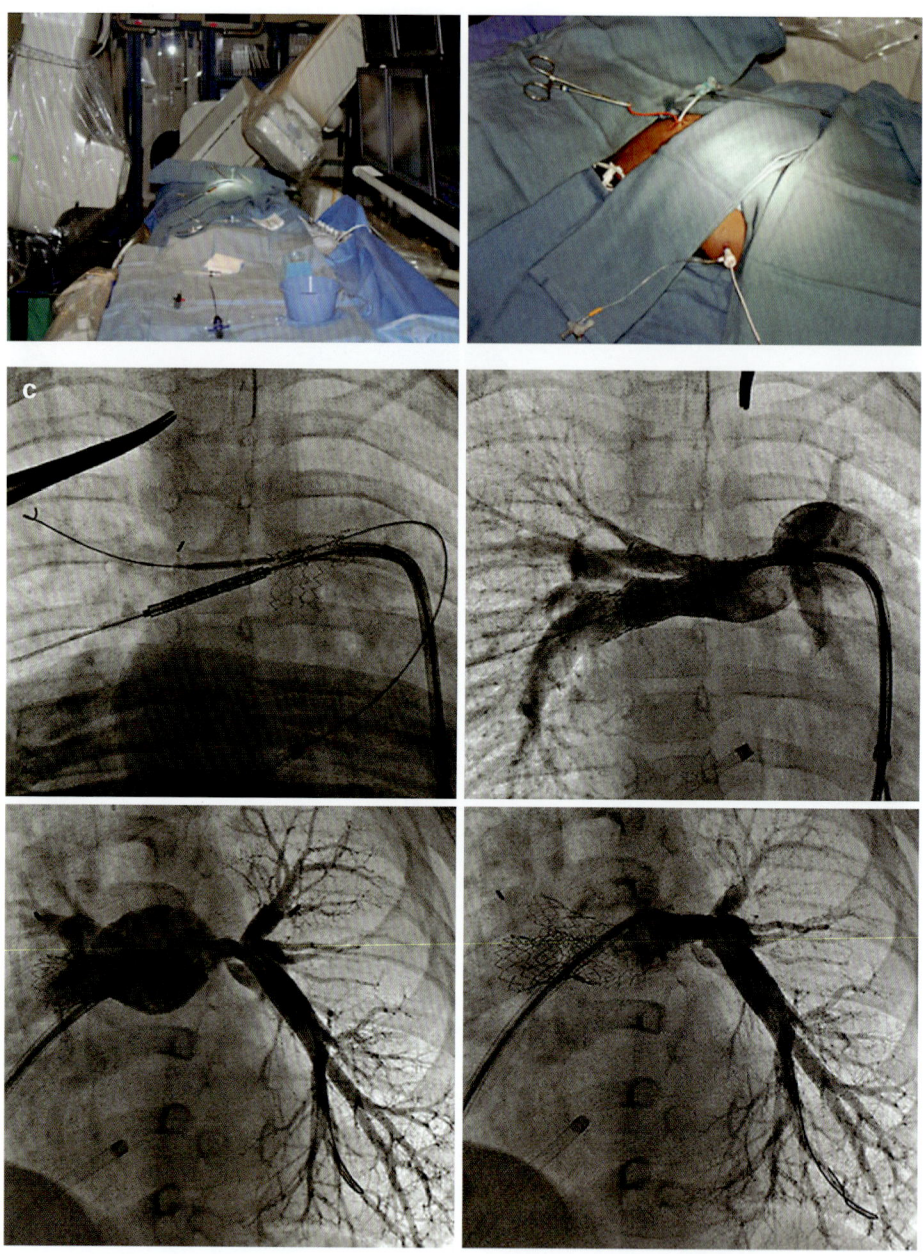

图22-3 （a）造影显示永存动脉干矫治后双侧PA狭窄。这个患者同样没有中心静脉通路。（b）在经肝脏心导管术后可以看到RV-PA管道,胸心外科医生经胸直接穿刺进入此管道,为PA修复提供第二个入路。（c）运送吻合支架至RPA分支的同时在LPA进行CBA。患者避免了CPB

22 医生的视角

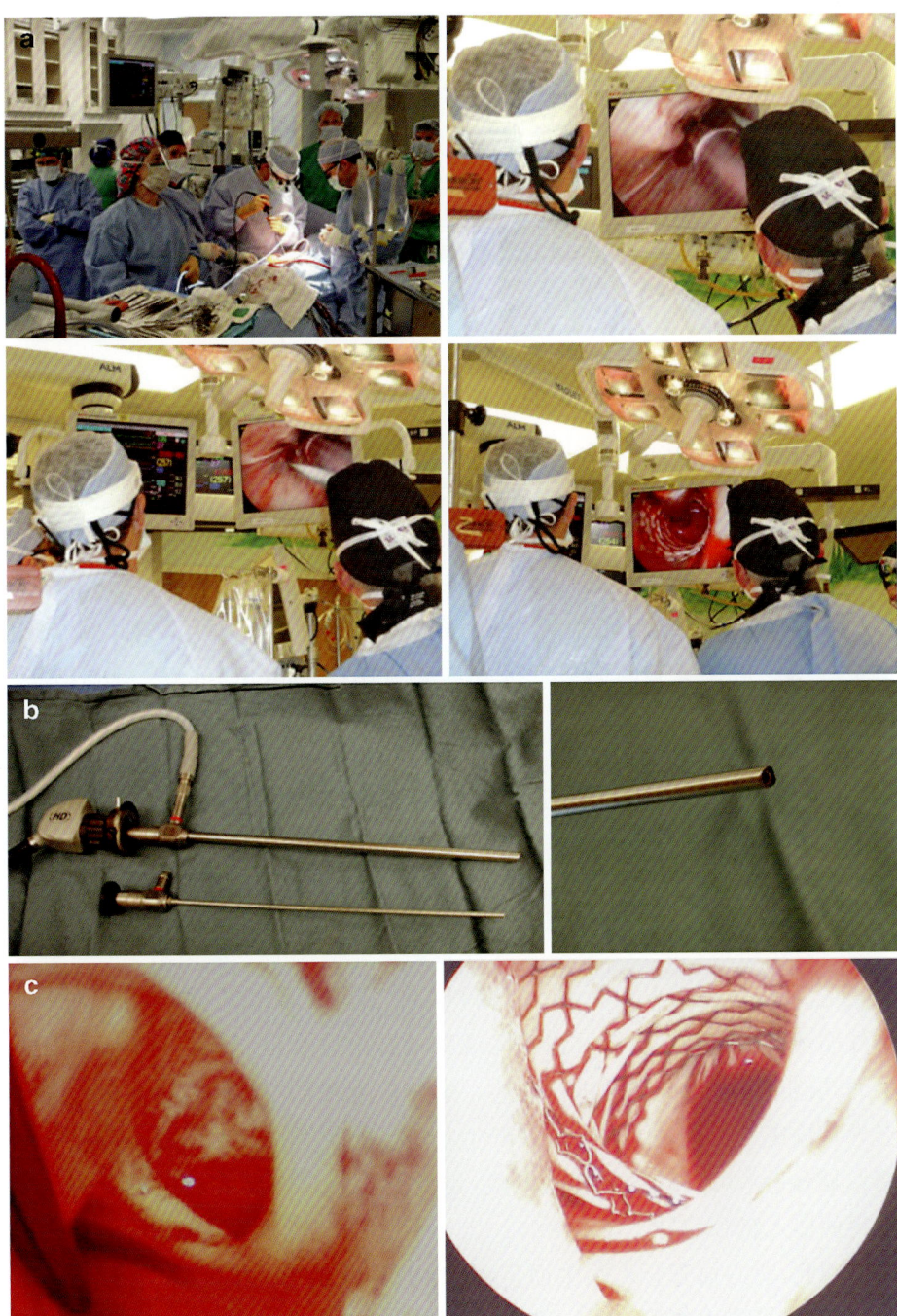

图22-4 有时候 CPB 是必需的。(a) 胸心外科医生和心血管介入医生在复合手术室通过内窥镜显示 PAs。(b) 可见内窥镜上的小型摄像头,可以在支架植入前后拍摄清晰的狭窄 LPA 近端(c)图像

施。另外，使用固定单平板（FPD）的血管造影术不仅可以在术后立即知晓手术效果，也可以决定是否使用术中支架植入术（图 22-5a,b）[3]。这在常见的术中肺动脉支架植入或少见的病例如术中主动脉支架植入均可应用。而且，三维可旋转血管造影术（3DRA）现在也可在复合手术间中进行，相比于单平面血管造影而言这可提供更多的信息。3DRA 可以提供更强有力的解剖学证据，同时也可为介入治疗提供最佳的视角。若在 CPB 下进行术中肺动脉支架植入，我们也可以在植入前后运用内镜相机对解剖结构进行评估。

针对左心发育不良综合征的复合治疗是被讨论最多的一项令心血管介入医生和胸心外科医生均受益的复合手术，更多细节将在本书其他章节进行阐述。以前可能需要新生儿心脏停搏，在 CPB 条件下进行复杂的 Norwood/Sano 手术，而复合手术可于 30~40 min 内在非体外循环条件下放置左、右肺动脉 Gore-Tex 环，术后即刻可见血流动力学改善——收缩压上升约 10 mmHg、血氧饱和度下降约 10%。心血管介入小组此时可通过外科医生在肺动脉瓣上方主肺动脉近端缝制的荷包直接放置动脉导管（patent ductus arteriosus，PDA）支架。与经皮入路放置 PDA 支架相比，在复合手术间使用 X 射线透视则可在 15~20 min 内放置 PDA 支架并且不对血流动力学产生影响。采用经皮入路时，有一定硬度的导丝和鞘管穿越三尖瓣和肺动脉瓣会产生血流动力学不稳定，导致三尖瓣反流和肺动脉瓣反流。在复合手术中 X 射线透视常采用侧位投影可以轻松放置支架。

复合手术擅长的另一领域是经导管运送心脏瓣膜。最初始于心尖经导管运送 TAVR 所需 Edwards SAPIEN 心脏瓣膜。不久之后，我们发现在非体外循环下输送肺动脉瓣并快速完成肺动脉瓣置换是非常容易的[4]。在本书的其他章节会对此技术进行详述。这一技术现已发展到可通过复合技术经导管输送二尖瓣，也可在二尖瓣生物/机械瓣置换术后对瓣周漏进行封堵。复合手术可以减少患者的风险，也使胸心外科医生和心血管介入医生获得便捷入路和简易操作。

因此，对心血管介入医生而言，复合手术简化了手术程序，允许创造性方案，减少了手术的死亡率。这是复杂先天性心脏病未来的治疗方式，因此每一个人都要加入。这不需要专用的复合手术室，但需要一个有无限可能性的合作团队。

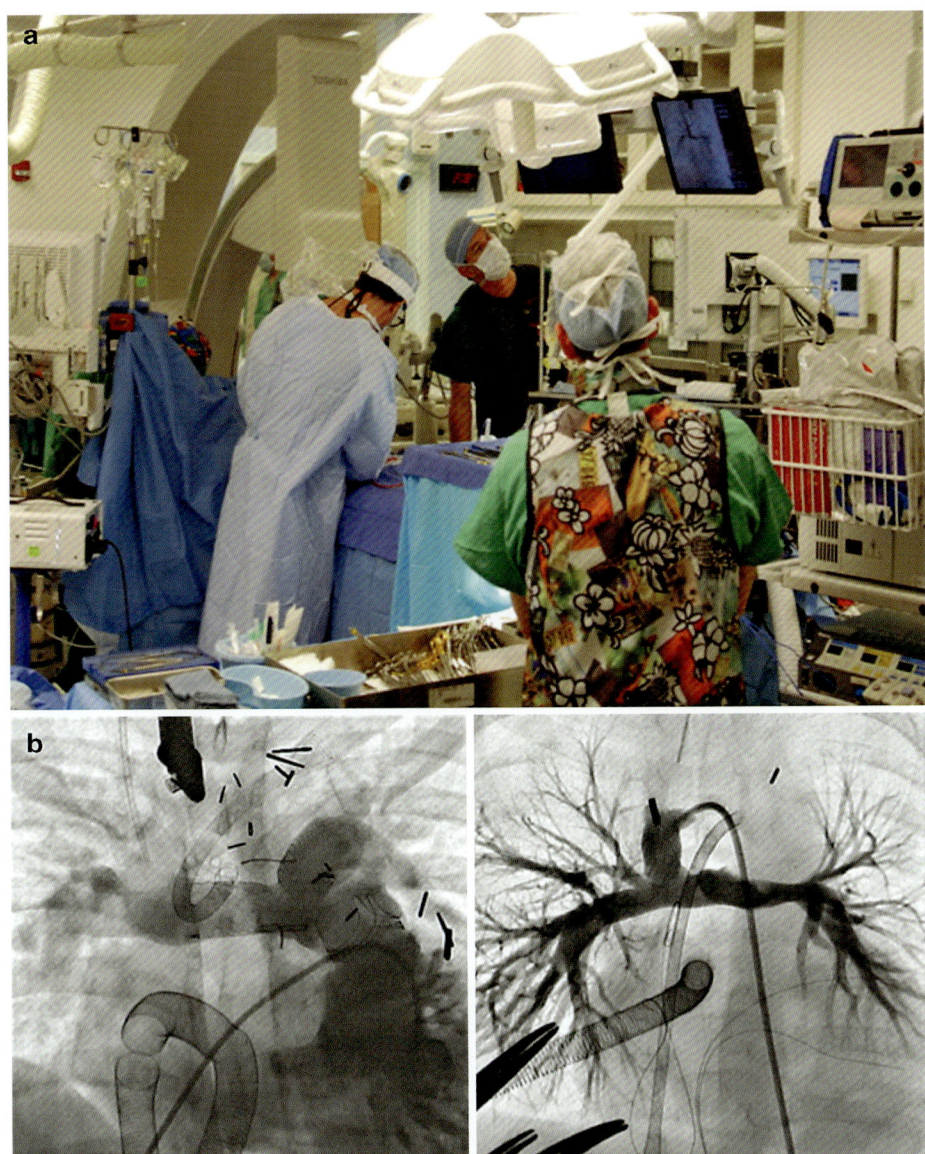

图 22-5 如(a)所示,Exit 血管造影可以在复合手术室轻松进行。在(b),左侧是在 PVR 后的 exit 血管造影,可以看见 PA 支架;右侧显示 HLHS 综合二期手术后的较好结局

参考文献

[1] Pedra CA. Per-ventricular device closure of congenital muscular ventricular septal defects. Expert Rev Cardiovasc Ther. 2010; 8(5): 663-674.

[2] Holzer RJ. "Hybrid" stent delivery in the pulmonary circulation. J Invasive Cardiol. 2008; 20(11): 592-598.
[3] Holzer RJ. Completion angiography after cardiac surgery for congenital heart disease: complementing the intraoperative imaging modalities. Pediatr Cardiol. 2009; 30(8): 1075-1082.
[4] Phillips AB. Development of a novel hybrid strategy for transcatheter pulmonary valve placement in patients following transannular patch repair of tetralogy of fallot. Catheter Cardiovasc Interv. Off J Soc Card Angiogr Interv. 2015; 87: 403-410.

患儿父母对复合技术的看法 23

莎伦·L.奇塔姆

　　本章的重点将集中在左心发育不良综合征(HLHS)的复合手术。不管是在产前还是产后,对父母而言 HLHS 的诊断是令人崩溃的。即使一个胎儿在足够早孕周诊断出 HLHS,对于家庭而言,选择终止妊娠是一个艰难的决定。父母可以考虑流产、出生后仅给予临终关怀、移植或是经历Ⅲ期姑息手术治疗。若是在出生后诊断,父母可能会在孩子出生后身心疲惫,经历一段备受打击的时期。同时,他们需要尝试去明白这个复杂的先天性心脏病以及他们可以选择的手术。另外,也可以仅给予新生儿临终关怀。心血管介入医生及胸心外科医生提供的家庭咨询对父母的决定以及手术管理、治疗等有巨大影响。

　　少数研究评估了当一个新生儿诊断 HLHS 时,家庭所受的心理和经济影响。已发表的定性研究着重于研究那些经历传统 Norwood 或 Norwood-Sano 手术的 HLHS 患儿的家庭。而父母对于 HLHS 患儿的复合手术治疗及其心理影响并没有很好地报道。不管选择姑息治疗或临终关怀,一个家庭的命运就这样被永远改变了。

　　基于儿童心脏网络的一项互联网的研究显示,医生所推荐的治疗方案随研究机构和患儿病情各异。这项调查有 200 位美国心血管医生参与。美国东岸及中西部地区的医生更倾向于推荐传统的 Norwood 手术(分别是 54% 和 60%),美国南部和西部的医生则更倾向于 Sano 改良的 Norwood 手术(分别为 73% 和 82%)。在房间隔完整、中到重度三尖瓣反流或出生体重小于 2 kg 的患者中,对于两种手术方式的推荐均高于仅给予临终关怀、复合姑息手术或心脏移植(均为 $p<0.05$)。而更倾向于对极低出生体重患儿仅给予临终关怀($p<0.05$),这对于孕 30 周前出生的早产儿、染色体异常或终末器官衰竭的患者($p<0.05$)同样适用[1]。

如何将诊断及相关信息告知父母是极其重要的。在告知诊断及可供选择的治疗方案时,父母在需要的同时也期待诚实、共鸣以及同情。父母及医生的关系会在告知如此灾难性诊断的时候变得相当紧张。所有的信息需要使用简单明了的语言告知,避免使用过多的临床术语,画图可以让父母清晰地明白疾病的严重性以及可选择的手术方案。另一方面,父母有可能寻求终止妊娠的建议。家庭的价值观、道德观念和宗教信仰在整个做决定的过程中起着整体的作用。父母希望可以畅所欲言并得到理解和尊重,以及希望医生可以帮助他们为宝宝做出正确选择。父母常常由于害怕孩子的死去而为没有生一个健康的宝宝而感到悲伤,不敢做出决定。他们的世界此时已分崩离析。定性研究表明,此时的父母觉得天塌下来了,这段时间是他们人生中最黑暗的日子[2]。

一旦父母与胸心外科医生决定选择姑息治疗,则意味着选择了复合治疗,Ⅰ期复合手术随即实施。我曾经见过一个传统 Norwood 术后的 HLHS 孩子与Ⅰ期复合手术后的孩子住在相邻床位,后者的家庭很庆幸可以抱着他们的宝宝做互动。另一方面,他们仍然对Ⅱ期的大手术及其存活率感到害怕。父母再一次感到百感交集。

在两期手术之间,即Ⅰ期与Ⅱ期姑息手术之间的时期,父母也将面临其他压力。他们的目标是在Ⅱ期开胸心脏外科手术前将宝宝养到 4~6 个月大且体重长到约 6 kg。因此,父母的关注点是孩子的喂养以及体重增长问题,同时还有血氧饱和度以及呼吸功能。在Ⅰ期复合手术后至出院前,做了复合手术的单心室患儿通常会加入一个家庭监测项目,宝宝的照看者或者父母将记录宝宝每日的体重、热量摄入以及血氧饱和度便于评估潜在的并发症[3-8]。家庭监测或可减少死亡率[9],然而却会增加父母的焦虑。工作人员每周会回顾当周数据,任何不达标的情况都会及时通知父母,心血管介入医生也会根据情况决定是否需要进一步评估或者住院治疗。我们建议出院的患儿每 1~2 周回心脏专科门诊进行严密随访。门诊随访会回顾喂养史、家庭监测数据,还会做全身体检以及心电图、心脏彩超。单心室团队还常配备营养师、理疗师和职业治疗师。对家庭而言,频繁随诊是漫长且有负担的。长时间住院以及长期频繁随诊对家庭的活力也有影响。这些需要占用其他孩子或工作的时间。通常,父母中的一方需要辞职作为孩子的主要照看者,再加上累计的住院费用,是家庭经济的沉重负担。一项对行复合手术的单心室生理循环的孩子父母或照看者焦虑/压力水平的研究显示,焦虑/压力分值与照看者性别、年龄、教育水平、喂养孩子的时间占比、是否服用抗焦虑药物、两期手术之间孩子是否曾进过急诊室显著相关，与照看者的种族、孩子的诊断、年龄、两期手术之间的喂养方式、孩子的出生顺序或家中孩子的数量、婚姻状况、距离医院远近不相关[10]。

分期姑息手术之后，尤其是Ⅰ期复合手术和Ⅱ期全面手术，随之而来的是父母对于"我的孩子会变成正常的孩子吗？"或"这会影响孩子的发育吗？"等问题的担忧。第一个对HLHS及其他单心室新生儿神经系统发育结局的研究指出，行复合姑息治疗与Norwood手术的孩子1岁时的死亡率无显著差异，两组孩子精神运动发育指数及智力发育指数的分数相近，但两者均比正常1岁孩子显著偏低，尤其是运动损伤方面[11]。

在最近的一项研究中，专家对HLHS新生儿在Ⅰ期杂交手术后早期运动、语言、智能发育进行了研究。在6个月大时，HLHS组与正常年龄匹配组的孩子在精细及粗大运动技能上有显著统计学差异（$p = 0.049$），然而，感知、接受能力和语言表达能力无显著差异。这个结论对父母而言很重要，他们可以通过职业治疗和物理治疗在教育时进行早期干预，并帮助父母协助孩子粗大和精细运动技能的发育[12]。

父母的担忧是现实且合乎情理的。从最初诊断到两期手术间歇及Ⅱ期全面手术，再到最终的Fontan手术的影响来看，父母害怕孩子死去，而对存活下来的孩子，父母则担心他们未来的神经系统发育情况。不管是产前还是产后做出诊断，医护人员均需从诊断之初便对患者及家属提供更好的支持。尽管有些心血管介入医生和胸心外科医生对提供某些治疗方案时感到纠结，但所有的选择均需无偏倚地告知父母。每一个单心室患者均需加入全天24 h、每周7天提供服务的家庭监测项目，以便从单心室心脏团队获得支持。每一个家庭均需接受社会心理支持及咨询。经济负担仅能保证频繁的评估、超声心动图、住院、心脏手术和介入心导管检查。从孩子很小的时候家庭经济便显拮据，因为这个沉重的经济负担直到做完Ⅲ期手术才能卸下。医护人员需要在整个儿童时期对孩子的神经发育进行评估，提供干预并帮助他们向最好的方向发展。

在我们中心，HLHS的孩子有同等机会接受复合手术、Norwood手术或Norwood-Sano手术。根据俄亥俄州哥伦比亚全国儿童医院[13]以及德国Giessen团队[14]的报道，不仅胸心外科医生和介入团队，而且父母也更倾向于选择复合手术。

参考文献

[1] Yates AR. Initial counseling prior to palliation for hypoplastic left heart syndrome. Congenit Heart Dis. 2011; 6(4): 347-358.

[2] Cantwell-Bartl AM, Tibballs J. Psychosocial responses of parents to their infant's diagnosis of hypoplastic left heart syndrome. Cardiol Young. 2015; 25(6): 1065-1073.

[3] Ghanayem NS, Cava JR, Jaquiss RD, et al. Home monitoring of infants after stage one palliation for hypoplastic left heart syndrome. Semin Thorac Cardiovasc Surg Pediatr Card Surg Annu. 2004; 7: 32-38.

[4] Ghanayem NS, Hoffman GM, Mussatto KA, et al. Home surveillance program prevents interstage mortality after the Norwood procedure. J Thorac Cardiovasc Surg. 2003; 126(5): 1367-1377.

[5] Ghanayem NS, Tweddell JS, Hoffman GM, et al. Optimal timing of the second stage of palliation for hypoplastic left heart syndrome facilitated through home monitoring, and the results of early cavopulmonary anastomosis. Cardiol Young. 2006; 16 Suppl 1: 61-66.

[6] Hehir DA, Cooper DS, Walters EM, et al. Feeding, growth, nutrition, and optimal interstage surveillance for infants with hypoplastic left heart syndrome. Cardiol Young. 2011; 21 Suppl 2: 59-64.

[7] Miller-Tate H, Stewart J, Allen R, et al. Interstage weight gain for patients with hypoplastic left heart syndrome undergoing the hybrid procedure. Congenit Heart Dis. 2013; 8(3): 228-233.

[8] Rudd NA, Frommelt MA, Tweddell JS, et al. Improving interstage survival after Norwood operation: outcomes from 10 years of home monitoring. J Thorac Cardiovasc Surg. 2014; 148(4): 1540-1547.

[9] Hansen JH, Furck AK, Petko C, et al. Use of surveillance criteria reduces interstage mortality after the Norwood operation for hypoplastic left heart syndrome. Eur J Cardiothorac Surg. 2012; 41(5): 1013-1018.

[10] Stewart J, Dempster R, Allen R, et al. Caregiver anxiety due to interstage feeding concerns. Congenit Heart Dis. 2015; 10(2): E98-106. doi: 10.1111/chd.12257.

[11] Knirsch W, Liamlahi R, Hug MI, et al. Mortality and neurodevelopmental outcome at 1 year of age comparing hybrid and Norwood procedures. Eur J Cardiothorac Surg. 2012; 42(1): 33-39.

[12] Cheatham SL, Carey H, Chisolm JL, et al. Early results of neurodevelopment following hybrid stage I for hypoplastic left heart syndrome. Pediatr Cardiol. 2015; 36(3): 685-691.

[13] Galantowicz M, Cheatham JP, Phillips A, et al. Hybrid approach for hypoplastic left heart syndrome: intermediate results after the learning curve. Ann Thorac Surg. 2008; 85(6): 2063, 70; discussion 2070-2071.

[14] Schranz D, Bauer A, Reich B, et al. Fifteen-year single center experience with the "Giessen Hybrid" approach for hypoplastic left heart and variants: current strategies and outcomes. Pediatr Cardiol. 2015; 36(2): 365-373.

24 开展复合技术的导管室

拉尔卡·J.霍尔泽

24.1 简介

复合手术包括术程中胸心外科医生和心血管介入医生的合作。这些手术包括诸如左心发育不良综合征的复合姑息治疗、经心室 VSD 封堵，以及术中支架植入等治疗[1-6]。越来越多的中心已经开始进行复合治疗[7]。复合手术成功最重要的因素是由介入医生和手术医生共同组成的团队的观念，需要他们在结合外科与介入技术时持合作态度并可跳出固有思维框架。当复合手术在正确观念和可移动 C 臂的帮助下实施时，有一个专用的复合心导管手术室确实可以降低这个手术的难度。因此，决定是否要把一间导管室升级为专用的复合心导管手术室是很重要的。

24.2 复合心导管手术室

许多用于复合心导管手术室的设计元素同时也可用于一个独立的心导管手术间，包括对空间利用的改进、高性能摄影机、专用路由系统以及在心导管手术室中全方位多角度安装的监控器，从而使得在必要时可从手术室任意位置获得相关手术资料。这些设计不仅对复合手术室，且对一个独立的现代心导管手术室而言都是很重要的。复合手术室和现代的非复合心导管室的控制室的安装并没有太大区别，它可以容纳普通监控设备及（后期）工作站，同时提供一个宽敞、无阻碍的手术观摩区域，而按正确角度安装的高性能摄影机可以提供补充影像资料。控制室同时安装了路由系统的硬件。

那么，复合心导管手术室和新建的现代专用心导管室有什么不同（图

24-1)？首先，也是最重要的一点，复合心导管手术间通常比标准的外科手术间要大得多，许多现代复合手术室有至少 84～111 m² 的一层楼。对于复合心导管手术室而言，由于有许多设备需要安装，手术室的大小是非常重要的。除了标准双平面显像系统、心脏麻醉以及其他所有在心导管术中需要用到的诊断和影像工具（IVUS、ICE、TEE、RF、血流动力学系统、压力导丝、血栓抽吸系统等），复合心导管手术室还需可以容纳完整的外科手术设备包括手术托盘、附属人员（手术团队、洗手护士、灌注师）、体外循环机和/或 ECMO、电烙器、光纤光源以及其他的设备。

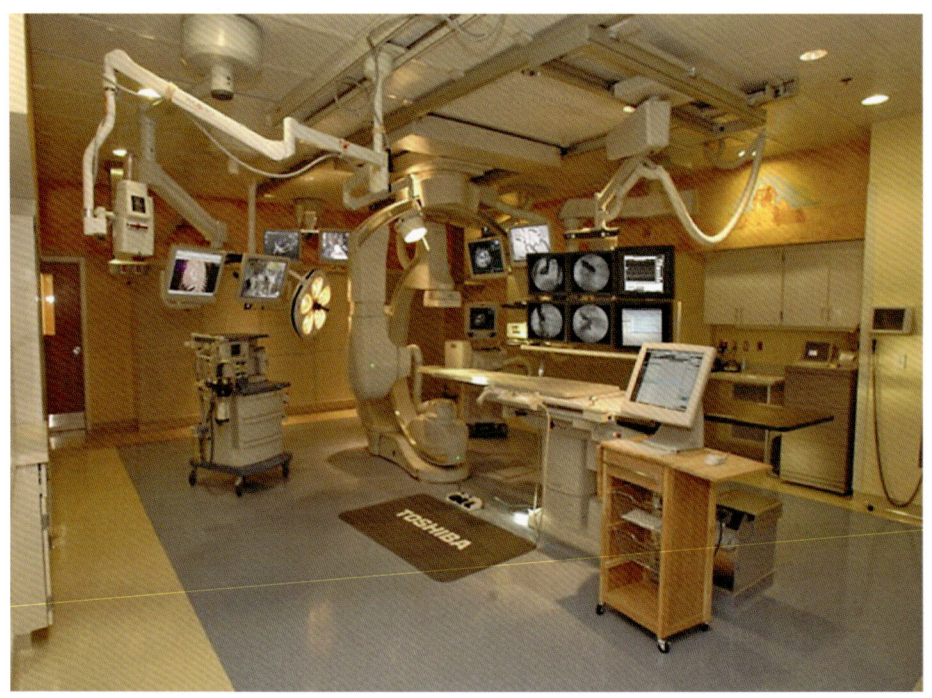

图 24-1 复合心导管手术室（国立儿童医院的复合心导管手术室）

另外，为安装体外循环机和/或 ECMO 所需的电路，至少还需另备一套供气设备（理想状态应有 3 套）。此外，电源插座需能承受心导管手术室所需的所有外科及心导管设备。储物装置也能轻松移动，使得整间手术室可以不费劲地进行彻底清理。

顶置式吊臂是安置许多必需设备的理想方式，因此清楚地知道何处安装何种设备是非常重要的，这样才能在使用的时候保证这些吊臂不阻挡其他设备所必需的通道，如 TEE 或者 IVUS。同理，保证团队成员在相关设备使用时仍可自由移动及接触患者是非常重要的。有些设备可置于器械吊臂上(如除颤仪、手术用气体、某些摄影机、电源插头),其他的可独立顶置或固定于墙上(如造影剂注射仪以及某些摄影机)。监控器需安装于介入医生面前、头侧及背后,以协助胸心外科医生获得手术视野,同样须在复合手术室的其他位置放置,从而可以从各个角度观看手术重要步骤。

除了上述所说,一间复合手术室需符合外科手术间标准,包括整体天花板的设计、适宜的温度和湿度,以及每小时大于 13 次的空气交换。感染控制很重要,因此设置一间麻醉室是有好处的(特别是对一个儿童中心而言,患者常常有父母陪伴)。同样的,需要有一个洗手池以便在进入复合心导管手术室前洗手。在标准心导管手术中,进入控制室时可以不穿手术衣,但在复合手术时这是必需的。因此,在进入麻醉室前应设置一个房间以提供外科口罩、帽子、鞋套和消毒隔离衣,这样那些想在复合手术进行期间进入控制室而非手术室的参观者可有一个更衣的地方。若同一机构有多于一间的心导管室,在两间导管室之间安装一个可上锁的门是非常好的,这样可以避免复合手术进行时将相邻的控制室也设置为无菌区域。

复合手术室另一个重点考虑的是心导管床。理想状态下,它是可以向左或向右倾斜的,同时也可向头侧或尾侧移动。此外,这张床必需可安全地锁住,使得在复合手术过程中外科手术部分进行的时候不会被轻易地解锁。

对于外科复合手术室(图 24-2),许多设计与复合心导管手术室是不一样的[8]。需着重考虑的是在手术室内设置一个隔离区域,同时保证墙上的铅涂层足以达到安装和固定吊顶式 C 臂的相关要求。此外,许多外科复合手术室可能只安装了单平面系统,相比于双平面系统,这对地面空间的要求显著减少。天花板需进行加固以保证可以安装固定的 C 臂。手术床需要使用碳纤维制、质量轻的,以保证可以获得合适的图像。

24.3 总结

因需要考虑许多因素,因此有必要在设计早期让所有相关人员(心导管和手术团队、设备商、生物医学工程师、行政人员等)参与进来。虽然复合手术室的安装有许多共同问题需解决,却常常因不同机构的个体化需求和细节而不同。同时,相比重建一个新的复合心导管手术室而言,将现有心

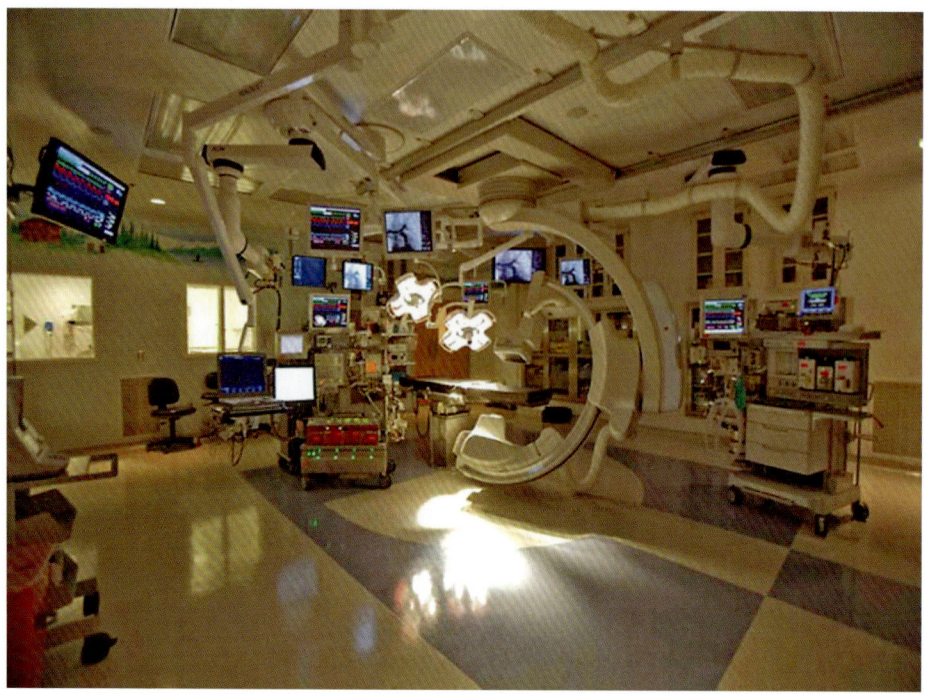

图 24-2　复合手术室设备(国立儿童医院的复合手术室)

导管室改造成复合手术室更具挑战[9]。总而言之,许多需要解决的问题并不是复合手术室特有的(如路由系统),同时也适用于独立的心导管室。

参考文献

[1] Michel-Behnke I, Akintuerk H, Marquardt I, et al. Stenting of the ductus arteriosus and banding of the pulmonary arteries: basis for various surgical strategies in newborns with multiple left heart obstructive lesions. Heart. 2003; 89(6): 645-650.

[2] Galantowicz M, Cheatham JP. Lessons learned from the development of a new hybrid strategy for the management of hypoplastic left heart syndrome. Pediatr Cardiol. 2005; 26(2): 190-199.

[3] Galantowicz M, Cheatham JP. Fontan completion without surgery. Semin Thorac Cardiovasc Surg Pediatr Card Surg Annu. 2004; 7: 48-55.

[4] Bacha EA, Cao QL, Starr JP, Waight D, Ebeid MR, Hijazi ZM. Perventricular device closure of muscular ventricular septal defects on the beating heart: technique and results. J Thorac Cardiovasc Surg. 2003; 126(6): 1718-1723.

[5] Bacha EA, Cao QL, Galantowicz ME, et al. Multicenter experience with perventricular device closure of muscular ventricular septal defects. Pediatr Cardiol. 2005; 26(2): 169-175.

[6] Hjortdal VE, Redington AN, de Leval MR, Tsang VT. Hybrid approaches to complex congenital cardiac surgery. Eur J Cardiothorac Surg. 2002; 22(6): 885-890.

[7] Holzer R, Marshall A, Kreutzer J, et al. Hybrid procedures: adverse events and procedural characteristics — results of a multi-institutional registry. Congenit Heart Dis. 2010; 5(3):

233-242.

[8] Bonatti J, Vassiliades T, Nifong W, et al. How to build a cath-lab operating room. Heart Surg Forum. 2007; 10(4): E344-348.

[9] Hirsch R. The hybrid cardiac catheterization laboratory for congenital heart disease: from conception to completion. Catheter Cardiovasc Interv: Off J Soc Cardiac Angiogr Interv. 2008; 71(3): 418-428.

第 7 部分
左心发育不良综合征

左心发育不良综合征：自然病程与外科治疗历史

25

伊娜·米歇尔-本克

25.1 自然进程

左心发育不良的范畴很广，可以轻微发育不良，也可合并二尖瓣/主动脉闭锁即经典的左心发育不全综合征[1-3]，产前和产后干预可能达到双心室循环。本章的重点是探讨左心发育不良综合征（HLHS）中严重发育不良的左心室和流出道的形态学和生理学表现。

在过去的 10 年，HLHS 在先天性心脏病中所占的比例较低，为 2%～3%[4]。由于病变的严重性，95% 的新生儿患儿在出生后几天或几周内死亡。通常在孕 18～24 周内的胎儿心脏筛查中得到诊断。虽然对左心室和主动脉发育不良可以早期发现，但由于怀孕后期出现生理和解剖的变化，可能出现左心室发育不良、心内膜弹力纤维增生症的出现和卵圆孔过早关闭，因此产后治疗策略规划只能够在纵向随访中逐步确定[5,6]。

25.1.1 从胎儿循环过渡到产后循环

在生命的头几天内，由于动脉导管和卵圆孔关闭而导致临床症状的出现。由于体循环依赖于动脉导管的开放，当动脉导管右向左分流停止时，左心室不能支持全身循环，从而引发心力衰竭和代谢性酸中毒。在主动脉闭锁的病例中冠状动脉逆行灌注，动脉导管关闭可导致心肌功能恶化。新生儿期患儿表现为苍白发绀，股动脉弱或无搏动，水肿和呼吸急促。这些症状代表了动脉导管关闭后，体循环负荷增加后的血流动力学变化。

除了开放的动脉导管外，房间隔缺损（ASD）水平的血液混合也是生存的必要条件。限制性房间隔交通甚至过早闭合会导致怀孕期间 HLHS 恶化[7]，进一步引发肺静脉继发性动脉化，是影响出生后选择治疗方案的重要因素[8-10]。左房至右心房血流分流的受限以及回流肺静脉出口变小,增加左心房压力,进一步导致循环衰竭前越来越严重的发绀和呼吸窘迫。

另一方面,HLHS 患儿中不受限制的 ASDs 会导致心脏容量负荷增大、过渡的肺循环和充血性心脏衰竭。在此类的新生儿中,其血氧饱和度可在 90%,这可能导致漏诊。直到呈现出呼吸急促、肝大、水肿等症状。这两表型和病理生理变化如图 25-1 所示。如果这些临床指征被误解为新生儿败

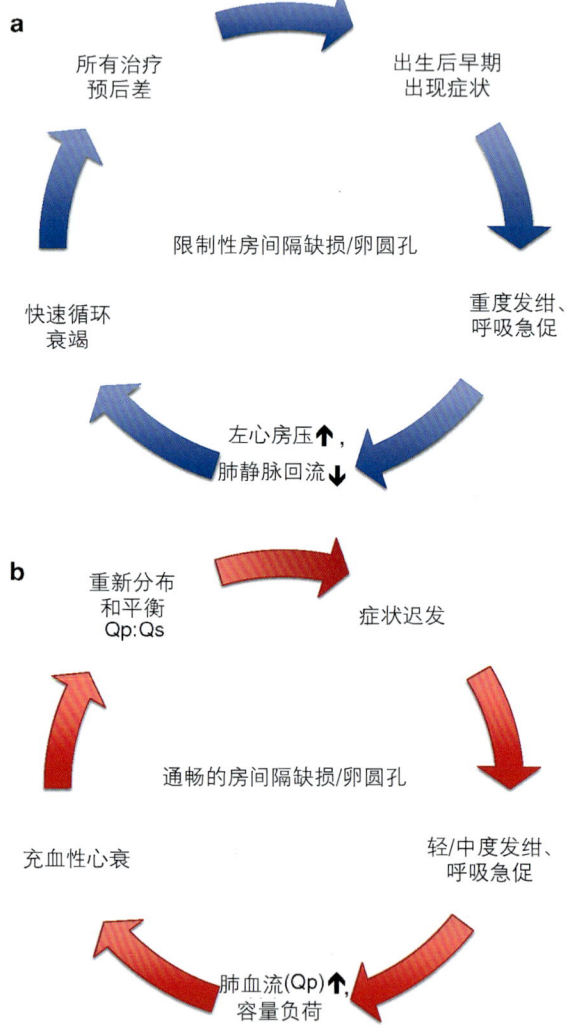

图 25-1　左心发育不全综合征的临床表现。限制性房间隔缺损(ASD)/新生儿卵圆孔(PFO)的症状出现得早,出生后即出现发绀和血流动力学的急剧下降(a),当存在一个大的房间隔沟通,则临床上表现为氧饱和度的轻度减低和心力衰竭的延迟发生,从而可能延误诊断(b)。无论 ASD/FO 大小如何,随着动脉导管关闭,临床症状必然恶化

血症或心源性休克,在出生后头几天内就会导致死亡。

25.2 外科治疗的历史

体内试验证实,前列腺素 E 输液能够保持动脉导管通畅[11],并且成功应用在导管依赖的肺或体循环[12-16]新生儿中,这为发绀型先天性心脏病(CHD),也为 HLHS 患者的外科治疗指明了方向。

25.2.1 单心室的姑息手术

在 20 世纪 80 年代诺伍德(Norwood)和他的同事第一个成功地尝试建立一个由右心室支持的体循环系统,其中包括主动脉弓重建,通常把发育不良的升主动脉与肺动脉干合并在一起;房间隔切除术,以及用改良 Blalock Taussig 来提供肺动脉灌注。通过早期的学习曲线后,在 CHOP(费城儿童医院)104 例病例中,其两年的早期死亡率为 39%(早期 30 例,晚期 11 例)。姑息性手术的预后与有限的围手术期处理经验、低氧血症及主动脉弓梗阻有关[17-21]。自那时以来,全球的许多机构根据这种理念,取得不同程度的成功。最终证明,除了手术技术的改进,肺循环和体循环平衡(Qp/Qs)和避免冠状动脉窃血是降低早期和间隔期死亡率的关键因素。B-T 分流相关的并发症,包括梗死或肺动脉过渡灌注,从而导致心肌灌注的窃血,在整个心脏循环,如心脏收缩和舒张期中,引起生理学改变。因为约 70% 冠脉灌注发生在舒张期,灌注压不得低于这临界阈值。

因此,外科医生们重新提出威廉·诺伍德(William Norwood)建立 RV-PA 连接的想法,2003 年佐野俊二(Shunji Sano)报道用一个没有瓣膜的 4~5 mm 聚四氟乙烯管连接右心室到肺动脉主干[22,23]。早期的住院死亡率大幅度下降,这是由于有较高的舒张压和小的肺动脉分流量。围术期管理变得更加容易,这种情况不仅在手术量大的中心。在病例对照组中,RV-PA 分流组的生存率为 89%~93%,而 B-T 分流术后为 53%~72%[22,24,25]。有冲突的数据报告[26-28]显示早期的医院死亡率无差异。

而应用 RV-PA 分流手术在第 1 阶段的优势还是很明显的,但对长期预后的影响还需要得到确认。针对第 2 阶段,第 3 阶段手术生存率,也就是部分或者完全性腔静脉-肺动脉吻合术,进行的一项研究,是目前最大宗的多中心(前瞻性)随机系列研究,共 555 例病例[29]。以 1 岁内死亡或心脏移植作为研究终点,结果显示是 RV-PA 分流有优势(26% vs. 36%);但在平均随访时间为 32±11 月的时间内,死亡率是一致的。而肺动脉发育在两组病例(RV-PV 组和 B-T 分流组)中均是满意的;而潜在的缺点是 RV-PA 组会有心肌瘢痕,以及由此导致的心律失常和心功能不全,有研究表明或者有争论认为这种缺点抵消了对长期术后管理有利的方面[30-33]。间隔期的并发症和死亡率与心肌功能障碍、冠状动脉疾病、三尖瓣反流、主动脉弓梗阻和分流狭窄等有关,后者多发生于 RV-PA 分流术,而 B-T 分流相对较少[34-36]。建议何时以及如何修复三尖瓣和改进主动脉弓重建技术的目的是改善和保持体循环右心室的功能,直到完成 Glenn 手术,减轻心室容量负荷[37-40]。

在 20 世纪 90 年代,外科医生以及心脏儿科医生联合提出了应用复合手术的方法治疗 HLHS。基于吉布斯[41]的经验:植入支架到动脉导管,保持导管通畅及双侧肺动脉环缩术,这个概念主要是由美国(马克·加兰托维克,外科医生,和约翰·奇塔姆,心内科医生)和德国(哈坎·奥金图克,外科医生,和迪特马尔·施兰茨医生)两组专家所阐述说明的[42-46]。可以通过植入动脉导管支架,保证体循环血流的安全,同时可以保护双肺免于过渡的流量和肺动脉高压,这种策略可以应用于高危的 Norwood 手术患儿,或者作为心脏移植甚至是双心室矫治 HLHS 的过渡手段。目前作为分期手术(吉森,德国)或者单一手术(哥伦布,美国)的外科-导管介入治疗已经建立。

在完成经典的 Norwood 或者改良 Sano 的主动脉重建后,双向上腔静脉肺动脉连接术与其他单心室修复并没有不同;杂交手术的方法,是结合 Ⅱ 期上腔静脉-右肺动脉连接和 Norwood Ⅰ 期手术的部分操作,如主动脉弓重建和横断肺动脉,重建体循环右心室的出口。其他单位提出多个改良的手术方式,包括逆向的 B-T 分流,目的是保护冠状动脉灌注[47,48]。在世界范围内,通过比较研究应用 Norwood/Sano 手术和杂交手术这两种不同的手术,制订具有个体特色的治疗策略[49-53]。

无论应用任何类型的姑息手术,对降低并发率和死亡率,出院后的家庭监控治疗系统是非常重要的[54-59]。

25.2.2　双心室矫治和心脏移植

除了协同外科手术和介入的方法外,(外科医生)还通过切除纤维化的心内膜,疏通左心室流入和流出道,从而恢复发育不良的左心室[60],必须牢记的是 LV 发育的信号通路中心肌增生能力有限,而不是心肌肥厚[2]。

来自美国罗马琳达的伦纳德·贝利(Leonard Bailey)在 1985 年报道开展 Norwood 手术后不久就开创了应用原位心脏移植手术治疗 HLHS 的历史[61]。这种手术是有特殊要求的,在心脏移植中必须重建发育不良的主动脉弓,这具有挑战性。对于具有高死亡率的主要移植等待名单中,主要是那些合并严重三尖瓣反流,严重右室功能不全、冠脉瘘或者冠脉狭窄的新生儿患者,不符合做 Norwood 或杂交类姑息手术。结果显示那些因为早期或晚期姑息治疗失败后进行心脏移植手术的患者,其预后与非先心病原位心脏移植是有可比性的[62],但要求手术技术调整[63]。

总之,产前筛查的进步、加强 ICU 处理和手术技术的改进,能够提高 HLHS 儿童生存率和生活质量。为出生患者提供的治疗组合包括:

- 舒适护理管理。
- 分期功能单心室的姑息治疗(Norwood/Sano/Hybrid)。
- 原发性心脏移植。

早在胎儿期间发现 HLHS 时,医护人员的观念对 HLHS 患儿的治疗有很大影响。(疾病)咨询是受每个医生的个人经验、实际公布姑息性手术和心脏移植的结果、相关的遗传疾病以及神经发育结果的影响,最后是伦理方面的问题[64,65]。

参考文献

[1] Tchervenkov CI, Jacobs JP, Weinberg PM, et al. The nomenclature, definition and classification of hypoplastic left heart syndrome. Cardiol Young. 2006; 16: 339–368.

[2] Hickey EJ, Caldarone CA, McCrindle BW. Left ventricular hypoplasia. J Am Coll Cardiol. 2012; 59: S43–54.

[3] Kearney DL. The pathological spectrum of left-ventricular hypoplasia. Semin Cardiothorac Vasc Anesth. 2013; 17: 105–116.

[4] Egbe A, Uppu S, Lee S, Stroustrup A, et al. Temporal variation of birth preva-lence of congenital heart disease in the United States. Congenit Heart Dis. 2015; 10: 43–50.

[5] Yagel S, Weissman A, Rotstein Z, et al. Congenital heart defects: natural course and in utero development. Circulation. 1997; 96: 550–555.

[6] Cole CR, Eghtesady P. The myocardial and coronary histopathology and pathogenesis of hypoplastic left heart syndrome. Cardiol Young. 2016; 26(1): 19–29.

[7] Gardiner HM. Response of the fetal heart to changes in load: from hyperplasia to heart failure. Heart. 2005; 91: 871–873.

[8] Taketazu M, Barrea C, Smallhorn JF, et al. Intrauterine pulmonary venous flow and restrictive foramen ovale in fetal hypoplastic left heart syndrome. J Antimicrob Chemother. 2004; 43: 1902–1907.

[9] Vlahos AP, Lock JE, McElhinney DB, et al. Hypoplastic left heart syndrome with intact or

highly restrictive atrial septum: outcome after neonatal transcatheter atrial sep-tostomy. Circulation. 2004; 109: 2326-2330.
[10] Hoque T, Richmond M, Vincent JA, et al. Current outcomes of hypoplastic left heart syndrome with restrictive atrial septum: a single-center experience. Pediatr Cardiol. 2013; 34: 1181-1189.
[11] Sharpe GL, Larsson KS. Studies on closure of the ductus arteriosus. X. In vivo effect of pros-taglandin. Prostaglandins. 1975; 9: 703-719.
[12] Graham TP, Atwood GF, Boucek RJ. Pharmacologic dilatation of the ductus arteriosus with prostaglandin E1 in infants with congenital heart disease. South Med J. 1978; 71: 1238-1246.
[13] Olley PM, Coceani F, Bodach E. E-type prostaglandins: a new emergency therapy for certain cyanotic congenital heart malformations. Circulation. 1976; 53: 728-731.
[14] Heymann MA, Berman W, Rudolph AM, et al. Dilatation of the ductus arteriosus by prostaglandin E1 in aortic arch abnormalities. Circulation. 1979; 59: 169-173.
[15] Lang P, Freed MD, Rosenthal A, et al. The use of prostaglandin E1 in an infant with interruption of the aortic arch. J Pediatr. 1977; 91: 805-807.
[16] Yabek SM, Mann JS. Prostaglandin E1 infusion in the hypoplastic left heart syndrome. Chest. 1979; 76: 330-331.
[17] Norwood WI, Kirklin JK, Sanders SP. Hypoplastic left heart syndrome: experience with pallia-tive surgery. Am J Cardiol. 1980; 45: 87-91.
[18] Norwood WI, Lang P, Casteneda AR, et al. Experience with operations for hypoplas-tic left heart syndrome. J Thorac Cardiovasc Surg. 1981; 82: 511-519.
[19] Norwood WI, Lang P, Hansen DD. Physiologic repair of aortic atresia-hypoplastic left heart syndrome. N Engl J Med. 1983; 308: 23-26.
[20] Pigott JD, Murphy JD, Barber G, et al. Palliative reconstructive surgery for hypoplas-tic left heart syndrome. Ann Thorac Surg. 1988; 45: 122-128.
[21] Norwood WI. Hypoplastic left heart syndrome. Ann Thorac Surg. 1991; 52: 688-695.
[22] Sano S, Ishino K, Kawada M, et al. Right ventricle-pulmonary artery shunt in first-stage palliation of hypoplastic left heart syndrome. J Thorac Cardiovasc Surg. 2003; 126: 504-509; discussion 509-510.
[23] Sano S, Ishino K, Kawada M, et al. Right ventricle-pulmonary artery shunt in first-stage palliation of hypoplastic left heart syndrome. Semin Thorac Cardiovasc Surg Pediatr Card Surg Annu. 2004; 7: 22-31.
[24] Pizarro C, Malec E, Maher KO, et al. Right ventricle to pulmonary artery conduit improves outcome after stage I Norwood for hypoplastic left heart syndrome. Circulation. 2003; 108 Suppl 1: II155-160. Lippincott Williams & Wilkins.
[25] Mair R, Tulzer G, Sames E, et al. Right ventricular to pulmonary artery conduit instead of modified Blalock-Taussig shunt improves postoperative hemodynamics in newborns after the norwood operation. J Thorac Cardiovasc Surg. 2003; 126: 1378-1384.
[26] Mahle WT, Cuadrado AR, Tam VKH. Early experience with a modified Norwood procedure using right ventricle to pulmonary artery conduit. Ann Thorac Surg. 2003; 76: 1084-1088; discus-sion 1089.
[27] Tabbutt S, Dominguez TE, Ravishankar C, et al. Outcomes after the stage I reconstruction comparing the right ven-tricular to pulmonary artery conduit with the modified Blalock Taussig shunt. Ann Thorac Surg. 2005; 80: 1582-1590; discussion 1590-1591.
[28] Azakie A, Martinez D, Sapru A, et al. Impact of right ventricle to pulmonary artery conduit on outcome of the modified Norwood procedure. Ann Thorac Surg. 2004; 77: 1727-1733.
[29] Ohye RG, Sleeper LA, Mahony L, et al. Pediatric Heart Network Investigators. Comparison of shunt types in the Norwood procedure for single-ventricle lesions. N Engl J Med. 2010; 362: 1980-1992.
[30] Kolcz J, Skladzien T, Kordon Z, et al. Impact of right ventricle-pulmonary artery conduit placement on pulmonary artery development after the Norwood procedure in hypoplastic left heart syndrome. Eur J Cardiothorac Surg. 2012; 42: 218-223; discussion 223-224. Oxford University Press.

[31] Frommelt PC, Sheridan DC, Mussatto KA, et al. Effect of shunt type on echocardiographic indices after initial palliations for hypoplastic left heart syndrome: Blalock-Taussig shunt versus right ventricle-pulmonary artery conduit. J Am Soc Echocardiogr. 2007; 20: 1364 - 1373.

[32] Ghanayem NS, Jaquiss RDB, Cava JR, et al. Right ventricle-to-pulmonary artery conduit versus blalock-taussig shunt: a hemodynamic comparison. Ann Thorac Surg. 2006; 82: 1603 - 1610.

[33] Ohye RG, Ludomirsky A, Devaney EJ, et al. Comparison of right ventricle to pulmonary artery conduit and modified Blalock-Taussig shunt hemodynamics after the Norwood operation. Ann Thorac Surg. 2004; 78: 1090 - 1093.

[34] Bartram U, Grünenfelder J, Van Praagh R. Causes of death after the modified Norwood proce-dure: a study of 122 postmortem cases. Ann Thorac Surg. 1997; 64: 1795 - 1802.

[35] Nathan M, Williamson AK, Mayer JE, et al. Mortality in hypoplastic left heart syndrome: Review of 216 autopsy cases of aortic atresia with attention to coronary artery disease. J Thorac Cardiovasc Surg. 2012; 144: 1301 - 1306.

[36] Sharma V, Deo SV, Huebner M, et al. In search of the ideal pulmonary blood source for the Norwood procedure: a meta-analysis and systematic review. Ann Thorac Surg. 2014; 98: 142 - 150.

[37] Bautista-Hernandez V, Brown DW, Loyola H, et al. Mechanisms of tricuspid regurgitation in patients with hypoplastic left heart syndrome under-going tricuspid valvuloplasty. - PubMed - NCBI. J Thorac Cardiovasc Surg. 2014; 148: 832 - 840.

[38] Ruzmetov M, Welke KF, Geiss DM, et al. Outcomes of tricuspid valve repair in children with hypoplastic left heart syndrome. J Card Surg. 2014; 29: 698 - 704.

[39] Fraser CD, Mee RB. Modified Norwood procedure for hypoplastic left heart syndrome. Ann Thorac Surg. 1995; 60: S546 - 549.

[40] Mery CM, Guzmán-Pruneda FA, Carberry KE, et al. Aortic arch advancement for aortic coarctation and hypoplastic aortic arch in neonates and infants. Ann Thorac Surg. 2014; 98: 625 - 633.

[41] Gibbs JL, Wren C, Watterson KG, et al. Stenting of the arterial duct com-bined with banding of the pulmonary arteries and atrial septectomy or septostomy: a new approach to palliation for the hypoplastic left heart syndrome. Br Heart J. 1993; 69: 551 - 555.

[42] Akintuerk H, Michel-Behnke I, Valeske K, et al. Stenting of the arterial duct and banding of the pulmonary arteries: basis for combined Norwood stage Ⅰ and Ⅱ repair in hypoplastic left heart. Circulation. 2002; 105: 1099 - 1103.

[43] Akintürk H, Michel-Behnke I, Valeske K, et al. Hybrid transcatheter-surgical palliation: basis for univentricular or biventricular repair: the Giessen experience. Pediatr Cardiol. 2007; 28: 79 - 87.

[44] Michel-Behnke I, Akintuerk H, Marquardt I, et al. Stenting of the ductus arteriosus and banding of the pulmonary arteries: basis for various surgical strategies in newborns with multiple left heart obstructive lesions. Heart. 2003; 89: 645 - 650.

[45] Galantowicz M, Cheatham JP, Phillips A, et al. Hybrid approach for hypoplastic left heart syndrome: intermediate results after the learning curve. Ann Thorac Surg. 2008; 85: 2063 - 2070; discussion 2070 - 2071.

[46] Galantowicz M, Cheatham JP. Lessons learned from the development of a New hybrid strategy for the management of hypoplastic left heart syndrome. Pediatr Cardiol. 2005; 26: 190 - 199.

[47] Caldarone CA, Benson LN, Holtby H, et al. Main pulmonary artery to innominate artery shunt during hybrid palliation of hypoplastic left heart syndrome. J Thorac Cardiovasc Surg. 2005; 130: e1 - 2.

[48] Caldarone CA, Benson L, Holtby H, et al. Initial experience with hybrid palliation for neonates with single-ventricle physiology. Ann Thorac Surg. 2007; 84: 1294 - 1300.

[49] Brescia AA, Jureidini S, Danon S, et al. Hybrid versus Norwood procedure for hypoplastic left heart syndrome: contemporary series from a single center. J Thorac Cardiovasc Surg.

2014; 147; 1777-1782.

[50] Bacha EA. Individualized approach in the management of patients with hypoplastic left heart syndrome (HLHS). Semin Thorac Cardiovasc Surg Pediatr Card Surg Annu. 2013; 16; 3-6.

[51] Pizarro C, Davies RR, Woodford E, et al. Improving early outcomes following hybrid procedure for patients with single ventricle and systemic outflow obstruction: defining risk factors. Eur J Cardiothorac Surg. 2015; 47; 995-1001.

[52] Malik S, Bird TM, Jaquiss RDB, et al. Comparison of in-hospital and longer-term outcomes of hybrid and Norwood stage 1 palliation of hypoplastic left heart syn-drome. J Thorac Cardiovasc Surg. 2015; 150; 474-80.e2.

[53] Schranz D, Bauer A, Reich B, et al. Fifteen-year single center experi-ence with the 'Giessen Hybrid' approach for hypoplastic left heart and variants: current strate-gies and outcomes. Pediatr Cardiol. 2015; 36; 365-373. Springer US.

[54] Ghanayem NS, Hoffman GM, Mussatto KA, et al. Home surveillance program prevents interstage mortality after the Norwood procedure. J Thorac Cardiovasc Surg. 2003; 126; 1367-1377.

[55] Ghanayem NS, Cava JR, Jaquiss RDB, et al. Home monitoring of infants after stage one palliation for hypoplastic left heart syndrome. Semin Thorac Cardiovasc Surg Pediatr Card Surg Annu. 2004; 7; 32-38.

[56] Knirsch W, Bertholdt S, Stoffel G, et al. Clinical course and interstage monitoring after the Norwood and hybrid proce-dures for hypoplastic left heart syndrome. Pediatr Cardiol. 2014; 35; 851-856. Springer US.

[57] Hansen JH, Furck AK, Petko C, et al. Use of surveillance criteria reduces interstage mortality after the Norwood operation for hypoplastic left heart syndrome. Eur J Cardiothorac Surg. 2012; 41; 1013-1018. Oxford University Press.

[58] Dobrolet NC, Nieves JA, Welch EM, et al. New approach to interstage care for palliated high-risk patients with congenital heart disease. J Thorac Cardiovasc Surg. 2011; 142; 855-860.

[59] Miller-Tate H, Stewart J, Allen R, et al. Interstage weight gain for patients with hypoplastic left heart syndrome undergoing the hybrid procedure. Congenit Heart Dis. 2013; 8; 228-233.

[60] Emani SM, McElhinney DB, Tworetzky W, et al. Staged left ventricular recruitment after single-ventricle palliation in patients with borderline left heart hypoplasia. J Am Coll Cardiol. 2012; 60; 1966-1974.

[61] Bailey LL. Role of cardiac replacement in the neonate. J Heart Transplant. 1985; 4; 506-509.

[62] Murtuza B, Dedieu N, Vazquez A, et al. Results of orthotopic heart transplantation for failed palliation of hypoplastic left heart. Eur J Cardiothorac Surg. 2013; 43; 597-603. Oxford University Press.

[63] Hosseinpour A-R, González-Calle A, Adsuar-Gómez A, et al. Surgical technique for heart transplantation: a strategy for congenital heart disease. Eur J Cardiothorac Surg. 2013; 44; 598-604. Oxford University Press.

[64] Murtuza B, Elliott MJ. Changing attitudes to the management of hypoplastic left heart syndrome: a European perspective. Cardiol Young. 2011; 21 Suppl 2; 148-158.

[65] Mavroudis C, Mavroudis CD, Farrell RM, et al. Informed consent, bioethical equipoise, and hypoplastic left heart syndrome. Cardiol Young. 2011; 21 Suppl 2; 133-140.

工程学的视角 26

乔瓦尼·比利诺,西尔维娅·斯基耶瓦诺,
塔因-延·夏和安德鲁·M.泰勒

实验和计算机模型可以深入了解复杂先天性心脏畸形[1-5],包括单心室的生理变化[6-10],具有生理参数研究的优势[11-14]。这里引用的四项研究证明应用数字模拟左心发育不良综合征(HLHS)的复合治疗是技术可行的。数字模拟技术能够提供有价值的认识,例如比较复合治疗技术与传统 Norwood 手术中,体循环和大脑氧输送或心室能量的变化。

一项研究[15]运用有限元分析的方法来比较姑息性复合技术与传统 Norwood Ⅰ期手术,后者可以是改良 B-T 分流或右心室到肺动脉的 Sano 分流。复合技术模型包括 7 mm 的导管支架和双侧肺动脉环束带(2 mm 直径)。这种情况下使用计算机模拟的优势在于利用多尺度的方法整合不同的 Norwood 模型到同一个参数网络中,从而总结出循环之间的差别。从某种意义上讲,是在同一个典型患者身上开展了 3 种不同的虚拟手术。这些模拟研究可以预测复合治疗技术增加肺体分流比值、降低心输出量以及减少全身和大脑供氧的情况。同一组研究团队扩展了 Norwood 复合治疗技术的工程学视野,模拟肺动脉环缩直径在 1.5 mm 和 3.5 mm 之间的变化,研究主动脉弓发育不良和梗阻引起的逆向血流作用,测试一系列不同主动脉弓直径(2~5 mm)和缩窄程度(2.5~5 mm)的影响。基于模拟结果,这项工作[16,17]的结论是主动脉弓发育不良或梗阻引起的逆行血流可能影响大脑皮质和冠状动脉的灌注。在 HLHS 患者复合治疗技术中,模拟技术也可以指导精准调节肺动脉的环缩大小,改善此类患者在间隔期的生理状态(图 26-1)。

另一项研究[18]也采用多维度建模,将 Norwood 复合治疗技术的三维几何形状与集合参数模型融合,通过比较 4 种理想化的仿真模型,即有或无主动脉弓狭窄、使用与不使用额外的分流,来检测同时存在的主动脉弓狭窄

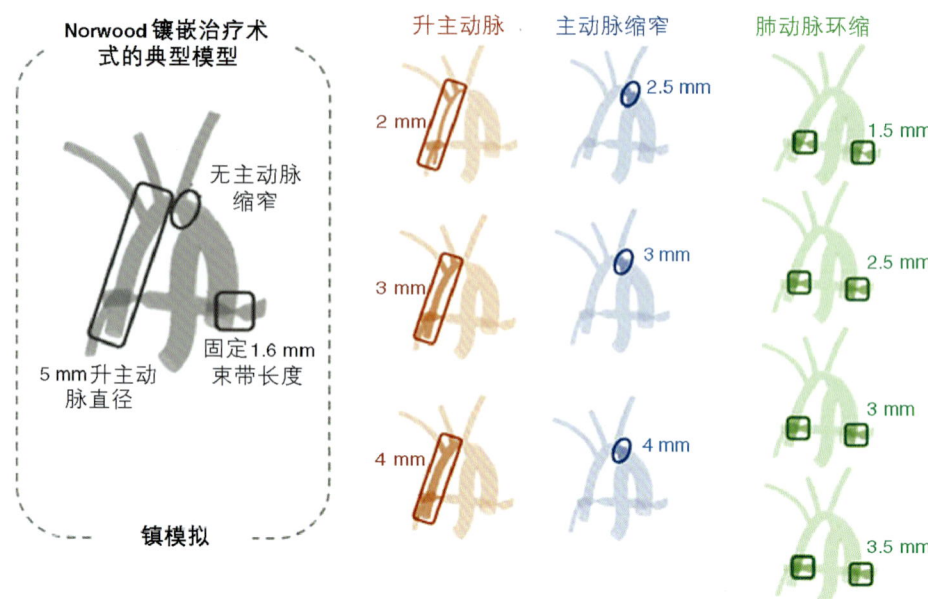

图 26-1 应用参数化方法研究 Norwood 复合治疗技术的典型三维模型图示。三维模型（整合到同一个参数网络中，总结循环之间的差别）中设置了典型参数（如无主动脉缩窄、升主动脉直径 5 mm，肺动脉环缩长度 1.6 mm），针对升主动脉直径、主动脉缩窄直径和肺动脉环缩直径实施增量变化，产生一系列的场景（图像改自 Baker 等人[17]）

(90%为重度)和预防性逆向 B-T 分流对冠状动脉和颈总动脉血流的影响。计算流体动力学（computational fluid dynamics，CFD）强调分流与狭窄的平衡，也显示血流自循环面积和血流停滞可能与血栓形成风险相关。

第 4 项研究[19]关注 Norwood 复合治疗技术中的心室能量变化，再次应用数字模型的方法（即时变弹性模型＋改良三元风箱模型）比较复合治疗技术与改良 Sano 分流（右心室到肺动脉分流）。计算结果表明，Norwood 复合治疗技术可增加体循环压力-容量面积，影响机械效率。

第 4 项研究的题目是"左心发育不良综合征一期姑息性复合治疗技术对患者心室能量没有优势：理论分析"，针对性地总结了数值模型的主要局限性和重要优势。一方面，数值模型基于模拟，因此可能误导得到一些重要的结论（一种方法与另一种方法相比没有优势），虽然这种数值模型复杂并且有时还得到了验证，但是没有考虑到大量现实情况（如合并用药、压力感受器的适应、其他并发症），因此，如果依据这些方法进行临床转化可能适得其反。尽管从工程学的角度来看，数值模型技术复杂而细致，临床医师需要拒绝基于简化数值模型的结论。在另一方面，这些模型提供了探索假设情况的可能性（理论分析）。实质上允许我们去探索如果参数发生微小增量的变化，可能在"患者"身上发生什么情况（反映姑息性 HLHS 心脏大血管的真实几何形状和真实临界状况），例如，分流大小的变化和/或狭窄程度的增加，同时保持血流动力学参数不变。反过来，正是因为所有其他因素同时发生，数值模型可以发现一些非直观现象的发生机制。数值模型额外的视野可能在这个理想/理论框架中产生创新性的解决方案，在数学意义上也提供了优化方案的可能性[20]。这在某种程度上是上述项研究中的一项尝试[18]，通过测试预防性逆向 B-T 分流的附加作用，为其有效性和潜在风险提供初步证据。事实上，在其他情况下，影响手术策略的许多想法是基于模型产生的解决方案，甚至可以应用在一些特殊的 HLHS 患者中，例如，使用 Y 型移植板障完成 Fontan 手术[21-23]。数值模型不应被排除在外，因为建模不仅可以洞悉一些复杂少见的病例，而且在活体上很难获得的资料（例如计算流体力学的流线型、血管壁的剪切应力值及相应的参数变化），反过来还可以细化该技术本身。

从工程学角度来看，模拟 Norwood 复合治疗技术要求我们考虑以下因素：主动脉弓的硬度和大小；动脉导管未闭（patent ductus arteriosus，PDA）的大小；PDA 支架的结构性能及大小；肺动脉环缩带的大小。单心室近似于一个参数模型，用于探讨零维和三维模型之间的差异，专门用于 Norwood 复合治疗技术的研究[24]，也可以模拟其形态、室壁厚度和心室内血流[10]。

目前，计算模拟可以为临床提供相关信息，如：
- 模拟导管支架结构，包括血管壁的应力信息。
- 流体可视化技术，例如四维心血管磁共振（CMR）成像，在技术上仍然存在挑战性，特别是患儿年龄小、心率快、不可能安静进行检查的情况下。
- 数据优化，确定理论上最佳的方案（例如，肺动脉环缩带大小）；还有就是在 Norwood 生理状况下探讨改良 B-T 分流如何放置以及分流管道的直径[20]。

然而，计算模型仍然缺乏一些重要的信息，如：
- 在模拟 Norwood 手术时，必须考虑主动脉扩张性，无论是手术重建主动脉弓（即传统 Norwood 手术）还是没有重建（即 Norwood 复合治疗技术），甚至包括主动脉扩张的局部变化。流体结构相互作用（FSI）的研究方法是可行的，只是在计算上更具挑战性。

- 真实的多尺度现象（如血栓形成）可以包含在模拟之中，通过分析细胞水平的现象并将其整合到全身血流动力学变量中，使模型更逼真。
- 对患儿生长发育的解释。在姑息性治疗中，生长发育可以通过统计形态分析方法获得，例如，观察其他类型先天性心脏病的发育和重塑[25]。

此外，HLHS 试验性平台的发展，包括患者特异性的 Norwood 改良 B-T 分流[26,27]和 Sano 分流[28]的术后解剖模型。此外，Norwood 复合治疗技术的模型还需要包括动脉导管未闭（PDA）支架和肺动脉环缩带[29]。然而据我们所知，Norwood 复合治疗技术的实验模型还没有出现。

总之，工程建模确实是研究复杂生理现象的强大工具，但是需要在一个相互学习的良性循环中，通过临床医生（心脏内科、心脏外科医生、影像医生）与建模人员之间严格验证、多学科对话共同完成。

参考文献

[1] Xenos M, Karakitsos D, Labropoulos N, et al. Comparative study of flow in right-sided and left-sided aortas: numerical simulations in patient-based models. Comput Methods Biomech Biomed Engin. 2015; 18(4): 414-425.

[2] DeCampli WM, Argueta-Morales IR, Divo E, et al. Computational fluid dynamics in congenital heart disease. Cardiol Young. 2012; 22(6): 800-808.

[3] Ladisa Jr JF, Taylor CA, Feinstein JA. Aortic coarctation: recent developments in experimental and computational methods to assess treatments for this simple condition. Prog Pediatr Cardiol. 2010; 30(1): 45-49.

[4] Celestin C, Guillot M, Ross-Ascuitto N, et al. Computational fluid dynamics characterization of blood flow in central aorta to pulmonary artery connections: importance of shunt angulation as a determinant of shear stress-induced thrombosis. Pediatr Cardiol. 2015; 36(3): 600-615.

[5] Goubergrits L, Riesenkampff E, Yevtushenko P, et al. MRI-based computational fluid dynamics for diagnosis and treatment prediction: clinical validation study in patients with coarctation of aorta. J Magn Reson Imaging. 2015; 41(4): 909-916.

[6] Slesnick TC, Yoganathan AP. Computational modeling of Fontan physiology: at the crossroads of pediatric cardiology and biomedical engineering. Int J Cardiovasc Imaging. 2014; 30(6): 1073-1084.

[7] Bossers SS, Cibis M, Gijsen FJ, et al. Computational fluid dynamics in Fontan patients to evaluate power loss during simulated exercise. Heart. 2014; 100(9): 696-701.

[8] Haggerty CM, Restrepo M, Tang E, et al. Fontan hemodynamics from 100 patient-specific cardiac magnetic resonance studies: a computational fluid dynamics analysis. J Thorac Cardiovasc Surg. 2014; 148(4): 1481-1489.

[9] Corsini C, Baker C, Kung E, et al. Modeling of Congenital Hearts Alliance (MOCHA) Investigators. An integrated approach to patient-specific predictive modeling for single ventricle heart palliation. Comput Methods Biomech Biomed Engin. 2014; 17(14): 1572-1589.

[10] de Vecchi A, Nordsletten DA, Remme EW, et al. Inflow typology and ventricular geometry determine efficiency of filling in the hypoplastic left heart. Ann Thorac Surg. 2012; 94(5):

1562-1569.

[11] Pekkan K, Dasi LP, Nourparvar P, et al. In vitro hemodynamic investigation of the embryonic aortic arch at late gestation. J Biomech. 2008; 41(8): 1697-1706.

[12] Dubini G, de Leval MR, Pietrabissa R, et al. A numerical fluid mechanical study of repaired congenital heart defects. Application to the total cavopulmonary connection. J Biomech. 1996; 29(1): 111-121.

[13] Bove EL, de Leval MR, Migliavacca F, et al. Computational fluid dynamics in the evaluation of hemodynamic performance of cavopulmonary connections after the Norwood procedure for hypoplastic left heart syndrome. J Thorac Cardiovasc Surg. 2003; 126(4): 1040-1047.

[14] Migliavacca F, Pennati G, Dubini G, et al. Modeling of the Norwood circulation: effects of shunt size, vascular resistances, and heart rate. Am J Physiol Heart Circ Physiol. 2001; 280(5): H2076-2086.

[15] Hsia TY, Cosentino D, Corsini C, et al. Modeling of Congenital Hearts Alliance (MOCHA) Investigators. Use of mathematical modeling to compare and predict hemodynamic effects between hybrid and surgical Norwood palliations for hypoplastic left heart syndrome. Circulation. 2011; Sep 13; 124 Suppl 11: S204-210.

[16] Corsini C, Cosentino D, Pennati G, et al. Multiscale models of the hybrid palliation for hypoplastic left heart syndrome. J Biomech. 2011; 44(4): 767-770.

[17] Baker CE, Corsini C, Cosentino D, et al. Modeling of Congenital Hearts Alliance (MOCHA) Investigators. Effects of pulmonary artery banding and retrograde aortic arch obstruction on the hybrid palliation of hypoplastic left heart syndrome. J Thorac Cardiovasc Surg. 2013; 146(6): 1341-1348.

[18] Ceballos A, Argueta-Morales IR, Divo E, et al. Computational analysis of hybrid Norwood circulation with distal aortic arch obstruction and reverse Blalock-Taussig shunt. Ann Thorac Surg. 2012; 94(5): 1540-1550.

[19] Shimizu S, Kawada T, Une D, et al. Hybrid stage I palliation for hypoplastic left heart syndrome has no advantage on ventricular energetics: a theoretical analysis. Heart Vessels. 2014 Nov 29. [Epub ahead of print].

[20] Moghadam ME, Migliavacca F, Vignon-Clementel IE, et al. Modeling of Congenital Hearts Alliance (MOCHA) Investigators. Optimization of shunt placement for the Norwood surgery using multi-domain modeling. J Biomech Eng. 2012; 134(5): 051002.

[21] Marsden AL, Bernstein AJ, Reddy VM, et al. Evaluation of a novel Y-shaped extracardiac Fontan baffle using computational fluid dynamics. J Thorac Cardiovasc Surg. 2009; 137(2): 394-403.e2

[22] Yang W, Vignon-Clementel IE, Troianowski G, et al. Hepatic blood flow distribution and performance in conventional and novel Y-graft Fontan geometries: a case series computational fluid dynamics study. J Thorac Cardiovasc Surg. 2012; 143(5): 1086-1097.

[23] Yang W, Chan FP, Reddy VM, et al. Flow simulations and validation for the first cohort of patients undergoing the Y-graft Fontan procedure. J Thorac Cardiovasc Surg. 2015; 149(1): 247-255.

[24] Young A, Gourlay T, McKee S, et al. Computational modelling of the hybrid procedure in hypoplastic left heart syndrome: a comparison of zero-dimensional and three-dimensional approach. Med Eng Phys. 2014; 36(11): 1549-1553.

[25] Mansi T, Voigt I, Leonardi B, et al. A statistical model for quantification and prediction of cardiac remodelling: application to tetralogy of Fallot. IEEE Trans Med Imaging. 2011; 30(9): 1605-1616.

[26] Biglino G, Corsini C, Schievano S, et al. Mocha Collaborative Group. Computational models of aortic coarctation in hypoplastic left heart syndrome: considerations on validation of a detailed 3D model. Int J Artif Organs. 2014; 37(5): 371-381.

[27] Biglino G, Giardini A, Baker C, et al. MOCHA Collaborative Group. In vitro study of the Norwood palliation: a patient-specific mock circulatory system. ASAIO J. 2012; 58(1): 25-31.

[28] Biglino G, Giardini A, Baker C, et al. MOCHA Collaborative Group. Implementing the Sano

modification in an experimental model of first-stage palliation of hypoplastic left heart syndrome. ASAIO J. 2013; 59(1): 86-89.
[29] Biglino G, Verschueren P, Zegels R, et al. Rapid prototyping compliant arterial phantoms for in-vitro studies and device testing. J Cardiovasc Magn Reson. 2013; 15: 2.

左心发育不良综合征复合治疗技术的一般原则   27

戴伦·P.贝尔曼和约翰·P.奇塔姆

27.1 引言

先天性心脏病仍然是最常见的出生缺陷,占所有活产婴儿的1%。在美国左心发育不良综合征(HLHS)发生率为2~3/10 000活产婴儿[1]。20世纪70年代HLHS是致命性疾病,直到1980年提出Norwood手术[2]。这种手术,包括改良Sano术式,作为治疗HLHS的第一步姑息手术,只要操作得当就能够获得脆弱但是稳定的自身循环。专家们一直寻求可以替代Norwood手术的微创新生儿姑息手术方法。1993年,Gibbs等人首先介绍了新生儿动脉导管支架植入结合肺动脉环缩术、房间隔切除/造口术作为替代的HLHS姑息手术方法[3]。至今,现发表数百篇论文,介绍这种被称为HLHS复合治疗技术的不同方法和预后。

不论采用何种方法,成功的新生儿HLHS姑息手术需要达到3个目标:① 限制肺血流量;② 提供可靠、充分的体循环灌注;③ 保证肺静脉血流非限制性地从左心房流入右心房。HLHS Ⅰ期复合治疗技术主要通过微创的方法来实现这些目标,从而获得更低的死亡率和并发症发生率(图27-1)。

27.2 限制肺动脉血流

HLHS的新生儿从胎儿循环过渡到正常循环,其肺血管阻力明显下降,肺血流量增加。HLHS复合治疗技术通过环缩左右肺动脉,从而减少和控制肺血流量。初期经导管放置血管内限流器来实现这一目标,现在外置环缩带是常用方法。该方法需要胸骨正中切口,游离肺动脉分支。手术用的

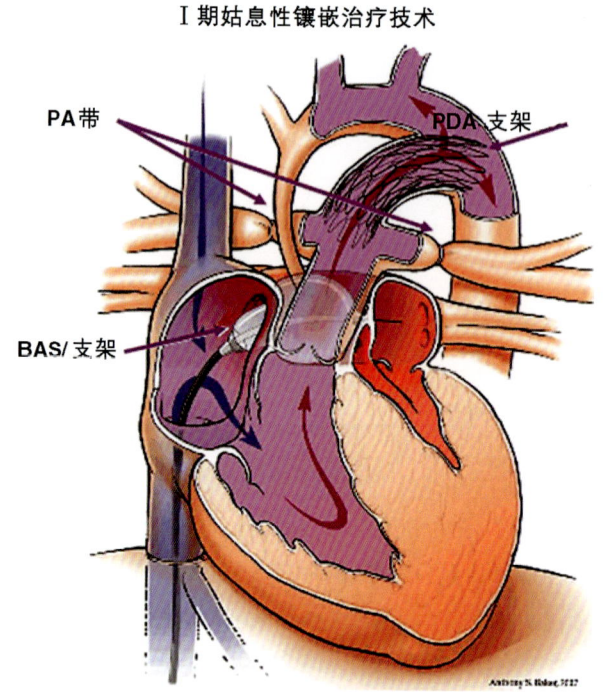

图 27-1 治疗 HLHS 的 I 期姑息性复合治疗技术示意图。肺动脉环缩带位于左、右肺动脉上叶分支的近端,植入支架位于动脉导管内,经导管房间隔造口术减低左心房压力

环缩带通常由 Gore-Tex 材料制成,缝在肺动脉左右分支上。环缩血管的大小通常为 3~3.5 mm,取决于患者的体重和预计姑息手术间隔时间长度(图 27-2)。环缩血管越宽,肺血流量就越多,可能导致肺循环过度灌注,出现相应临床症状,如呼吸急促、拒食和体重不增。环缩血管越窄,肺血流量就越少,全身血氧饱和度越低。寻找平衡点是新生儿 HLHS 复合治疗技术的关键。

27.3 足够的体循环灌注

HLHS 的新生儿依赖经动脉导管的右向左分流来维持足够的体循环灌注。当诊断延误时,动脉导管关闭会导致严重的心源性休克、外周器官灌注不足。如果没有前列腺素 E1(prostaglandin E1,PGE1)维持,保持导管通畅,患者死亡难以避免。现在产前或产后早期诊断 HLHS 比较常见,因此立即输注 PGE1 是出生后保证组织充分灌注的一种临时方法。长期输注

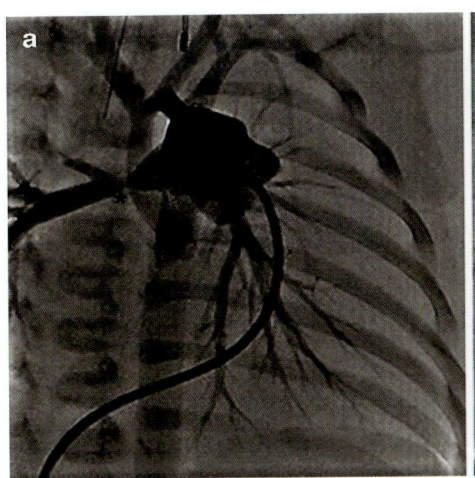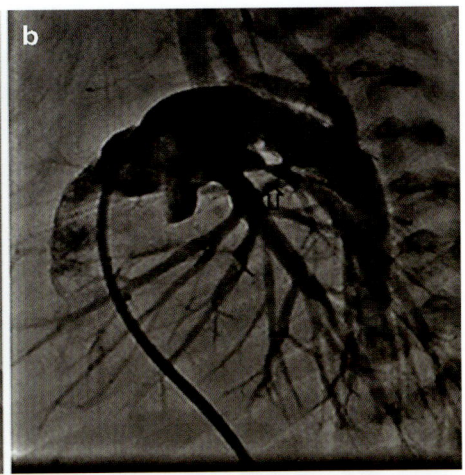

图 27-2　HLHS 的新生儿在肺动脉环缩、动脉导管支架置入和球囊房间隔造口术后第 8 天行导管检查。主肺动脉顺行造影。(a) 是右前斜(RAO)显示 RPA 环缩带(*)，(b) 是左前斜显示 LPA 环缩带(箭头)

前列腺素 E1 存在明显的不良反应，因此需要一种持久、可靠的方案来保持导管通畅。1993 年(Gibbs)[3]首先报道了应用动脉导管支架替代 PGE1。收缩期血液通过动脉导管右向左分流入体循环系统，当肺血管阻力持续下降，有时出现明显的左向右分流"窃血"进入肺血管。在大多数合并主动脉瓣闭锁的严重 HLHS 中，冠状动脉和大脑完全依赖主动脉弓逆行血流灌注(图 27-3)。

动脉导管支架植入的时机因医疗机构而异。有些机构将经皮动脉导管支架植入术作为单独的手术，与肺动脉环缩术分开；然而与外科医生合作，采用胸骨正中切口，同时行肺动脉环缩术和动脉导管支架植入术则更是容易完成。在这两种情况下，支架需要完全覆盖动脉导管全长。一旦 PGE1 停止，动脉导管任何一端没有被支架覆盖的组织收缩变窄，不但会增加右心室的后负荷，而且也会影响全主动脉弓的逆行灌注(包括脑和冠状动脉循环)和降主动脉。这种情况如果没有被及时发现和解决，可能会导致情况不断恶化，甚至造成不可逆的损害。

成功的Ⅰ期 HLHS 姑息性复合治疗技术取决于适当的动脉导管支架植入和两次姑息治疗间期主动脉弓逆行灌注情况的密切监测。处理最严重的 HLHS 病例，即主动脉瓣闭锁时，情况更是如此。

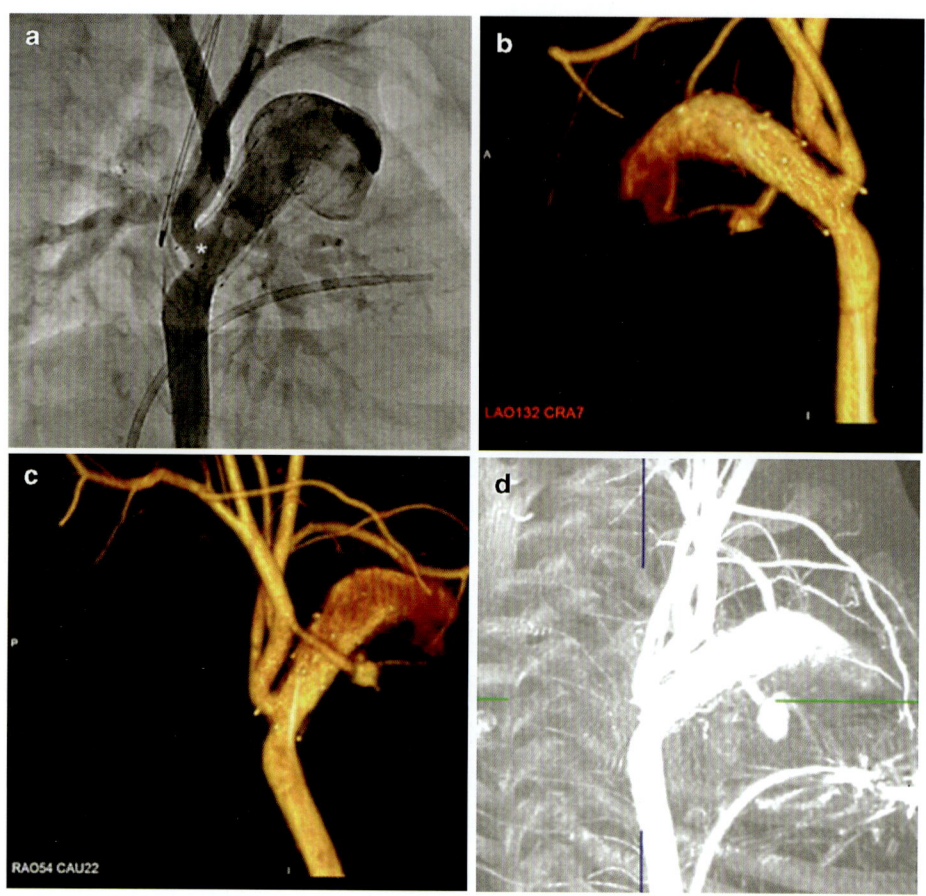

图 27-3　主肺动脉顺行造影充分显示放置支架后的动脉导管；如果需要观察发育不良的主动脉弓的逆行灌注，可以运用逆行造影（a）或三维螺旋血管造影（b,c）以及 CT 断层影像（d）帮助了解这一区域。注意角度和逆行主动脉弓充盈（＊）

27.4　保证肺静脉血流非限制性地进入右心房

　　新生儿 HLHS 通常有一个相对自由的房间隔交通，允许氧合后的肺静脉血回流到右心房，与体循环的静脉血充分混合。少数情况下出生时房间隔交通明显受限甚至房间隔完整。这种情况需要紧急处理，甚至急诊手术。

　　当应用 PGE1 处理一个病情稳定的新生儿，全身血氧饱和度和跨房间隔的超声多普勒平均压力阶差，将反映房水平分流受限的程度。在出生后最初的几天，超声多普勒平均压力阶差可能会增加，这与肺血管阻力降低、肺血流量和随后回到左心房的血流量增加有关。超声多普勒压力阶差增高和血氧饱和度下降将提示临床医生需要采取措施改善受限的房水平分流。

成功的Ⅰ期复合治疗技术的重要组成部分是建立可靠的非限制性房间隔交通，并一直维持到Ⅱ期重建手术。虽然一些最初的研究中可能需要外科房间隔切除术，然而以目前的技术采用球囊房间隔造口术已可以形成持久、可靠的房间隔交通。包括左心房大小、房间隔缺损的位置和初始大小在内的许多原因使得Ⅰ期姑息性复合治疗在技术上极具挑战。分别讨论Ⅰ期姑息手术的具体技术和手术时机，体现出多年来开展 HLHS 姑息治疗积累的经验。

总 结

对于高危的 HLHS 新生儿采用微创Ⅰ期复合治疗技术可以成功实现全部 3 个目标。但无论是复合治疗技术或者 Norwood 手术，没有一种方法能够消除Ⅰ期和Ⅱ期矫治术间隔期脆弱的循环状态，循环状态的微小变化都可能导致潜在的不可逆的心肌及终末器官的损害。对间隔期的患者密切随访，可以减少患者群体的风险。Ⅰ期复合治疗技术提供了一种管理高危 HLHS 新生儿的可行方法。利用适当的门诊随访，把Ⅱ期复杂半月瓣融合和主动脉重建术推迟到新生儿期后，此后完成Ⅱ期矫治手术，包括肺动脉环缩带和动脉导管支架的去除、房间隔切开和腔静脉-肺动脉吻合术。

参考文献

[1] Reller MD, Strickland MJ, Riehle-Colarusso T, et al. Prevalence of congenital heart defects in metropolitan Atlanta, 1998-2005. J Pediatr. 2008; 153(6): 807-813.
[2] Norwood WI, Kirklin JK, Sanders SP. Hypoplastic left heart syndrome: experience with palliative surgery. Am J Cardiol. 1980; 45(1): 87-91.
[3] Gibbs JL, Wren C, Watterson KG, et al. Stenting of the arterial duct combined with banding of the pulmonary arteries and atrial septectomy or septostomy: a new approach to palliation for the hypoplastic left heart syndrome. Br Heart J. 1993; 69(6): 551-555.

28 左心发育不良综合征：Giessen 法的历史、技术以及疗效

迪特马尔·施兰茨和哈坎·阿金图尔克

28.1 介绍

患儿左室腔小可能是各种各样的心脏发育不良的组成结构之一。新生儿左心发育不良综合征（HLHS）的治疗使用一个普遍的、行之有效的方法，即经典三步法[1-4]。在 Giessen 看来，复合治疗已经成为新生儿 HLHS 和左心发育不良复合体（hypoplastic left heart complex，HLHC）的主要姑息手术方法，并从过去的紧急手术方法，变成 Norwood 姑息手术的一种替代方式[4-7]。"Giessen 复合"的 I 期手术由双侧肺动脉环缩（bilateral pulmonary artery banding，bPAB）与经皮动脉导管支架植入术组成，必要的话还包括房间隔扩大术。HLHS、HLHC 及其变异的复合治疗经验，使得在新生儿期后出现心血管衰竭的患者获得了新的治疗手段[8-10]。在我们的中心，各种类型的 HLHS 和变异都是采用这种改良 Giessen 法的复合手术进行处理[4,11]。自 1998 年 6 月以来，将近 200 例的患者接受了 Giessen I 期复合治疗。作为一种替代的方法，复合治疗的生理目标与经典 Norwood 姑息手术类似，包括控制肺血流量，维持动脉导管开放。这一方法包括非体外循环下双侧肺动脉环缩术（bPAB）、介入动脉导管支架置入术或持续使用前列腺素，该方法仅仅应用于新生儿期（复合 I 期）。体外循环下主动脉弓重建，同时进行上腔静脉肺动脉连接，称之为综合 II 期手术。如果有手术指征，双心室矫治可以推迟到 4~8 个月时进行[6,10]。我们中心提出应用复合治疗的方法，避免了经典 Norwood 手术的弊端，旨在应用微创的方法提高患者的生存率和改善预后[4,7]。这种复合治疗被认为是一种非常有效的治疗方法，特别适用于循环衰竭的新生儿、早产儿或小于胎龄儿[4]。

近年来在全球范围内，复合治疗作为替代手术，已经在越来越多的机构

中应用，与经典的 Norwood 姑息手术相比，复合治疗通常适用于高危患者[12-15]。因此，我们必须强调在患者的选择、手术和药物的治疗策略，以及术后管理等方面，与传统手术相比存在很多实质性的差别。目前研究的数据表明，基于我们的学习曲线、导管支架的材料及 IAS 操作技术的不断发展，应用 I 期复合手术治疗所有类型的 HLHS、HLHC 及其变异成为了一种标准的治疗方式[4,7,10,11]。在过去的 10 年中，加兰托维克等人首先描述了双侧肺环缩技术发生了改变[3]。此外，如果必要的话，还需进行房间隔扩大的操作。

28.2　Giessen 复合手术的特点

　　自从 1998 年 6 月 Giessen 首次对 HLHS 新生儿采用 bPAB 作为紧急处理的方法；到 2015 年 10 月，192 例患者接受了 I 期复合手术作为首期的手术。现在已经 17 岁的布兰登是第一例患者，出生时诊断为 HLHS 合并非限制性房间隔缺损，出生后几天他因肺循环窃血和体循环低输出量而导致乳酸性酸中毒，出现心源性休克，转至我们医院进一步治疗，首先我们进行了 bPAB 的复合手术，患儿得到了完全缓解，紧接着在同一年完成了世界上首例的综合 II 期手术，两年后完成了 Fontan 手术[10]。

　　回顾性分析过去 15 年（至今已 17 年）我们应用 I 期复合姑息手术的经验，将病例分成 3 组：单心室姑息性手术组（HLHS I 组），双心室矫治组（HLHC - II 组）和 I 期复合姑息手术后准备心脏移植组（III 组）。回顾性分析包括患者在 17 年观察期内，于出生后、入院时、手术时和手术后的各种变量。

　　按照既往的经验，根据每例患者的入院情况、解剖特征和危险因素进行分组。根据形态学分为二尖瓣或主动脉瓣闭锁或狭窄。HLHS、HLHC 的新生儿，只要并行循环平衡或部分平衡，生命体征就能够保持稳定。大约 6% 的 HLHS 患者出生时房间隔是完整的，22% 的患者有严重的限制性房间隔缺损，这是导致死亡率增加的主要原因[16,17]。此外，HLHS 的患者需要根据具体解剖特点和 I 期复合姑息手术前的指标来判断其复杂程度。对手术相关死亡率的潜在影响因素，包括年龄、早产、出生体重、手术体重、多胎妊娠、产前诊断、术前最低 pH、器官功能障碍、确诊为 HLHS 或其变异、是否合并主动脉瓣闭锁、遗传或染色体异常等；如果新生儿将接受 Norwood 姑息手术，我们建议计算亚里士多德（Aristotle）综合得分[18]。在考虑进行复合姑息手术之前，必须对 HLHC 的患者做出准确诊断，以便判断是否可以行早期根治性手术或者 Norwood 类姑息性手术，并且需要让患儿的父母了解下一期手术可能的时机和方式，其中必须包括该复合姑息手术的死亡率[4,7,11]。

28.3 诊断方法

28.3.1 胎儿超声心动图

在过去的 10 年中，新生儿左心发育不良（HLH）的治疗效果大幅提高，但不同解剖亚群的结果之间存在差异。吉森强大的胎儿产前诊断和治疗方案改善了所有的先天性心脏病的疗效，特别在 HLHS 和 HLHC 的病例组中更明显。甚至进行了高度个性化的诊断。产前评估左心发育不良患者的心室-冠状动脉连接、心室内膜弹力纤维增生症（EFE）并不会影响手术-介入姑息治疗的结果和短期预后。我们发现 EFE 主要发生在 MS/AA、MA/AA 亚组，以及主动脉瓣狭窄的 HLH 患者中。经治疗后住院期间总生存率为 91.2%（52/57 例新生儿）。对于 MS/AA 以及其他解剖亚组病例，住院期间存活率为 91%[19]。

总之，产前诊断可以提高复合姑息手术的成功率，降低死亡率。在过去 10 年中，吉森大学出生的 HLHC 和 HLHS 新生儿，发生心源性休克较为罕见；只有 2 例房间隔完整和淋巴管扩张症的患儿出生后远期预后不好，尽管其中 1 例接受了心脏移植。我们在动物试验中使用自膨式支架，也是目前我们用来降低左心房压力所选择的支架，该支架可以经过肝脏入路植入[20]。

28.3.2 新生儿超声心动图：心脏磁共振成像

HLHS 和 HLHC 解剖学诊断和心血管功能的评估，基于 2D 超声心动图检查。磁共振成像（MRI）和心导管检查可以对特殊解剖和功能进行进一步详细分析，例如是否存在主动脉瓣闭锁或瓣环发育不良、左心室缺如、动脉导管依赖的体循环、主动脉弓逆行灌注，以及房室瓣和右（左）心功能。当存在一支或全部肺静脉回流梗阻，或在回流过程中存在局部异常狭窄时，如果超声心动图检查提示房水平沟通或肺静脉连接处血流的平均压差大于 5～8 mmHg，那么均需要接受治疗。

心脏 MRI 是新生儿期精确分析主动脉弓、降主动脉-动脉导管连接的重要工具,同时可以排除心肌灌注不足。MRI 检查能在综合 II 期手术前以及完成 Fontan 手术前提供诊断性证据。同时,CMRI 能够明确诊断是否存在主肺动脉侧支血管,评估侧支血管对肺动脉、心室大小的影响[21]。

28.3.3　I 期复合手术的外科-介入技术

在病理生理学方面,复合手术包括双侧肺动脉环缩(bPAB)、经皮动脉导管支架植入或前列腺素长期维持、房间隔扩大(包括支架置入术),以保证体循环的灌注和降低左心房的压力。

双侧肺动脉环缩采用胸骨正中切口,胸腺次全切除和有限的心包切开(长度 3~4 cm)。取 2 根 3.5 mm(体重≥2.5 kg)或 3 mm(体重<2.5 kg)的聚四氟乙烯管,切成宽 1.5~2 mm 制作肺动脉环缩带,环缩带用 6/0 聚丙烯缝线固定。缝合心包前用常温生理盐水冲洗,心包两端用 6/0 聚丙烯缝线连续缝合,该操作可以避免 II 期手术的粘连,而不会加重 II 期手术的复杂性或延长手术时间。

所有患者均行经皮动脉导管支架植入术,用 4F 鞘管建立股静脉或股动脉通路,自从使用了新设计的带 CE 标志的自膨式 Sinus-Superflex-DS 支架作为新生儿的动脉导管支架,大多数的植入术是从动脉端进入[4,11]。经过最初的学习曲线,心导管检查、动脉导管支架植入和房间隔的造口可以在镇静的患者中常规进行,双侧肺动脉环缩术(bPAB)完成后,患者拔除气管插管。

在非常紧急的情况下,由于患者的病情急速恶化,应考虑行部分 I 期手术:当存在肺动脉窃血时,行外科 bPAB 术;输注前列腺素但仍然存在动脉导管梗阻时,行动脉导管支架植入;存在房间隔或者肺静脉梗阻时,由于会危及患者的生命,需紧急行介入手术解除梗阻[22,23]。采用右前斜 30°和 90°造影,确定动脉导管内支架的大小和位置,可以将 4F Judkins 或 4F 多功能导管置于肺动脉主干和(或者)降主动脉内,手推造影剂完成。在最初的动脉导管支架植入术中我们使用了各种不同类型的球囊扩张支架。

自 2006 年开始,我们几乎只采用经股动脉 5F 鞘管植入的自膨式支架。目前 Sinus-SuperFlex-DS 支架获得了认证与 CE 标志;他们可通过 4F 鞘管输送,具有宽度为 7 mm,8 mm,9 mm 和 10 mm 及长度为 12 mm,15 mm,18 mm,20 mm 和 24 mm 的各种型号。支架的选择在很大程度上取决于动脉导管解剖和动脉导管-主动脉连接部的形态。如果需要处理主动脉峡部狭窄或主动脉缩窄时,可以采用 9 mm×5 mm 或者 6 mm 的 Sinus-SuperFlex-DS 自膨式支架。因此,主动脉弓部血流加速或彩色多普勒射流本身并不是主动脉瓣闭锁患者支架置入术的禁忌证[24,25,26]。

超声心动图和有创血流动力学数据可以为房间隔沟通的充分性提供证据。如果房间隔沟通受限或者房间隔完整时,需进行球囊房间隔造口术或 Sinus-SuperFlex-DS 支架植入术(15 mm×8 mm);有些病例先应用闭式"Brockenbrough"法或者射频打孔技术房间隔造口,之后再植入支架。由于Ⅰ期复合姑息手术后仍持续存在并行循环,患者出院后需长期服用 0.1—(0.2)mg/kg 的比索洛尔和利诺普利进行治疗。尽量避免使用地高辛和呋塞米,加用这两种药物的主要指征是① 由于心率增快和呼吸急促导致氧耗量增加,需要在体循环灌注压力不受影响的情况下降低体循环血管阻力;② 阻断神经内分泌系统的激活,减少支架内舒张期的左向右分流(图 28-1)。

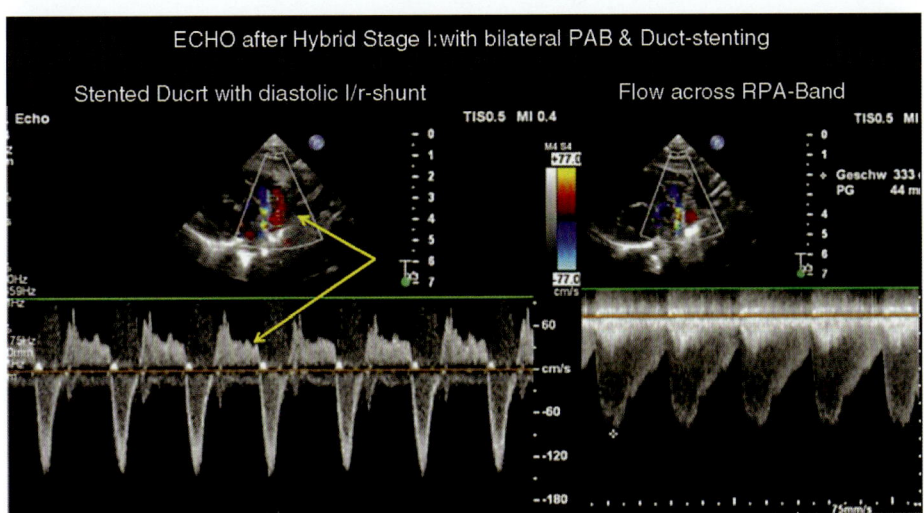

图 28-1　二维超声心动图显示动脉导管支架内舒张期的反向血流;频谱多普勒血流显示收缩期和舒张期通过支架内的血流频谱以及右肺动脉环缩处的血流频谱

Ⅱ期手术前每 1~2 周进行一次门诊随访,或取决于患儿的临床表现;随访包括父母提供的病史信息,尤其是患儿睡眠时呼吸的情况、体重的增长,测量右臂和右腿的血压、手臂和大腿的脉搏血氧饱和度(HLHC 患儿),进行超声心动图检查。复合手术的患儿并不推荐选择有创血流动力学评估和血管造影检查,如果怀疑血流动力学问题,可进行 CMRI 检查。另外需要注意超声心动图和选择性心血管造影检查仅需在镇静和自主呼吸下进行,避免使用全身麻醉(图 28-2)。

从安慰疗法到常规和替代疗法

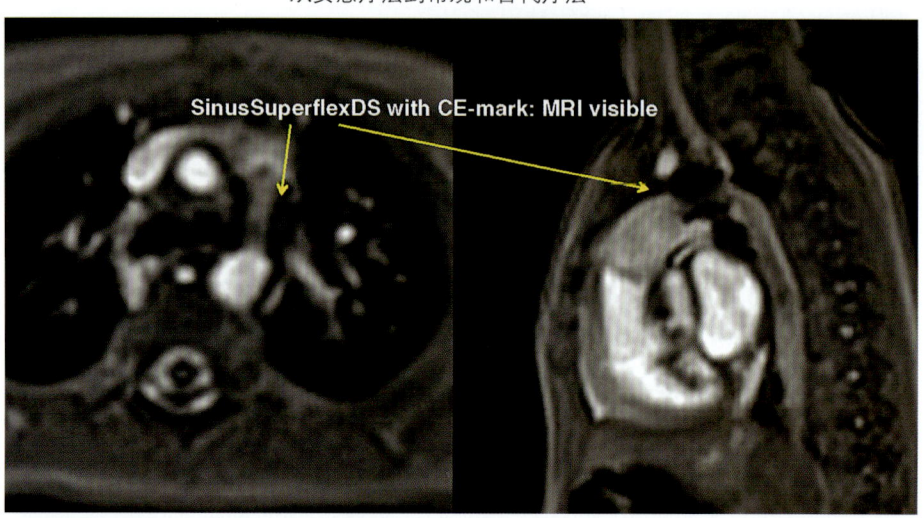

图 28-2 显示在矢状面和冠状面磁共振成像的可见自膨式 Sinus-SuperFlex-DS 支架位于动脉导管。至少基于技术的改进,在 HLHS 新生儿患者中,杂交技术的发展使杂交手术从一个紧急手术转变成第一线的治疗方法

自 2002 年以来,阿金图尔克(Akintuerk)等人首先描述了Ⅱ期复合手术[10],根据患者的解剖情况,进行了部分的修改和调整。在无名锁骨下动脉的病例,可使用动脉壁重建主动脉弓[4,6,11]。此外,一些患者进行了综合Ⅱ期手术,没有应用体外循环和心脏停搏[4]。Ⅱ期手术包括升主动脉近端与主肺动脉合并、导管/支架复合物切除、主动脉弓重建、心房间隔切除、肺动脉分支环缩带术切除、常规血管成形术或左肺动脉支架植入术、上腔静脉肺动脉连接。如果存在永存左上腔静脉,且没有无名静脉时,需加行左侧双向 Glenn 手术。由于Ⅲ期阶段手术(即 Fontan 手术),应用心外管道进行全腔静脉-肺动脉连接术,因此不需要进行体外循环或心脏停搏,大部分情况下不需要进行外科开窗手术。如有必要,可经介入导管手术开窗[26,27]。之前已经介绍了各种不同的双心室矫治,以及具有特殊形态学的 HLHS 患者进行心脏移植(HTX)的外科技术[6,7,28]。

28.3.4 危重病例

至少有 4 种不同的特征来描述 HLHS,HLHC 及其变异:

Ⅰ. HLHS 合并严重的升主动脉发育不良，无血管连接到主动脉弓。

Ⅱ. HLHS 合并限制型和/或完整的房间隔，梗阻型的全肺静脉异位引流(TAPVR)。

Ⅲ. HLHS 合并心肌功能障碍，有或无冠状动脉窦状隙或冠状动脉瘘存在，或三尖瓣发育不良。

Ⅳ. HLHC 合并同样严重的解剖畸形或者心功能不全(Ⅰ～Ⅲ级)，特别是主动脉下残余左心室或右心室(ccTGA)的舒张功能障碍。

28.3.5　结果

我们15年的随访数据和进一步更新的结果已经发表或等待发表[4,7,11]。1998年6月至2015年10月间，193例患儿诊断为HLHS、HLHC以及变异，他们均在吉森小儿心脏中心接受心脏外科手术-介入复合Ⅰ期手术。其中，41例患儿诊断为左心室发育不良或临界状态，7例初诊为HLHS的患儿，在Ⅰ期复合手术后完成双心室矫治[4]，8例患儿在家属放弃任何治疗措施的基础上，给予了舒适护理。137例患者接受了Giessen Ⅰ期复合姑息性手术或心脏移植(n=8)。没有患者由于术前病情复杂(如心肺源性的休克)而被排除，或由于家属放弃没有明确诊断的病例。Ⅰ期复合手术患儿的中位年龄为6天(0～237天)，中位体重为3.2 kg(1.2～7 kg)。

手术死亡率定义为术后30天内的死亡，间隔期死亡率定义为术后30天至下一期手术间的死亡。再次干预定义为由于心脏或血流动力学问题而需要的任何外科或介入手术治疗。

图28-3显示了不同的阶段，复合姑息手术患儿的手术死亡和间隔期死亡数量的流程图。

Ⅰ期复合姑息手术后中位的随访时间(n=129)为4.8年(0～17.5)。4例患者需要进行Ⅱ期综合手术，按计划完成Fontan手术26例。患者进行Ⅰ期复合手术和Ⅱ期综合手术后接受心脏移植的病例分别为2例和3例。这些病例仍然存活。另外2例在心脏移植的候选名单上，但在等待期间死亡。2例完成Fontan之后进行心脏移植，但都在随访期间死亡。

到目前为止，所有接受Giessen Ⅰ期复合手术患者的总死亡率，包括安慰治疗的8例患者，为19.6%。在17年的随访中，所有接受单心室的患儿总体累计手术和间隔期的死亡率为19.3%(25/129)。Ⅰ期复合手术、Ⅱ期综合手术和Fontan手术的手术死亡率分别为2.2%、4.8%和0%。10年随访

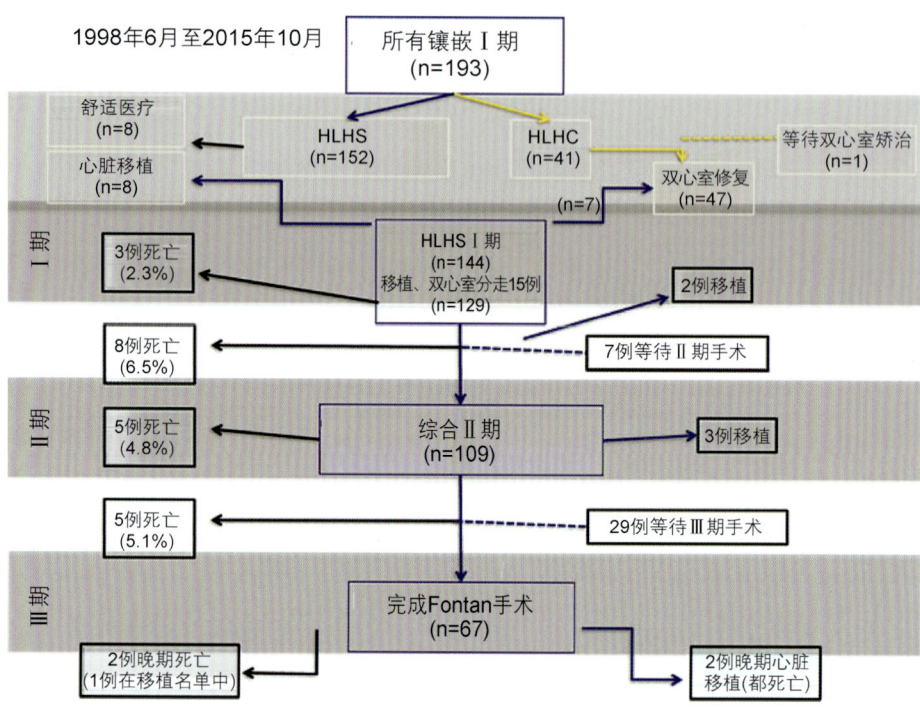

图 28-3　各期姑息手术患者,手术死亡和间隔期的死亡的病例数的流程图

期间,Ⅰ期复合手术患者的估计生存率为 79.1%,Ⅰ期复合手术后行单心室姑息手术或心脏移植(n = 129)患者的估计生存率为 78%。出生体重(<2.5 kg)对生存无显著影响[4,11]。此外,5 例 HLHS 伴完全性肺静脉异位引流的患者,最近均存活。3 例接受 Fontan 手术,1 例等待 Fontan 手术,1 例双心室矫治。复合手术的致命缺点是左肺动脉的发育状况,我们分析了使用有无伴随肺动脉生长的支架对结果的影响[11]。在随访期间,1 年无肺动脉干预率为 55%,10~15 年下降到 35%。通过对早期(1998—2007 年)和最近(2008—2015 年)研究的再干预率进行比较,总例数和无再干预率病例数没有显著差异。2004 年前我们使用了大量的主动脉和肺动脉同种血管进行主动脉弓重建,在行 Fontan 手术时都面临着广泛的钙化问题。应用带角度的猪异种血管重建主动脉弓,主动脉弓不会发生钙化,可以简化 Fontan 手术的外科准备。在Ⅱ期综合手术后需要对主动脉弓进行再干预率为 17%。通过广泛的技术交流,技术细节的不断改进是非常重要的。然而,最终个体化的生活质量,特别是神经系统的预后,以及长期随访结果将在未来告诉我们真相。

28.4 总结

产前诊断 HLHS 和 HLHC 能够提高产后管理水平。然而,严重的动脉导管梗阻、无房间隔沟通受限时的肺动脉窃血、或严重房间隔沟通限制,将导致无法进一步确认新生儿是否处于心源性休克状态。手术方式在三阶段手术或心脏移植中选择。经过医患密切交流后、在不受外科手术、介入技术和新生儿的重症监护技术改进等因素的影响下,由患儿家属决定选择经典的 Norwood Ⅰ期、外科手术-介入治疗(Ⅰ期复合手术)、心脏移植或进行安慰性治疗。复合Ⅰ期手术对于高危 HLHS 患者来说是救命性手术。只有小儿心脏病团队熟悉复合手术策略以及任何外科和介入手术的步骤,复合治疗方法才有可能避免高危新生儿手术、体外循环和(或)心脏停搏。

复合手术方法本身并不与死亡率相关。至少在欧洲,基于目前可用的技术和材料,从手术的角度来看,复合手术从始至终都几乎无死亡的理由[5,29]。考虑到整个复合手术的方法,我们认为,产后心源性休克可以通过单一的或多个外科-介入手术解决。如果合并前列腺素难治性的动脉导管梗阻,导致代谢性酸中毒,可选择经皮动脉导管支架植入术治疗;因肺动脉窃血导致的体循环低心输出量,bPAB 是最有效的治疗措施;存在限制性房间隔沟通或房间隔完整,推荐应用经导管肺静脉减压技术,该操作是Ⅰ期复合手术前的第一个紧急步骤。我们强调 HLHS 新生儿结局主要依赖于明确的决策,以及在最小的创伤下提供有效但是"非主流医学"的目标[30]。

前景

复合Ⅰ期手术可以应用经皮导管技术在自主呼吸、镇静状态下的新生儿进行。外科医生可以专注于综合Ⅱ期手术,并为第Ⅲ期手术做准备,甚至可以在镇静状态的患者上完成经导管的 Fontan 手术。帕夏(Bacha)和赫加齐(Hijazi)[31]多年前就提到,成为"学习领导者"是达到满意效果的一个必要条件。在哥伦比亚和吉森,外科医生和心儿科医生决定在大部分 HLHS 及其变异的单心室患者上将经典的治疗方法转变为Ⅰ期复合手术。在吉森Ⅰ期复合手术还被应用在 HLHC 的新生儿患者中,使得高危手术能从新生儿期推迟到婴儿晚期,以避免一开始就做出单心室矫治策略。

参考文献

[1] Ohye RG, Sleeper LA, Mahony L, et al. Comparison of shunt types in the Norwood procedure for single-ventricle lesions. N Engl J Med. 2010; 362: 1980-1992.

[2] Iannettoni MD, Bove EL, Mosca RS, et al. Improving results with first-stage palliation for hypoplastic left heart syndrome. J Thorac Cardiovasc Surg. 1994; 107: 934-940.

[3] Galantowicz M, Cheatham JP, Phillips A, et al. Hybrid approach for hypoplastic left heart syndrome: intermediate results after the learning curve. Ann Thorac Surg. 2008; 85: 2063-2070.

[4] Schranz D, Bauer A, Reich B, et al. Fifteen-year single center experience with the "Giessen Hybrid" approach for hypoplastic left heart and variants: current strategies and outcomes. Pediatr Cardiol. 2015; 36: 365-373.

[5] Michel-Behnke I, Akintuerk H, Marquardt I, et al. Stenting of the ductus arteriosus and banding of the pulmonary arteries: basis for various surgical strategies in newborns with multiple left heart obstructive lesions. Heart. 2003; 89(6): 645-650.

[6] Akinturk H, Michel-Behnke I, Valeske K, et al. Hybrid transcatheter-surgical palliation: basis for univentricular or biventricular repair: the Giessen experience. Pediatr Cardiol. 2007; 28(2): 79-87.

[7] Yerebakan C, Murray J, Valeske K, et al. Long-term results of biventricular repair after initial Giessen hybrid approach for hypoplastic left heart variants. J Thorac Cardiovasc Surg. 2015; 149(4): 1112-1120.

[8] Latus H, Apitz C, Schmidt D, et al. Potts shunt and atrial septostomy in pulmonary hypertension caused by left ventricular disease. Ann Surg. 2013; 96(1): 317-319.

[9] Latus H, Yerebakan C, Schranz D, et al. Right ventricular failure from severe pulmonary hypertension after surgery for shone complex: back to fetal physiology with reducting, atrioseptectomy, and bilateral pulmonary arterial banding. J Thorac Cardiovasc Surg. 2014; 148: e226-228.

[10] Akintuerk H, Michel-Behnke I, Valeske K, et al. Stenting of the arterial duct and banding of the pulmonary arteries: basis for combined Norwood stage I and II repair in hypoplastic left heart. Circulation. 2002; 105(9): 1099-1103.

[11] Yerebakan C, Valeske K, Elmontaser H, et al. Hybrid therapy for hypoplastic left heart syndrome — myth, alternative or standard? J Thorac Cardiovasc Surg. 2016; 151(4): 1112-1123.

[12] Baba K, Kotani Y, Chetan D, et al. Hybrid versus Norwood strategies for single-ventricle palliation. Circulation. 2012; 126: S123-131.

[13] Davies RR, Radtke WA, Klenk D, et al. Bilateral pulmonary arterial banding results in an increased need for subsequent pulmonary artery interventions. J Thorac Cardiovasc Surg. 2014; 147: 706-712.

[14] Saiki H, Kurishima C, Masutani S, et al. Impaired cerebral perfusion after bilateral pulmonary arterial banding in patients with hypoplastic left heart syndrome. Ann Thorac Surg. 2013; 96: 1382-1388.

[15] Pizarro C, Davies RR, Woodford E, et al. Improving early outcomes following hybrid procedure for patients with single ventricle and systemic outflow obstruction: defi ning risk factors. Eur J Cardiothorac Surg. 2015; 47(6): 995-1000.

[16] Rychik J, Rome JJ, Collins MH, et al. The hypoplastic left heart syndrome with intact atrial septum: atrial morphology, pulmonary vascular histopathology and outcome. J Am Coll Cardiol. 1999; 34: 554-560.

[17] McElhinney DB, Tworetzky W, Lock JE. Current status of fetal cardiac intervention. Circulation. 2010; 121: 1256-1263.

[18] Lacour-Gayet F, Clarke DR. Aristotle committee. The Aristotle method: a new concept to

evaluate quality of care based on complexity. Curr Opin Pediatr. 2005; 17(3): 412-417.
[19] Axt-Fliedner R, Tenzer A, Kawecki A, et al. Prenatal assessment of ventriculocoronary connections and ventricular endocardial fibroelastosis in hypoplastic left heart. Ultraschall Med. 2014; 35(4): 357-363.
[20] Edwards A, Veldman A, MD, Nitsos I, et al. Percutaneous fetal cardiac catheterization technique for stenting the foramen ovale in a midgestation lamb model. Circ Cardiovasc Interv. 2015; 8(3): e001967.
[21] Latus H, Gummel K, Diederichs T, et al. Aortopulmonary collateral flow is related to pulmonary artery size and affects ventricular dimensions in patients after the Fontan procedure. PLoS One. 2013; 8(11): e81684.
[22] Rupp S, Michel-Behnke I, Valeske K, et al. Implantation of stents to ensure an adequate interatrial communication in patients with hypoplastic left heart syndrome. Cardiol Young. 2007; 17(5): 535-540.
[23] Schranz D, Jux C, Akintuerk H. Novel catheter-interventional strategy for intracardiac connecting of total anomalous pulmonary venous return (TAPVR) in newborns with hypoplastic left heart-syndrome (HLHS) prior to hybrid approach. Catheter Cardiovasc Interv. 2013; 82(4): 564-568.
[24] Schranz D, Michel-Behnke I. Advances in interventional and hybrid therapy in neonatal congenital heart disease. Semin Fetal Neonatal Med. 2013; 18(5): 311-321.
[25] Schranz D. Chapter 25. Patent ductus arteriosus stenting in duct-dependent systemic circulation. In: Butera G, Chessa M, Eicken A, Thompson J. Cardiac catheterization for congenital heart disease. Milan: Springer. 2015: 401-420.
[26] Schranz D. Chapter 38. Hybrid approach in hypoplastic left heart syndrome (HLHS). In: Butera G, Chessa M, Eicken A, Thompson J. Cardiac catheterization for congenital heart disease. Milan: Springer. 2015: 649-666.
[27] Rupp S, Schieke C, Kerst G, et al. Creation of a transcatheter fenestration in children with failure of fontan circulation: Focus on extracardiac conduit connection. Catheter Cardiovasc Interv. 2015; 86(7): 1189-1194.
[28] Dapper F, Bauer J, Kroll J, et al. Clinical experience with heart transplantation in infants. Eur J Cardiothorac Surg. 1998; 14(1): 1-5.
[29] Gibbs JL, Wren C, Watterson KG, et al. Stenting of the arterial duct combined with banding of the pulmonary arteries and atrial septectomy or septostomy: a new approach to palliation for the hypoplastic left heart syndrome. Br Heart J. 1993; 69: 551-555.
[30] Schranz D. Hybrid approach in hypoplastic left heart syndrome. Heart. 2014; 100(10): 750-751.
[31] Bacha EAM, Hijazi ZM. Hybrid procedures in pediatric cardiac surgery. Semin Thorac Cardiovasc Surg Pediatr Card Surg Annu. 2005; 8: 78-85.

复合治疗技术：哥伦比亚经验　　29

约翰·P.奇塔姆

在所有先天性心脏病（CHD）中，左心发育不良综合征（HLHS）手术修复后的神经发育结局是最差的。此外，传统的Ⅰ期手术，也就是 Norwood/Sano 手术，其死亡率在世界各地的许多医学中心仍然很高。虽然我们中心的死亡率低到可以接受，我们仍想知道是否会有更"温和"的方法完成Ⅰ期手术，以降低手术死亡率/致残率并改善神经发育结局。我们的策略是先使用体外循环的简单外科手术和经导管技术进行复合治疗，之后在4～6个月大时进行更全面的综合Ⅱ期矫治，随后经导管完成 Fontan 手术。

最初的复合治疗技术，我们经历了四个发展阶段。第一阶段是完全经导管路径在肺动脉植入肺动脉流量限制器（PAFR），同时植入可用球囊扩张的动脉导管未闭（PDA）支架，最后行球囊房间隔造口术（BAS）（图29-1）。不幸的是，植入 PAFR 时所需的输送系统尺寸和刚性过大，会造成显著的三尖瓣和肺动脉瓣反流以及低心排，需要正性肌力药物支持。所以，我们发展了第二阶段的技术。首先在传统的导管室植入 PDA 支架和进行球囊房间隔造口，之后患者被转运到手术室（OR）放置双侧肺动脉（PA）的 Gore-Tex 环缩带。不幸的是，受到相邻的 PDA 支架影响，放置左肺动脉（LPA）环缩带变得过于困难。于是技术进步到第三阶段。首先在传统的手术室放置 PA 环缩带，然后患儿被转移到导管室进行 PDA 支架植入和球囊房间隔造口术。这种Ⅰ期手术方法是非常好的，目前在许多中心使用相同的技术。然而，有一天加兰托维克（Galantowicz）医生在放置 PA 环缩带时叫我去手术室对我说："这里是 PDA。如果我能给你在肺动脉瓣叶上方通过荷包缝合建立通路，你能不能直接把支架植入 PDA？"我们用便携式透视仪探索了进行这种手术的可能性，于是真正的"复合"治疗技术实现了，并且现在可以在

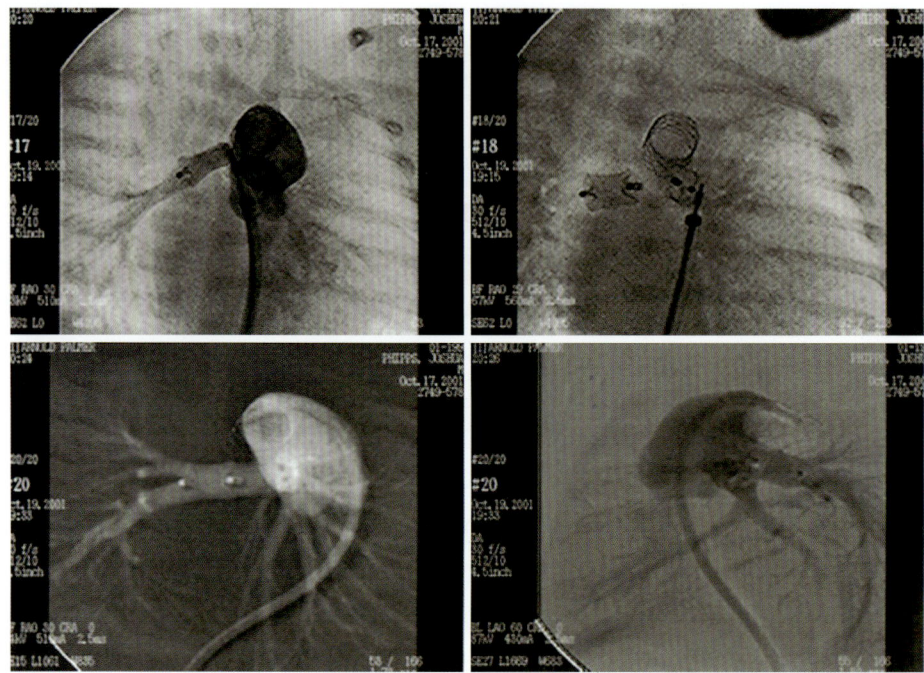

图29-1 在我们最初尝试开展 HLHS Ⅰ 期姑息治疗的杂交策略中，我们放置 PDA 球囊扩张支架(BES)，然后在两个肺分支放置 Amplatzer 肺动脉流量限制器(PAFR)，随后进行房间隔球囊造口(BAS)。这是全部经皮姑息治疗的内容

任何一个传统手术室进行(图 29-2a,b)。球囊房间隔造口术被推迟到患者出院前再进行，用 2 mL(13.5 mm)造口导管进行，通常会保持一个适当的房间隔缺损(ASD)直到综合 Ⅱ 期矫治。

在实现真正的"Ⅰ 期姑息复合治疗"之后不久，我们设计并建造了一整套的联合心导管及手术的复合治疗手术室(图 29-3)。这使得 Ⅰ 期姑息复合治疗，以及其他复合治疗，能在更加合适的条件下进行。由于所有的复合治疗手术室都满足"手术室标准"，我们可以在任何一个手术室中执行操作。我们发现 Ⅰ 期姑息复合治疗很少有禁忌证，而不像 Norwood/Sano 这类手术，体重、早产、心室功能障碍、发病严重程度、遗传异常均不是此术式的禁忌证。我们已经成功地在体重仅 1 kg 的早产儿和几个月大的早产儿中实施了这项手术(图 29-4)。我们还发现，该术式很少需要输血，这也导致许多耶和华见证信仰的家人被送到我们的心脏中心。此外，该术式很少需要正性肌力药物支持。事实上，在我们中心，只有逆行性主动脉弓梗阻是该术式禁忌证。然而，有些机构建议此类患者接受"逆向 Blalock-Taussig(BT)分流术"。

29 复合治疗技术：哥伦比亚经验

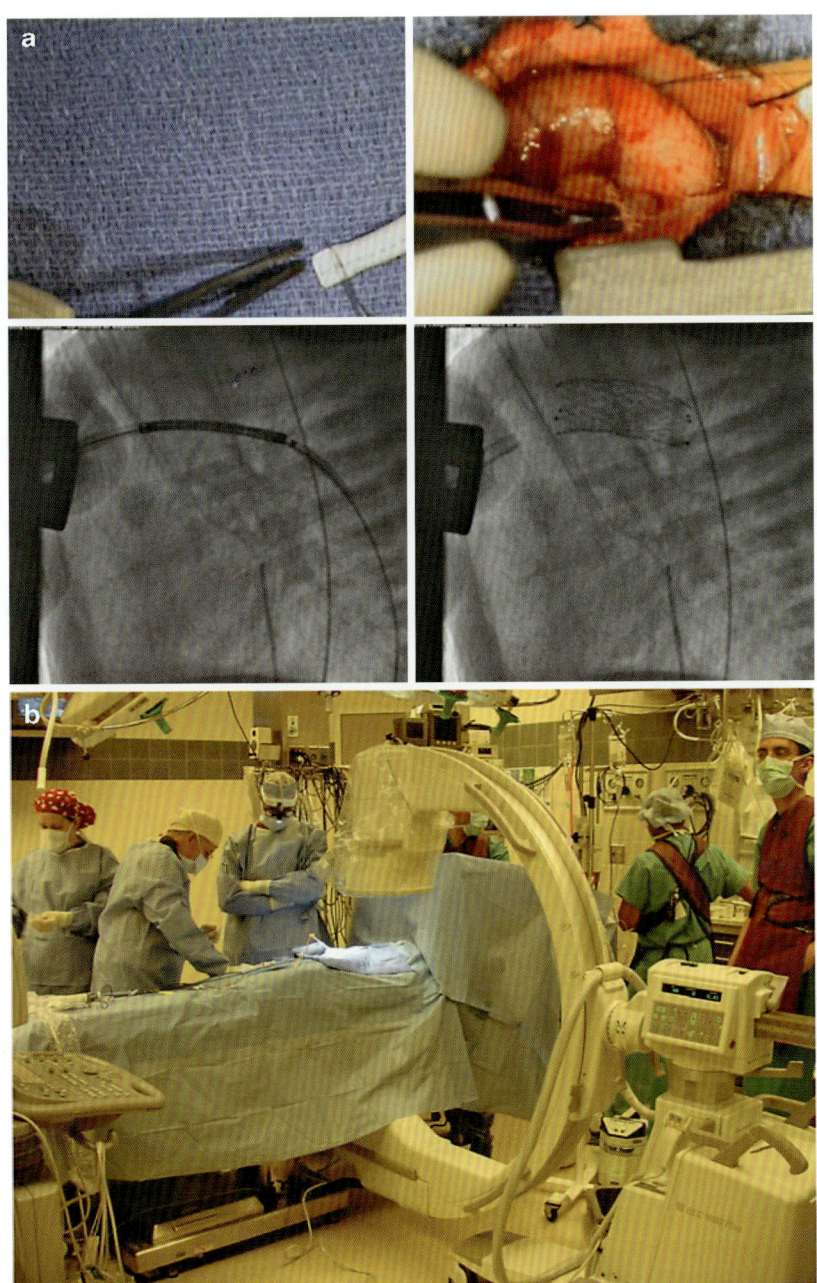

图 29-2 （a）Gore-Tex 肺动脉束带缠绕在左肺动脉（LPA）和右肺动脉（RPA），同时经主肺动脉表面的荷包缝合直接送入动脉导管（PDA）支架。（b）这个手术可以在传统手术室和便携式 X 射线机下完成

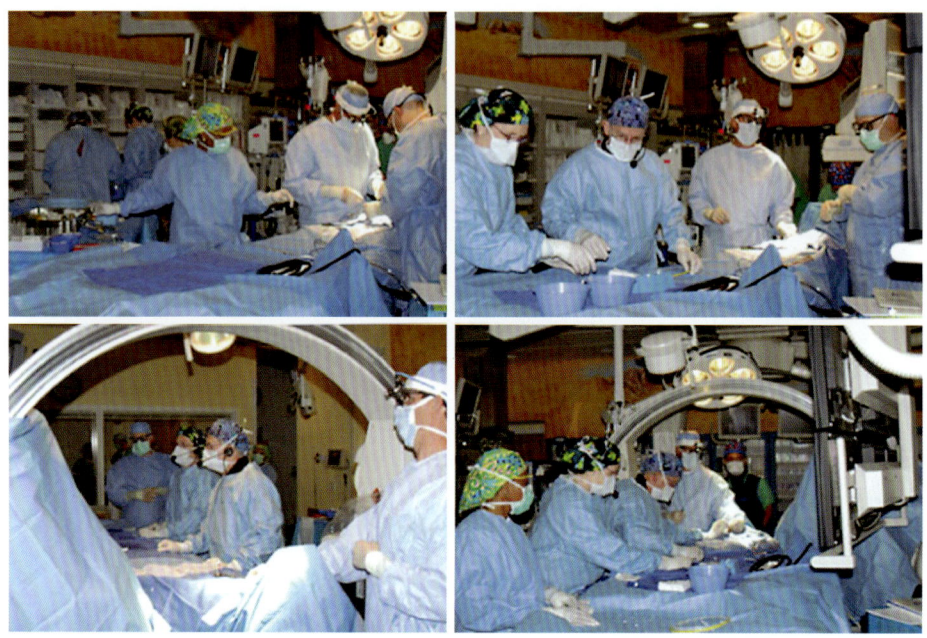

图29-3 国立儿童医院(NCH)建造专门的杂交手术间后,所有小组开展杂交Ⅰ期姑息治疗要容易得多。通常,整个治疗过程只持续1 h

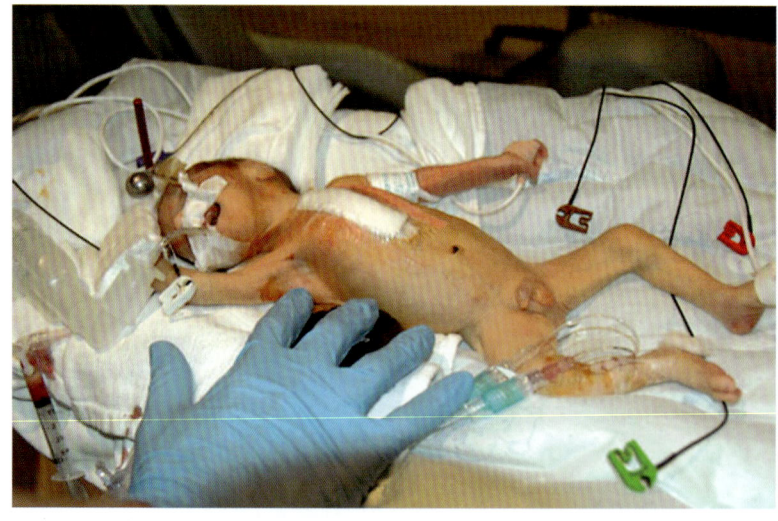

图29-4 因为患者体重不是HLHSⅠ期姑息复合手术的禁忌,从技术上讲,1 kg早产儿与足月儿没有差别

在Ⅰ期姑息复合治疗后,患者将在门诊密切随诊,由单心室团队负责,该团队是由我们心脏中心发起倡议成立的,并命名为 LAUNCH。患儿于术后每1~2周进行一次体格检查,监测血氧饱和度以及超声心动图检查。我们的家庭护士也会定期有计划的与患者家庭沟通,如果发现有"异常状况"会让患者尽早就医。我们的目标是让婴儿顺利发育到4~6个月大,或体重增长至约6 kg,此时进行综合Ⅱ期矫治手术,这是患者首个需要体外循环的手术。术中肺动脉环缩带和PDA支架将被拆除,LPA以补片成形,主动脉弓采用改良Damus-Kaye-Stansel术进行重构,房间隔被切除,并进行双向Glenn吻合,同时放置一个标记点,为患者2岁左右时经导管进行Fontan术"做准备"。一旦我们建立了复合治疗手术室,我们在综合Ⅱ期矫治手术后返回心胸外科重症监护室(CTICU)之前需要进行常规的血管造影。如有必要还会进行相关手术或介入治疗。

我们针对HLHS的"复合"治疗,最终目标是能够在导管室完成Fontan手术。从2000—2002年,我们成功地进行了5例经导管Fontan术,患者平均年龄2岁,平均体重11 kg。术中,我们使用NuMED覆膜CP支架(covered CP stent,CCPS),该支架近端和远端的金属弯头是没有覆膜的,这样肺动脉和肝静脉的血流就可以畅通无阻(图29-5a,b)。不幸的是,在监管机构和NuMED公司的"不懈努力"下,该覆膜CP支架在美国已多年无法使用,这导致我们再也不能经导管完成Fontan手术。一个心外心包板障的外科术式成为进行Fontan手术的替代解决方案。

根据我们和德国吉森中心的经验,Ⅰ期姑息复合治疗被证明是首选术式,或者疗效至少与Norwood/Sano手术相当[1-4]。这两个中心都致力于应用并推广这一术式,已成为完成该术式的"专家",并在门诊定期随诊这些患者。对Ⅰ期姑息复合治疗的批评主要是该术式需要依赖维持胎儿循环,通过PDA支架逆行灌注主动脉弓和冠状动脉。高达25%~28%的患者可发生逆行主动脉弓梗阻,我们已经针对这部分患者改良了支架治疗的策略。

支持Ⅰ期姑息复合治疗的主要原因是Norwood/Sano矫治术的不良结局,但真正的问题在于Ⅰ期姑息复合治疗是否能改善患者最终的神经发育结局。奇塔姆(Cheatham)等报道了采用金属蛋白酶组织抑制剂(tissue inhibitor of metalloproteinase,TIMP)、Bayley-Ⅲ量表以及经颅多普勒超声检查对采用Ⅰ期姑息复合治疗的婴儿进行神经发育测试[5]。与年龄匹配的

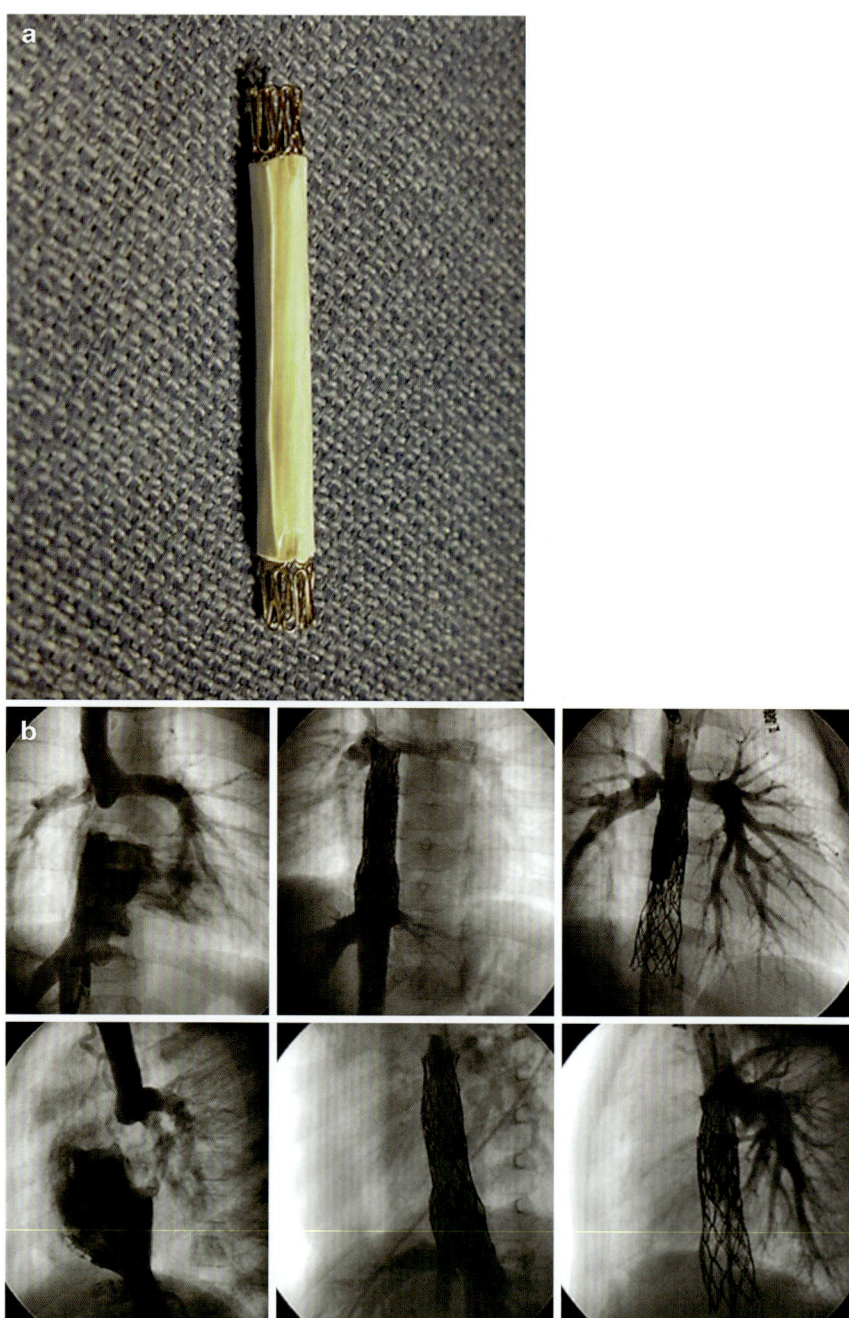

图 29-5 （a）是定制的 NuMED 雪铁龙铂金覆膜支架（CCPS）。在 CCPS 两端折叠处没有覆膜，允许经导管 Fontan 术后血流进入肺动脉和肝静脉，如（b）所示

正常婴儿相比,这类患儿的运动能力仍然很低,但与 Norwood/Sano 矫治术的患儿运动能力相似[6]。此外,没有任何 1 例 I 期姑息复合治疗的患儿得分低于 Norwood/Sano 术的婴儿。有人担心通过 PDA 的主动脉弓逆向血流额外维持 4~6 个月会损害大脑的功能,这个结果打消了这个念头。遗憾的是,我们没有看到 I 期姑息复合治疗后神经发育评分的显著改善。

因此,综上所述,婴儿左心发育不良综合征的 I 期姑息复合治疗真正的价值在于:

1. 无体重、年龄或发病严重程度的限制。
2. 在大多数中心,手术成功率高,"学习曲线"短。
3. 可以对 Norwood/Sano 术"高危"的婴儿实施治疗。
4. 对完全修复术风险极高的新生儿,可作为过渡手术至心脏移植,甚至是复杂的双心室修复术。
5. 最重要的是它带来心胸外科和心脏介入团队更紧密的合作,可以为 HLHS 患儿以及其他复杂心脏病患儿制定充满创新性的管理策略。

参考文献

[1] Galantowicz M, Cheatham JP, Phillips A, et al. Hybrid approach for hypoplastic left heart syndrome: intermediate results after the learning curve. Ann Thorac Surg. 2008; 85(6): 2063-2070; discussion 2070-2071.
[2] Akinturk H, Michel-Behnke I, Valeske K, et al. Hybrid transcathetersurgical palliation: basis for univentricular or biventricular repair: the Giessen experience. Pediatr Cardiol. 2007; 28(2): 79-87.
[3] Schranz D, Bauer A, Reich B, et al. Fifteen-year single center experience with the "Giessen Hybrid" approach for hypoplastic left heart and variants: current strategies and outcomes. Pediatr Cardiol. 2015; 36(2): 365-373.
[4] Ohye RG et al. Comparison of shunt types in the Norwood procedure for single-ventricle lesions. N Engl J Med. 2010; 362(21): 1980-1992.
[5] Cheatham SL, Carey H, Chisolm JL, et al. Early results of neurodevelopment following hybrid stage I for hypoplastic left heart syndrome. Pediatr Cardiol. 2015; 36(3): 685-691.
[6] Newburger JW et al. Early developmental outcome in children with hypoplastic left heart syndrome and related anomalies: the single ventricle reconstruction trial. Circulation. 2012; 125(17): 2081-2091.

30 左心发育不良综合征复合治疗技术：巴西经验

卡洛斯·A.C.佩德拉，西蒙娜·丰特斯·佩德拉和马塞洛·B.雅特内

30.1 简介和历史沿革

在复合治疗采用之前，我们左心发育不良综合征（HLHS）新生儿的综合管理结果一直令人沮丧。经典 Norwood 或 Norwood-Sano 术有着过高的死亡率。因此，当复合治疗的概念和技术由奇塔姆（Cheatham）、加兰托维克（Galantowicz）医生[1]以及施兰茨（Schranz）医生[2]于 2004—2005 年引入我中心的时候，我们决定积极采用这一手术方法。然而，我们Ⅰ期治疗的初步结果令人失望[3]，促使我们在一份科学期刊上撰写了两篇编者按[4,5]，论述了改进这一术式的整个基础构建的必要性。由于种种原因，我们的学习曲线是在第 1 个 5 年里多少有些慢，其中包括来自对变革文化的阻力、缺乏训练有素的团队（包括医护领域）、有限的 X 射线设备（C 型臂）、没有一个专门的复合手术室、随访管理不恰当等。2005 年 1 月我们完成第一例患者后，我们的技术尤其是围术期和手术间隔期管理技术获得了明显的改善，因此带来了更好的住院和随访结果。本章阐述了目前我们采用这种技术的研究成果，强调了多年实践中产生的技术改良，并对总体结果产生的有益影响。

30.2 技术和指征（Ⅰ期和Ⅱ期）

大多数患者都在宫内诊断出 HLHS。他们均在我中心（do Coração 医院）出生，整个围生期过程得到了巴西卫生部胎儿项目的大力支持。do Coração 医院（HCor）是一个心脏转诊中心（而不是妇产医院），因此我们不得不进行一些适应性变更，以更好推进这个项目。在妊娠 38～39 周，孕母会

常规接受择期剖宫产手术，这样我们对新生儿能更好地规划围生期处理方案。虽然，在医学上，常规剖宫产手术对母亲和婴儿都是有争议的；但是我们现在已有超过50例此类胎儿的择期剖宫产经验，HLHS新生儿和母亲在医院均无并发症发生。在HCor，我们还在患有其他心脏病的胎儿中获得了总计280例的经验，并得到了类似的结果。

为了监测和建立液体通路以持续输注前列腺素，我们在胎儿分娩后于重症监护病房（ICU）进行脐静脉和脐动脉插管。新生儿保持禁食与自主呼吸。应避免频繁使用血管升压素、膀胱导尿或采集血液样本进行实验室分析。如果有迹象表明循环负荷过重，患者将被放置在一个低氧混合罩中（保持 FiO_2 17%～19%）。我们没有给予二氧化碳。2012年初我们专门建造了一个复合手术室，此后 I 期手术通常在生后24～72 h利用该复合手术室进行。而2005—2012年，所有患者则在手术室（OR）使用C臂机进行治疗。然而，C臂机有严重的影像限制，直到2008年，它被更好的便携式X射线设备所替代。如果新生儿没有房间隔缺损（ASD）或卵圆孔未闭（patent foramen ovale，PFO），或者房水平分流高度受限，患儿将被迅速从位于手术室的产房转移到导管室，进行急诊房间隔造口术。根据我们10年的经验，我们的印象是，住院计划分娩可以使术前过程更加平顺。偶尔，我们仍会接收在社区医院生下的HLHS新生儿，因为转运和过度操作，以致在手术前循环不平衡，可能会使他们有生命危险。

我们所有的HLHS新生儿都接受复合治疗，无论患儿是否存在临床和解剖相关的危险因素，如早产、低体重、并发症、畸形、主动脉的大小以及右心室（RV）功能障碍。如果存在主动脉峡部明显狭窄或接近闭锁，多伦多的卡尔德伦（Carderone）及其同事建议于主肺动脉（MPA）和无名动脉之间放置一个4～5 mm的反向分流管[6]。事实上只有不到5%的患者需要这种手术。

当新生儿被送到复合手术室做好术前准备后，前列腺素输液就及时中止。虽然麻醉策略在不同的专业人员中有所不同，但我们在大多数患者中都采用了哥伦布方案[7]。通常采用正中切口切开胸骨，仔细分离出肺动脉。基于加兰托维尔的指南[2]，我们在放置动脉导管支架之前，采用3 mm（小婴儿）或3.5 mm（婴儿体重超过2.5 kg）的聚四氟乙烯环缩带进行双侧肺动脉环缩术。环缩带的精细调整高度依赖于外科医生的经验。

我们在MPA的荷包缝合放置6-7F鞘，并通过鞘植入球囊可扩张支架

(Cordis，Boston 或 Biotronik)。在我们最初的经验里(前 5～10 例)，由于当时可用的球囊较长，我们把输送鞘固定在右心室流出道(RVOT)，这可能对右室功能造成了负面影响。支架应该覆盖整个动脉导管组织，从动脉导管汇入肺动脉的位置之前开始，直到降主动脉的起始部分，这通常由食管恒温器在透视下标记。通常支架的最终直径是 8 mm 或 9 mm。偶尔在小婴儿体内植入 6～7 mm 支架。支架长度在 15～25 mm 不等。现在我们更倾向于使用较长的支架，使支架两端突入肺动脉和降主动脉一些，以免发生部分近端或远端的动脉导管组织不能被覆盖的风险。通过位于主肺动脉的血管鞘侧面管路，注射 2～3 mL 低渗造影剂后，我们会进行仔细测量。之后，放置一根普通的钢丝到腹主动脉起支撑作用。通常，单次扩张球囊就能将支架放置到位。虽然在扩张支架的过程中有一过性低血压，但是患儿一般耐受良好，迅速恢复，而不会有缺血和血流动力学失代偿的迹象。支架置入后，再进行对比剂注射以评估即刻结果。确定结果良好后，整个系统(球囊和导丝)在透视引导下撤出。虽然在复合手术过程中，我们已经避免了血管升压药的使用，仍有约 70%的患者需要输注一些肾上腺素以维持可接受的血压水平。胸腔以常规方式闭合，纵隔中留置一个引流管。新生儿最后被转移到 ICU 进行常规的手术后护理。

选择性房间隔造口术通常在最初的复合治疗后 1～3 周之间进行(图 30-1)。自从 Z5 房间隔造口球囊应用于临床以来，其他替代技术显著减少了，例如射频房间隔打孔和房间隔支架植入术。考虑到 HLHS 患者房间隔解剖的复杂性(对位不良型 ASD 常见)、患者的脆弱性以及 Z5 球囊有限的可操作性和推进性，我们在导管室使用 23 cm 的长鞘穿过 ASD/PFO 或在房间隔开口中以辅助房间隔造口。6F Z5 球囊用于足月或较大的新生儿；而 5F 球囊用于早产儿或体重低于 2.5 kg 的新生儿，他们的左心房(LAs)往往较小。

分期手术间期的监控是非常重要的。虽然由于资金的限制，我们不能提供家访，但是我们鼓励家长或监护人每隔 1 周到 HCor 或就近的可靠医疗机构随诊一次。体重增加和保持适宜的体循环血氧饱和度是婴儿整体状况良好的重要标志。如存在体重增长迟缓、不恰当的低或高的血氧饱和度，以及易激惹状态应及时住院检查。每一次的临床检查都包括超声心动图检查，以观察房间隔缺损的大小、RV 功能、肺动脉环缩带是否足够、支架是否堵塞以及是否有主动脉弓的逆向血流。

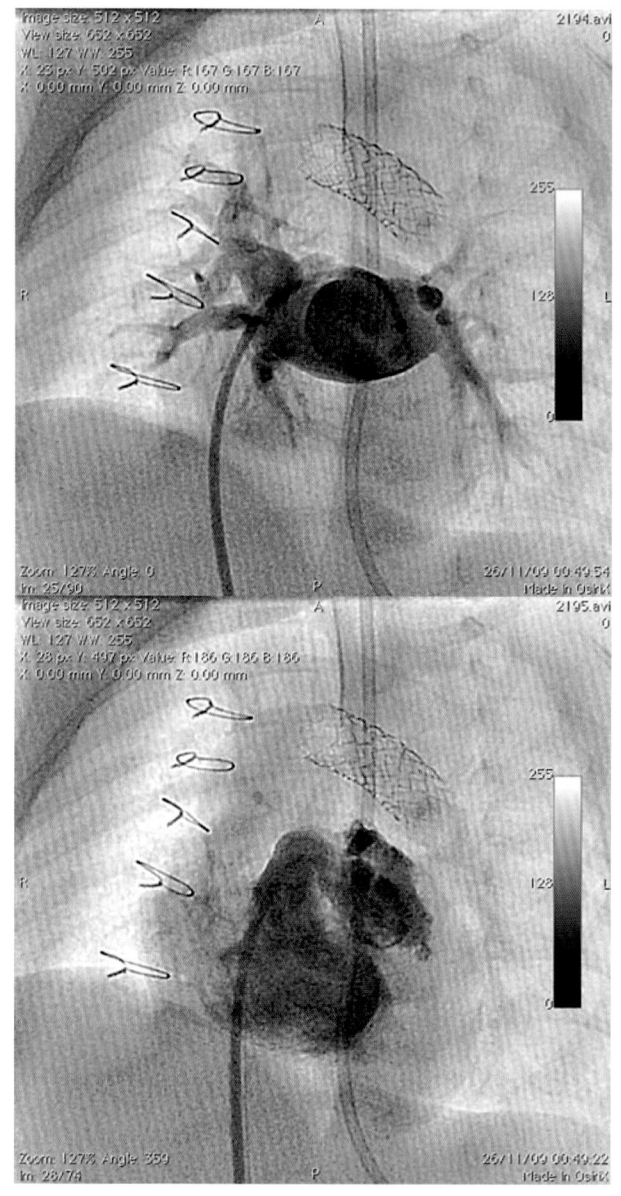

图 30-1 在导管室用 Z5 房间隔造口球囊开展最初的杂交手术,现为房间隔造口术后 3 周。
(a) 左前斜位左心房造影显示左心房明显扩大,伴有一个位于房间隔上部的微小房间隔缺损。
(b) 在施行房间隔造口术后,左心房缩小,可以见到左向右分流的无梗阻性房间隔缺损

Norwood-Glenn 手术一般在患儿 6 月龄和/或约 6 kg 时进行。虽然我们术前不常规进行诊断性心导管检查,但是我们的患者做心导管的门槛的确随时间推移而下降。毕竟,一些患者在分期手术期间需要导管干预。有

些患者根据临床和超声表现(见下面的"结果"部分)需要进行血管 CT 筛查。在做 Norwood-Glenn 手术时,支架作为单一的整体被完全切除(不寻找分离切口与主动脉分离)(图 30-2),主动脉弓使用同种异体血管重建。如果升主动脉又细(<2.5 mm)又长,我们现在用端侧吻合术将它转移到主肺动脉的右侧(重建新主动脉),以尽量减少心肌缺血的可能(图 30-3)。术中还将去除肺动脉的环缩带,重建肺动脉的汇合部,并消除多余的组织残留。直到 2012 年初,术中如果有左肺动脉(left pulmonary artery,LPA)局部狭窄或扭曲,外科医生通常使用补片扩大之,因为手术是在常规手术室进行的,因此在手术结束前没有进行血管造影的手段。现在我们采取不同的方法。在进行 Glenn 吻合时,外科医生应该修复右肺动脉(right pulmonary artery,RPA)。当患者撤离体外循环时,在专用的复合手术室进行术毕心血管造影(图 30-4)。7F 鞘被荷包缝合固定在上腔静脉(superior vena cava,SVC)远心端附近的无名静脉入口处,对比剂通过鞘管侧孔注射入患者体内。如果 LPA 有狭窄、扭曲或变形,则由介入医师,立即在手术室放置支架(图 30-4)。如果 RPA 或 Glenn 吻合不理想,外科医生可以解决任何外科问题或重新进行体外循环。使用这种策略,我们大大减少了术后早期导管介入的需要。

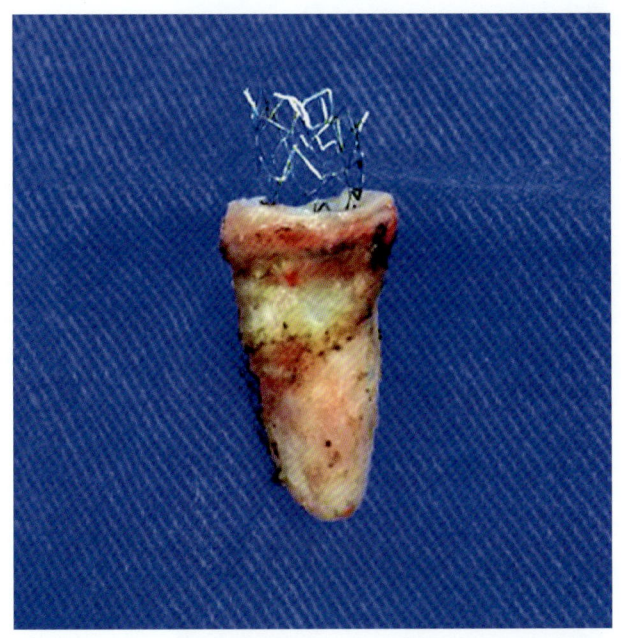

图 30-2 Norwood-Glenn 手术后获得的解剖标本。支架和动脉导管、降主动脉的血管壁作为一个整体取出,未尝试寻找分离切口进行分离

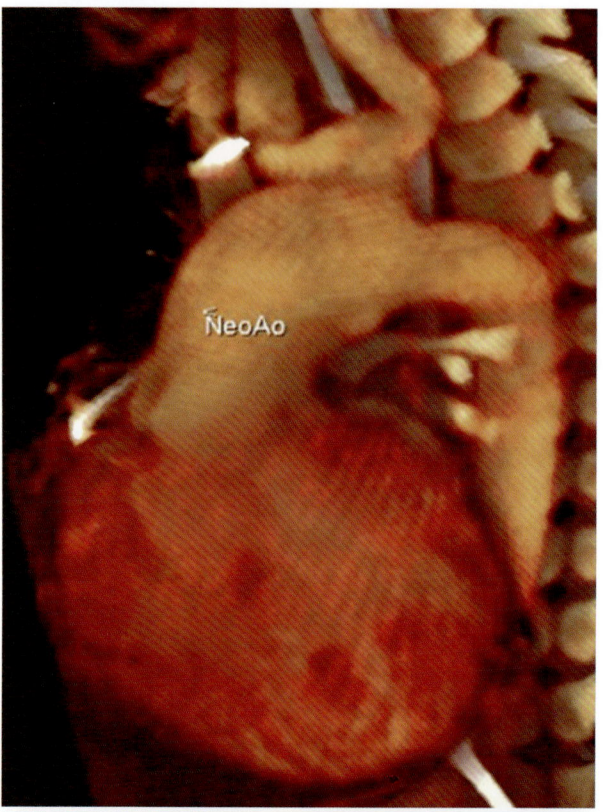

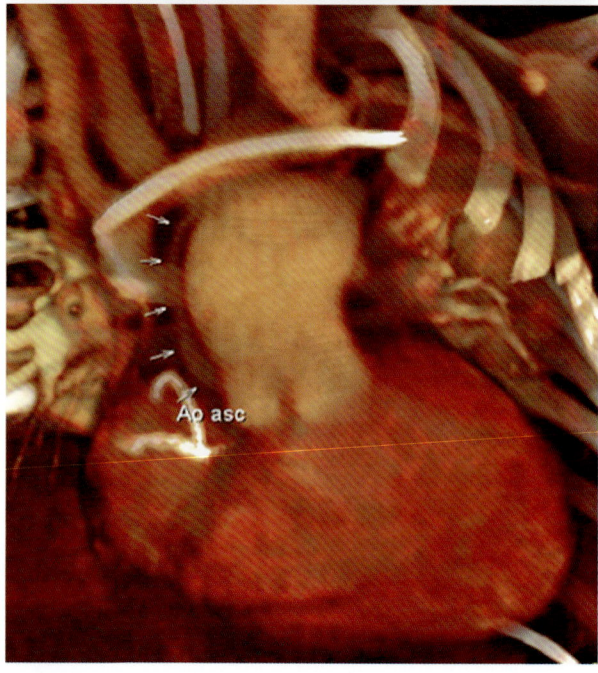

图 30 - 3 Norwood-Glenn 手术后进行血管 CT 扫描以评估肺动脉（这里没有显示）和升主动脉。（a）用同种异体血管重建弓部以后，主动脉弓的大小合适。（b）在原主肺动脉的右侧可见细长型升主动脉（以小箭头标示），由于间歇性缺血和轻度右心室功能障碍，决定在靠近新主动脉瓣的更近端再次植入升主动脉 NeoAo：新主动脉，Ao asc：升主动脉

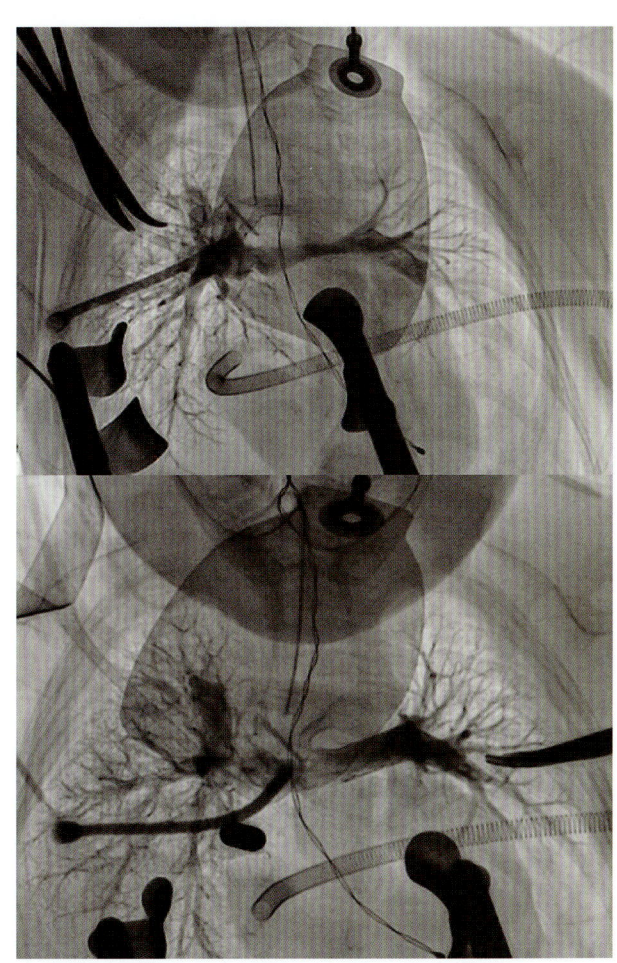

图 30‐4 结束体外循环后左前斜加头位投影的血管造影。(a) 束带去除后左肺动脉扭曲。(b) 术中支架植入后肺血管直径正常

Fontan 手术一般在 3 岁左右进行。手术前,所有患者都接受诊断性心导管术,以评估肺动脉解剖、压力和阻力。通常在下腔静脉(inferior vena cava,IVC)和肺动脉汇合部的下方之间缝一个心外管道。管道内现在通常进行 4 mm 的开窗,以减少胸腔积液的发生率和持续时间。

30.3 结果

我们有 117 例 HLHS 及其他变异类型的患者进行了复合治疗,其中 98 例是 HLHS。平均年龄和体重分别为 3.9 ± 1.5 天和 2.9 ± 0.9 kg。我们目前 Ⅰ 期手术的死亡率是 25%。病死率仍然很高,平均机械通气时间为 10 天,ICU 停留 15 天,住院时间为 27 天。在 ICU 几乎所有的患者都需要某种正性肌力药

物支持。度过最初的挣扎后,出院回家的患者中有50%是母乳喂养的。

在我们的经验中,手术间期需要导管再处理是常见的。我们的第三例患者接受了再干预,主要是由于逆向主动脉弓梗阻(图30-5)。虽然我们最初

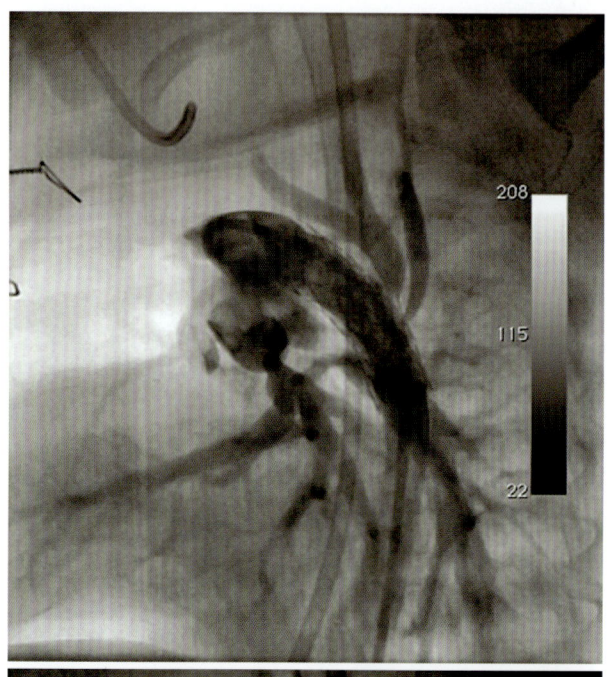

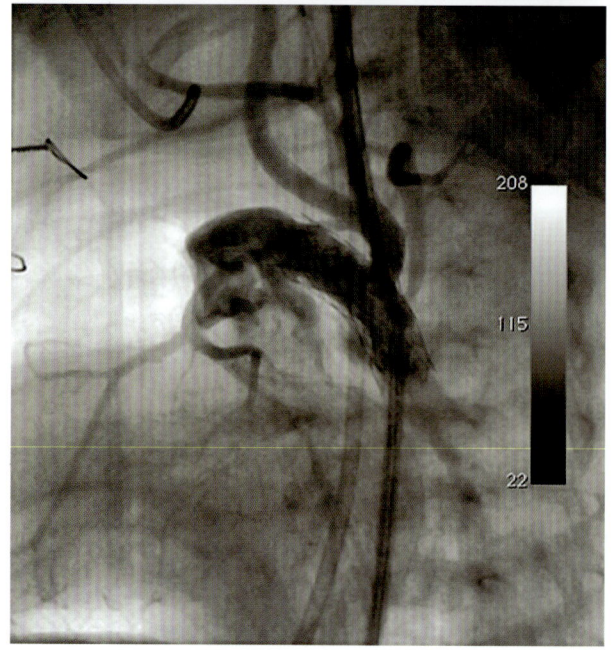

图30-5 因为逆行性主动脉阻塞,放置主动脉弓支架。(a)侧位主动脉造影显示先前植入的导管支架内狭窄,导致逆行性主动脉阻塞、缺血和右心室功能障碍。(b)优化逆性血流显著改善支架内直径

对 PDA 支架内腔隙进行标准球囊扩张,但我们现在倾向于用冠状动脉支架以逆行方式放入原 PDA 支架框架内,并使用远端主动脉弓作为参考直径(通常用 4~4.5 mm 支架)以及一个 4F 长输送鞘。置入一个新的 PDA 支架用于覆盖之前未覆盖的动脉导管组织可能也是偶尔需要的。在这个过程中常常会发生血流动力学不稳定,因为在推送输送系统时肺动脉瓣和三尖瓣会被撑开。在Ⅰ期手术时使用较长的支架通常可以避免这种并发症。在我们的经验中没有观察到明显的支架内增生,这是否由于使用的是球囊可扩张支架还存在争议。在 5%~10% 的患者中,单侧或双侧的环缩带会随着时间的推移越来越紧,导致该侧肺出现低血氧饱和度和/或低灌注,这种情况一般可使用 3.5 mm 冠脉球囊扩张(图 30-6)。偶尔环缩带会太松而需要去

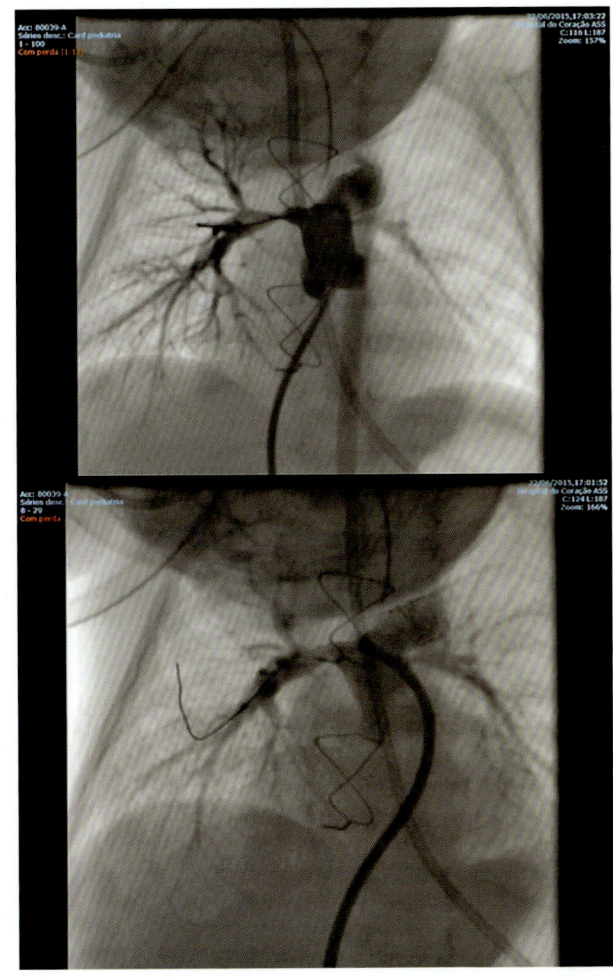

图 30-6 紧致的右肺动脉束带行球囊血管成形术。(a) 右前斜加头位右肺动脉造影显示束带非常紧,最小直径小于 1 mm。仅冠脉导丝可通过。(b) 采用 3.5 mm×15 mm 冠脉球囊行血管成形术后,最小直径增加到 2 mm,伴随着患者全身氧饱和度的改善。左肺动脉(未在此显示)也同期进行扩张

手术室收紧。现在,由于患者随诊更加密切,手术间期死亡已经很罕见了。

我们有 32 例进行了 Norwood-Glenn 手术的患者,死亡率为 22%,主要死因是右心室功能障碍。根据我们的经验,早些时候大多数患者在术后早期需要进行肺动脉支架植入术。现在这种情况已经不常见了,因为我们开始在专门的复合手术室进行出口血管造影。现在,去 ICU 之前的造影如果发现肺动脉未达到最优化状态;要么进行支架植入(LPA),要么重做手术(RPA)。不幸的是,Norwood-Glenn 术后并发症经常发生,这导致了患者 ICU 停留时间延长(平均 17 天),所有患者均需使用正性肌力药物,以及 20% 的患者需要进行膈肌折叠术。

然而,在这类大手术出院后,这些患儿恢复良好。主动脉弓梗阻罕见(图 30-3)。体重增加处于可以接受的范围。我们有 17 例患儿完成了 Fontan 手术,无死亡病例。最近的 10 例患者采用了管道开窗技术,缩短了住院时间,减少了需要引流的胸腔积液的发生。除了 1 例患者发生了蛋白丢失性肠病(proteinlosing enteropathy,PLE),其余患者均在 Fontan 术后恢复良好。我们的整体结果需要更长时间的随访来更好地评估,包括神经发育的结局。

30.4 结语

在一个拉美国家里,我们实践了 HLHS 的复合治疗,并逐渐获得了相应的经验和较合理的结果。然而,相比那些已经长时间采用这种策略的医疗中心,例如吉森和哥伦布,我们的结果没有可比性。另外,有些中心做经典或改良 Norwood 术也有好的结果,这些中心显然做得更好。然而,应该为那些想实施复合治疗的中心提供一些经验。我们的结果在 10~15 个病例后开始改善(在我们的外科医生真正接受了这种治疗方案后),所以坚持是必需的。我们只是决定继续做我们做得更好的事情。需要不断调整基础设施和改善 ICU。团队内部公开而坦率(有时是痛苦)的讨论对于持续改进是十分必要的。应用来自哥伦布、多伦多和吉森的经验教训,进行持续的医学教育,在我们的学习曲线中扮演了重要的角色。成熟的胎儿治疗计划似乎使我们的结果有所不同,也扩展了"复合"治疗的概念。一个强有力的介入小组对于患者达到 II 期治疗十分必要。如果没有医院管理部门的支持(包括开设专用的复合治疗病房),以及卫生部的大力资助,一切都是办不到的。

总之，上面的话可以用一个词来概括：团队协作！每一个环节付出的代价都很高：财政（有一个患者的最终住院账单达到了 500 000 美金！）、学术、身体以及情感上，但回报也是很高的。不仅仅是 HLHS，我们在其他疾病都做得更好了。照顾这些 HLHS 患儿对其他所有复杂 CHD 的新生儿护理有积极影响。我们作为一个团队变得更好，因为复合概念锻造了互动。我们的人文关怀做得更好，因为我们也承受着这些家庭的负担。这种观念是否能被其他愿意治疗 HLHS 婴儿的中心接受，特别是那些资源有限的中心，仍需具体问题具体分析。

参考文献

[1] Galantowicz M, Cheatham JP. Lessons learned from the development of a new hybrid strategy for the management of hypoplastic left heart syndrome. Pediatr Cardiol. 2005; 26(3): 190 - 199.

[2] Akintuerk H, Michel-Behnke I, Valeske K, et al. Stenting of the arterial duct and banding of the pulmonary arteries: basis for combined Norwood stage Ⅰ and Ⅱ repair in hypoplastic left heart. Circulation. 2002; 105(9): 1099 - 1103.

[3] Pilla CB, Pedra CA, Nogueira AJ, et al. Hybrid management for hypoplastic left heart syndrome: an experience from Brazil. Pediatr Cardiol. 2008; 29(3): 498 - 506.

[4] Hijazi ZM. Hybrid therapy for hypoplastic left heart syndrome: reality check. Pediatr Cardiol. 2008; 29(3): 477 - 478.

[5] Bacha E. Hybrid therapy for hypoplastic left heart syndrome: system-wide approach is vital. Pediatr Cardiol. 2008; 29(3): 479 - 480.

[6] Caldarone CA, Benson LN, Holtby H, et al. Main pulmonary artery to innominate artery shunt during hybrid palliation of hypoplastic left heart syndrome. J Thorac Cardiovasc Surg. 2005; 130(4): e1 - 2.

[7] Naguib AN, Winch P, Schwartz L, et al. Anesthetic management of the hybrid stage 1 procedure for hypoplastic left heart syndrome (HLHS). Paediatr Anaesth. 2010; 20(1): 38 - 46.

左心发育不良综合征复合治疗技术：加拿大经验

31

李·本森

当双侧肺动脉环缩、动脉导管支架植入被引入临床实践后，主动脉弓重建就可以顺利延迟到婴儿4个月大左右，为左心发育不良综合征（HLHS）的管理策略打开了一片新天地[1,2]。该术式是有吸引力的，因为 Norwood 手术的术后护理常常具有挑战性，婴儿在术后头几天经常处于低心输出量状态，且循环超负荷和心肌缺血也是医生永远关心的问题。此外，从神经生物学角度来看，在进行所谓的综合Ⅱ期矫治术（包括主动脉弓和肺动脉重建，PDA 支架拆除，以及双向上腔静脉-肺动脉连接）时，更成熟的婴儿会更好的耐受体外循环，中枢神经系统损害发生会更少。早期的研究针对这种新的分期矫治术（即初始的复合治疗）发现了一些缺点，其中包括导管支架导致的逆向主动脉弓梗阻[3]、肺动脉环缩带过松[4]、房间隔分流过大或过小[5]、术后即刻低体循环血流量[6]以及全面Ⅱ期矫治术后左肺动脉发育不全的问题[7]等。尽管有这些限制，我们依然接受了这一术式并提供给 HLHS 婴儿的父母作为一种可选择的治疗策略。然而，我们入组的 HLHS 患儿缺乏均一的标准，即没有确定的指征，更确切地说，实际上是体现了父母（上网了解）和转诊医师的选择偏倚。因此，复合治疗究竟在整体治疗架构中处于什么地位就成了一个问题。Gartner 技术成熟度曲线[8]是用图形的方式表示一种新技术的应用状况（图31-1a）。我们可以通过该曲线对一个治疗选择（或创新）进行有趣的类比。在这种结构下，一种技术变革（即复合治疗），经历了临床上的迅速纳入应用管理体系，即所谓的"繁荣"阶段。经过广泛的应用后，新策略的弱点显露无遗。此时，各医疗中心要么放弃该技术，不纳入他们的治疗方法，并积极处理已经出现的问题（例如主动脉弓缩窄、房间隔的管理）；要么进一步细分患者，找到一组更适合使用新技术而不是标准方案（即经典 Norwood 术）的患者（图31-1b）。复合治疗在我中心的应用(繁荣阶段)就紧密遵循了这一途径,如图 31-2 所示,迅速将该术式引入临床实践[9]。

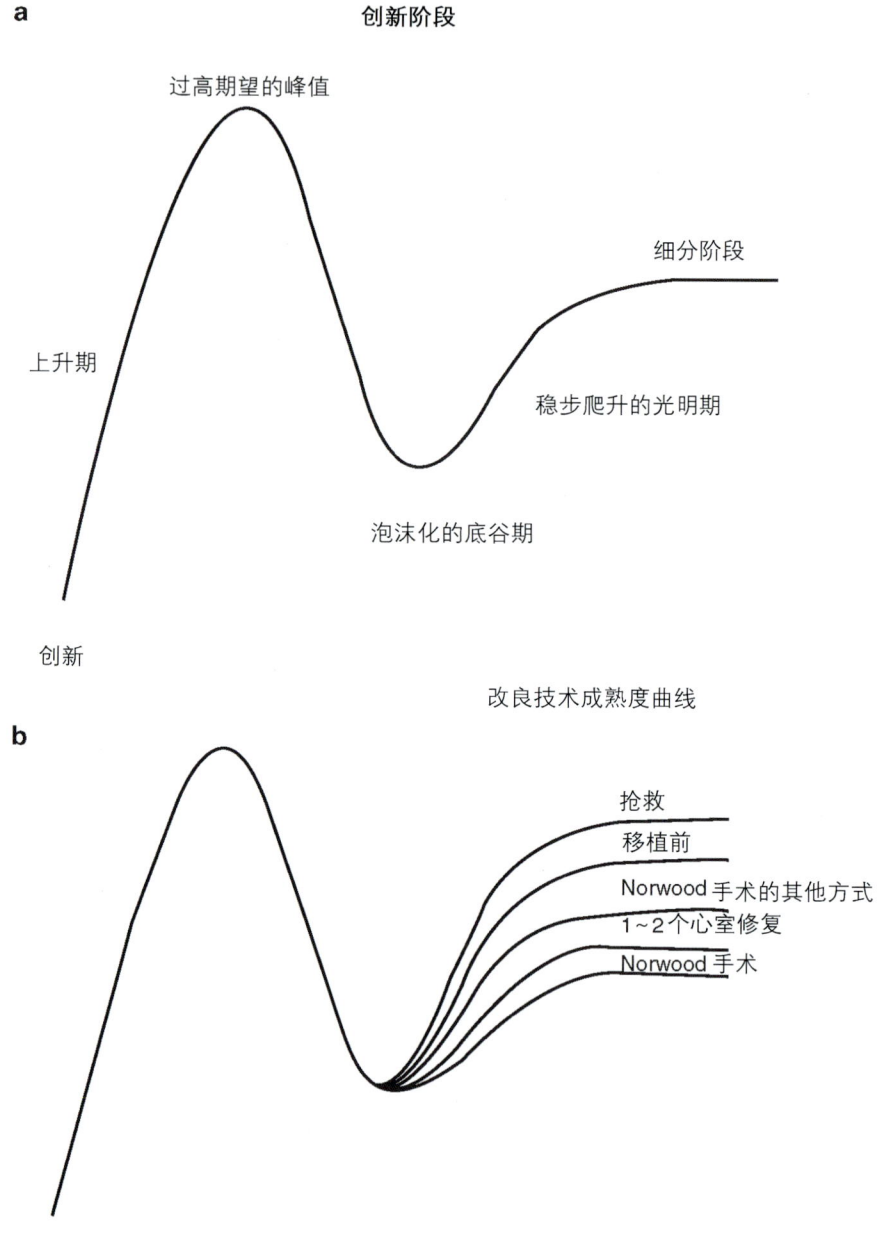

图 31-1 创新阶段。改良技术成熟度曲线示意图(a)。在创新技术应用之后(例如,复合治疗),临床实践中发现一个"细分阶段"(b)

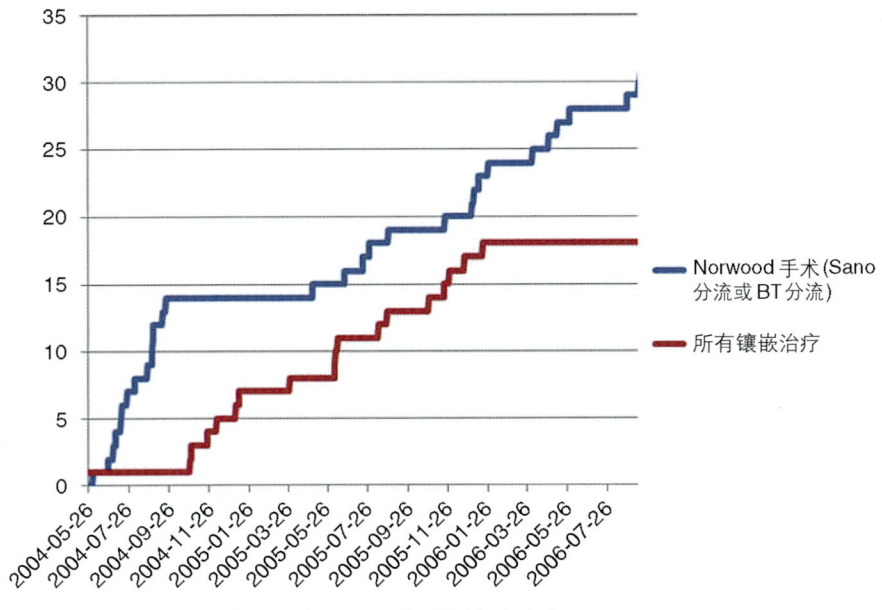

图 31 - 2　上升阶段，从 2004 年至 2006 年采用复合治疗

31.1　HLHS 婴儿的处理

2012 年，在回顾并重新评估治疗进展后，我们中心组建了一个团队，按照协议来处理所有转送至我们中心的 HLHS 新生儿或其他变异类型的患者。手术方式的选择基于体重（表 31 - 1），复合治疗适用于那些体重小于 2 kg 的 HLHS 婴儿。另一部分患儿也是适合采用复合治疗，如左心室解剖状态处于临界条件的患儿，通过复合治疗可以过渡到双心室修复；或者以复合治疗来稳定血流动力学状态并等待心脏移植；或者病情过于危重而无法承受 Norwood 手术者，复合治疗作为补救手段[10,11]。此外，有条件进行双心室矫治但心功能差，和/或有严重合并症的患儿（如婴儿永存动脉干），复合治疗可以在短时间内使患儿稳定，直到进行外科矫治手术前。一种特殊的处理方法是：对于低出生体重 HLHS 婴儿（或其变异类型）进行不植入动脉导管支架的复合治疗，并持续输注前列腺素，并维持到婴儿体重达到符合 Norwood 手术低风险的标准[12]。最后，复合治疗（植入或不植入动脉导管支架）已作为一个快速转换到 Norwood 手术的初始治疗部分（3～4 周龄）[13]。

表 31-1　左心发育不良外科姑息手术类型或其他方式

>2.5 kg	Norwood 手术（B-T 分流）
2~2.5 kg	Norwood 手术（Sano 分流）
<2 kg	复合治疗
过渡到移植	复合治疗
潜在双心室修复	复合治疗

我们中心的结果　自 2012 年中以来，以这些原则为指南，13 例新生儿进行了复合治疗，其中包括 5 例潜在的双心室修复患儿，4 例心功能较差的患儿，1 例早产儿，3 例单纯进行双侧肺动脉环缩以期过渡到 Norwood 术。如图 31-3 所示，自 2006 年以来，复合治疗一直在我们中心持续进行，"适合"它的适应证越来越多。

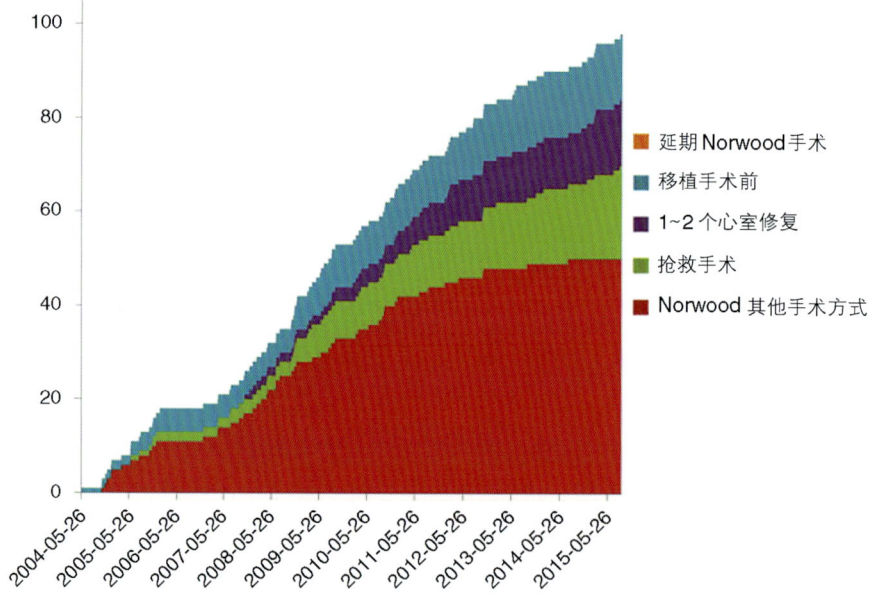

图 31-3　替代 Norwood 手术的复合治疗，已应用多年的细分阶段指征

31.2　HLHS 复合治疗的技术层面

手术过程　在我们单位进行复合手术的方法一般遵循由施兰茨（Schranz）[2]及奇塔姆（Cheatham）[4]等早期的工作所提出的建议。值得强调的是，我们

的方法有一些独特的特点。该手术在我们的复合导管手术室进行,使用单平板后前位投射 X 线机。在肺动脉环缩带放置后,一个不透光的标记物被置于左肺动脉环缩带上,一个带侧孔的 6Fr 短鞘被术者用带小垫扣的缝线固定在肺动脉瓣环稍上方一点的位置。在平板处于左前斜加较大头位上,我们进行血管造影来显示动脉导管的直径及其与左肺动脉起始处的关系。然后,我们通过血管鞘将 0.035 英寸交换导丝送到降主动脉,并沿导丝放置一个 Protégé®GPS®自膨式支架并跨越导管的全长。支架的直径一般大于导管直径的 1~2 mm。我们必须使支架近端足够靠近肺动脉口,以确保充分覆盖动脉导管全长。支架远端的理想位置是覆盖但不超出动脉导管逆行入主动脉端的位置。但根据我们的经验,刚好放在这个位置是很难的,支架往往超出主动脉端。我们也必须小心不把支架放得太远,因为这将使后期的手术操作变得困难。由于这种支架采用了一种混合式设计(闭合/开放式框架),临床上显著降低了逆行性主动脉弓梗阻的风险。如果有主动脉闭锁,一个"逆向"Blalock-Taussig(BT)分流管(在动脉导管支架前方)将被放置在主肺动脉与右锁骨下动脉之间[14]。这样即使逆行主动脉弓血流不足,大脑和冠状动脉灌注也可以通过这种连接维持。如果支架没有适当地覆盖动脉导管组织的全长,我们会毫不犹豫地植入第 2 枚支架。

复合治疗后的护理 婴儿被转移到心脏 ICU。初始治疗的目标是要求平均血压 45~50 mmHg,血氧饱和度大于 70%,HGB 140 g/L,近红外光谱(NIRS)测定脑组织氧合(侧面)大于 45%,以及心肌氧耗大于 45%。我们使用酚妥拉明扩张外周血管,以提高心输出量,并过渡到可乐定±卡托普利[3 mg/(kg•d),每 8 h 1 次,如果体循环压力过低则减量]。需要注意以下并发症:肺循环血流量过多(环缩带太松)、低血氧饱和度(环缩带太紧/限制性房间隔缺损),三尖瓣关闭不全的加重(动脉导管受限),或冠状动脉/大脑缺血(逆行主动脉弓梗阻)。超声心动图评估是至关重要的,并且决定了在婴儿的病程早期做心导管术是否必要。房间隔的管理是护理中最具挑战性的方面。如果跨环缩带压力阶差或血氧饱和度呈下降趋势,我们将评估房间隔缺损是否足够大,并在必要时进行球囊房间隔成形术/造口术。虽然放置房间隔支架很有吸引力,并能获得可靠的房水平分流,但我们尽量避免使用它,因为它可能放入心房壁,导致肺静脉梗阻。不幸的是,我们发现依据固定的跨房间隔缺损压力阶差调整治疗方案有时会起误导作用,因为重复的测量往往会提示矛盾的结果。如果患者临床恢复过程并不复杂,一般来说,我们会在出院前进行择期球囊房间隔造口术,特别是如果跨心房压力阶差超过 6 mmHg。我们有一个固定的转入普通开放式病房的标准:患者脱离任何呼吸机支持达 48 h,血流动力学/用药情况稳定达 24 h;并且,只能在星期一到星期四中午之前的时间段转入普通病房。在普通病房,患儿必须停止正性肌力药(米力农除外)支持 24 h,并持续进行侧面 NIRS 监测。只有当血氧饱和度维持在 75%～85%时,患儿才可以出院回家;如果<75%或>90%,他们将继续留在病房。超声心动图检查必须提示心功能正常或仅轻度减退。患儿营养支持至少要能耐受 418 kJ/(kg·d),连续 3 天每天体重至少增加 20 g。从最初撤除气管插管算起,胃管喂养最多持续不能超过 4 周。呋塞米的剂量通常≤2 mg/(kg·d),并且患儿会服用阿司匹林和氯吡格雷的双重抗血小板治疗。患儿还会使用可乐定,并在 NIRS 监测下保持动静脉氧合相差在 20～30。最后,在出院前父母必须接受训练至少护理患儿 24 h。如果这些标准不能达到,孩子在 2 次手术间期仍继续留院观察。所有的左、右房异构患儿都会仔细检查是否合并肠旋转不良;如果确诊肠旋转不良,则会在心脏治疗结束时迅速进行 LADDS 手术。院外监测:我们的单心室服务护理团队在第一周会每天联系家长,然后改为每周联系 1 次。患儿每 2 周进行一次全面的超声心动图检查。如果患儿状态良好,我们让孩子减停可乐定。患儿按照常规进行免疫接种(在Ⅰ～Ⅱ期手术的间期)。临床随访由单心室团队的医生和护士执行,出院后头 2 次随访时间是每周 1 次,之后每 2 周 1 次。团队会每周进行 1 次会议,回顾所有单心室患者的资料,包括患儿每月的营养/喂养和心理状况。

结 论

技术革新一旦获得广泛应用,就会经历不同的阶段。临床医学也不例外,HLHS 复合治疗的临床应用就是例证。最终,没有哪一项创新能实现"银弹①"的承诺。随着时间的进展、经验的积累和越来越多的应用,开始被认为适用于所有情况的创新技术,最终都会发现它自己专属的"领地"。在那里,它的表现往往比最初的预期要更好。

---

① 据西方民间传说,白银制造的子弹被认为能够杀死狼人、巫婆以及其他所有怪物,是终极利器。

参考文献

[1] Gibbs JL, Wren C, Watterson KG, et al. Stenting of the arterial duct combined with banding of the pulmonary arteries and atrial septectomy or septostomy: a new approach to palliation for the hypoplastic left heart syndrome. Br Heart J. 1993; 69(6): 551 - 555.

[2] Akintürk H, Michel-Behnke I, Valeske K, et al. Hybrid transcatheter-surgical palliation: basis for univentricular or biventricular repair: the Giessen experience. Pediatr Cardiol. 2007; 28(2): 79 - 87.

[3] Egan MJ, Hill SL, Boettner BL, et al. Predictors of retrograde aortic arch obstruction after hybrid palliation of hypoplastic left heart syndrome. Pediatr Cardiol. 2011; 32(1): 67 - 75.

[4] Galantowicz M, Cheatham JP, Phillips A, et al. Hybrid approach for hypoplastic left heart syndrome: intermediate results after the learning curve. Ann Thorac Surg. 2008; 85(6): 2063 - 2070; discussion 2070 - 2071.

[5] Holzer RJ, Wood A, Chisolm JL, et al. Atrial septal interventions in patients with hypoplastic left heart syndrome. Catheter Cardiovasc Interv. 2008; 72(5): 696 - 704.

[6] Li J, Zhang G, Benson L, et al. Comparison of the profiles of postoperative systemic hemodynamics and oxygen transport in neonates after the hybrid or the Norwood procedure: a pilot study. Circulation. 2007; 116(11 Suppl): I179 - 187.

[7] Rahkonen O, Chaturvedi RR, Benson L, et al. Pulmonary artery stenosis in hybrid single-ventricle palliation: high incidence of left pulmonary artery intervention. J Thorac Cardiovasc Surg. 2015; 149(4): 1102 - 1110.

[8] http://www.gartner.com/technology/research/methodologies/hype-cycle.jsp

[9] Caldarone CA, Benson L, Holtby H, et al. Initial experience with hybrid palliation for neonates with single-ventricle physiology. Ann Thorac Surg. 2007; 84(4): 1294 - 1300.

[10] Yerebakan C, Murray J, Valeske K, et al. Long-term results of biventricular repair after initial Giessen hybrid approach for hypoplastic left heart variants. J Thorac Cardiovasc Surg. 2015; 149(4): 1112 - 1120.

[11] Guleserian KJ, Barker GM, Sharma MS, et al. Bilateral pulmonary artery banding for resuscitation in high-risk, single-ventricle neonates and infants: a single-center experience. J Thorac Cardiovasc Surg. 2013; 145(1): 206 - 213; discussion 213 - 214.

[12] Gomide M, Furci B, Mimic B, et al. Rapid 2-stage Norwood I for high-risk hypoplastic left heart syndrome and variants. J Thorac Cardiovasc Surg. 2013; 146(5): 1146 - 1151; discussion 1151 - 1152.

[13] Ota N, Murata M, Tosaka Y, et al. Is routine rapid-staged bilateral pulmonary artery banding before stage 1 Norwood a viable strategy? J Thorac Cardiovasc Surg. 2014; 148(4): 1519 - 1525.

[14] Baba K, Honjo O, Chaturvedi R, et al. "Reverse Blalock-Taussig shunt": application in single ventricle hybrid palliation. J Thorac Cardiovasc Surg. 2013; 146(2): 352 - 357.

32 延迟临界左心室手术决策的持续右室-左室支持(复合技术或外科手术)

斯蒂芬·C.布朗,本尼迪克特·伊斯更斯,比约恩·科尔斯,菲利普·雷加,露丝·享,德丽则·博肖夫,巴特·梅恩斯和马克·吉维

32.1 简介

自1950年,左心室发育不良综合征(HLHS)新生儿的治疗手段明显改进[1]。治疗手段的发展使得这类儿童大多可以存活至成年甚至更久。复合姑息手术的发展避免了早期的循环衰竭,以及新生儿早期使用体外循环,也使低出生体重的婴儿有了手术机会,并且仅需要一次外科开胸手术便可达到所有的生理治疗目标[2]。

目前,医生可以对处于疾病谱两端的患儿做出明确的诊断并有相应的治疗方案。其中一类新生儿左心室(LV)明显发育不良使其无法承受目前或远期的体循环压力,只能做单心室类的手术(UR)。而处于疾病谱另一端的新生儿左心室相对较小,合并主动脉缩窄(coarctation of the aorta,CoA),他们的左心室可以承受双心室循环。而在这两个极端情况中间的患儿,LV功能处于低限,随着生后早期肺血管阻力的下降,他们中有些可以承受体循环压力,而有些不能。这类患儿的分型无法明确,他们的左心室既没有退化但也不接近正常,通常称为"临界"左室。它包括一组解剖及功能障碍各异的左心室,合并不同程度的主动脉瓣狭窄(AS)、主动脉缩窄(CoA)以及其他形式的HLHS,如主动脉弓发育不良、二尖瓣畸形和左心室畸形,它们可以单独存在或共同存在。这类定义模糊的疾病分组处于一个没有明确定义或指南的灰色地带,临床医师也因此常常无法决定哪种治疗才是最好的方案。然而,即使如此具有挑战,仍需要在患者生后不久立即做出决定,因为他们的左心室可能有生长追赶的潜力。若在此阶段延缓做出决定可让一些心室继续发育,也有助于区分出那些无法承受双心室循环的小左心室。

32.2 血流动力学方面

32.2.1 胎儿循环

正常生理 在胎儿时期,右心室承担了心脏总输出量的 2/3,从而保证了脆弱的肺血管床和复杂的左心室结构的平行发育。对于左心室,心脏总输出量 30% 的前负荷来源于卵圆孔(foramen ovale,FO)的右向左分流,约 8% 来自肺静脉。心室发育的刺激因素为血流对心内膜产生的剪应力[3]。

缩小的左心室系统 如果 FO 是限制性分流,前负荷可降至正常左心室前负荷的 25%。由于血流相关剪应力的减少,左心室发育也会减弱。左心室流出道和/或主动脉梗阻时,发育中的左心室压力升高,压力超负荷可导致心肌肥厚,从而使左心室容量和顺应性减少,在极端的情况下甚至会导致心内膜弹力纤维增生症。二尖瓣畸形也可以影响左心室的血流和发育。由于右心输出量相应增加,胎儿全身发育鲜少受影响。

胎儿介入治疗 胎儿球囊扩张术的介入治疗可以帮助产前诊断临界左心室的左心室继续发育[4]。

32.2.2 新生儿

只要动脉导管维持开放,大部分临界左心室的婴儿不会马上出现严重的症状。其他的生后循环改变对心脏也是有帮助的。

正常生理 由于肺血流的显著增加及其导致的肺静脉回流增加,左心室前负荷在生后会立刻增加,这会导致所谓的左心室伸展。这个现象也可以在由于右心压力增高或前向血流增加导致室间隔偏向左侧的婴儿中见到。临床医师也可在应用前列腺素数小时或数天后见到左心室伸展。然而,左心室充分的追赶生长要在数周或数月后才出现。

缩小的左心室系统 在主动脉瓣狭窄(AS)的病例中,主动脉瓣球囊扩张术会使左心室后负荷及超负荷的压力得到减轻,从而减少心肌肥厚,改善左心室充盈、顺应性以及发育。左心室流出道梗阻(left ventricular outflow tract obstruction,LVOTO)和大部分二尖瓣畸形不适宜介入治疗,将会在后面的章节进行讨论。

生长潜能 所有的生理效应和治疗效果加起来可以使缩小的左心室在

数周至数月的期间追赶生长,这与母亲患有糖尿病的心室严重肥厚的新生儿的左心室发育类似[5]。

32.3 临界左心室的诊断标准

认真看目前的决策流程,相比于之前选择有限且须在数日内做出决策的时代,这已进步许多,在此前 HLHS 的 Norwood 手术或危重 CoA 的双心室矫治术须在生后数日之内实施。如果可以在安全且可预测的范围内,我们更倾向于选择双心室循环的矫治。而做出这样的决定需参考的超声心动图和影像信息参数包括解剖(如主动脉瓣、流出道、二尖瓣和左心室尺寸及容量)和功能(如射血分数、收缩功能等)评价:

- Rhode 评分(1991)[6]包括标准化的主动脉根部、二尖瓣大小以及左心室大小。主要用于主动脉瓣狭窄的婴儿。
- Colan 评分(2006)[7]采用表面积和 Z 值评分。主要用于主动脉瓣狭窄的婴儿。
- Congenial Heart Surgeons Society 评分(2007)[8]:除了以上列出的测量参数,还包括主动脉弓的参数。可以在 www.chs.org 网站获取相关信息。

一些已发表的文章显示这些评分系统并不能普遍地用于所有临界左心室的婴儿,并且对同一个患者使用不同的评分系统会有不同的结局和策略,这使得临界左心室的评价有一个很大的灰色区域[9-11],因此大家应用了不同的计算方式,包括左心室容量评估,结合了左心室解剖和血流特征或死亡风险评分的新超声评分体系[12,13]。然而,直到目前,没有单一测量或综合测量数据可以明确地为一个患者预测最佳治疗方案。预测值各异的原因反映了临界左心室的本质以及目前评价体系的缺陷[14]。

目前,没有一个在临界左心室的婴儿中决定行 UR 或 BV 的筛选标准共识。需要明确的最基本问题是:决定左心室可承受 BV 手术的绝对最小值是什么。更重要的是,如果有充分的时间条件,有些患者可以明确显示追赶生长的巨大潜能。由于选择错了治疗方案可导致本可避免的早期及远期死亡,弄清楚这个问题是非常重要的[9,15-17]。

复合手术策略 (图 32-2)近年来复合姑息手术的发展以及技术的简化促使新治疗方式的出现。对临界左心室的患者,由于以下几个理由使这个治疗方式具有吸引力：
- 使用 RV 暂时的提供 LV 支持
- 不需要体外循环
- 给左心室数周至数月追赶生长的时间
- 为可逆转的疾病的治疗提供时间及机会，如 AS、CoA 和左室肥厚(LVH)

这在一定程度上使得医患可以慎重权衡单心室或双心室策略，并使更多的患者可以安全地选择双心室循环矫治。

32.4 右室-左室辅助策略

32.4.1 概述

目前临界左心室的婴儿的治疗倾向于使用右室-左室辅助措施(RLa)，这将在图 32-1 中阐释。

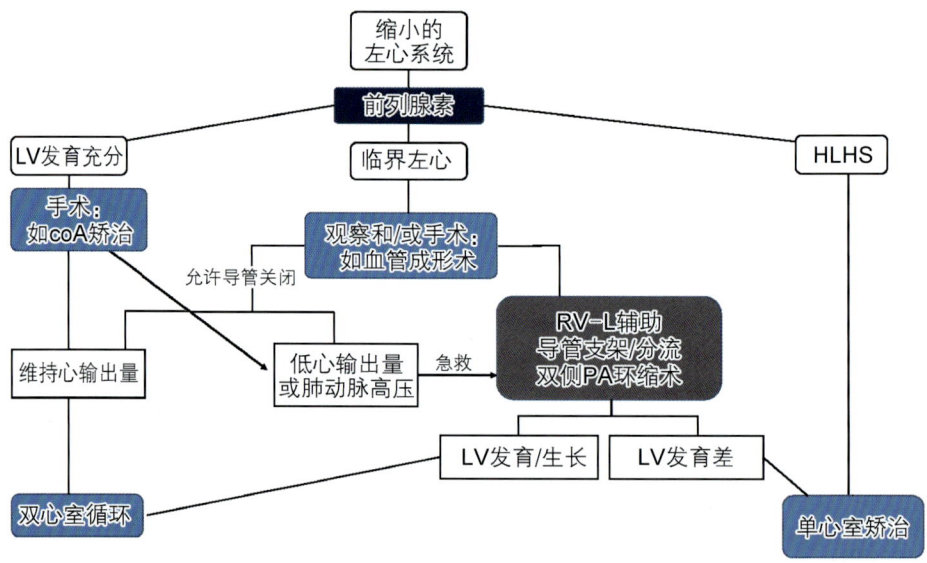

图 32-1 治疗策略

32.4.2 治疗选择

静脉使用前列腺素(前列地尔)维持动脉导管开放使得原本需要立即做出的诊治决定可以向后推迟。这使得临床医生有 1~2 周的时间对左心室结构进行彻底的评价,并给前负荷增加的左心室"伸展"及生长的时间。

对于后者,我们根据特定的操作对左心室进行减压。主动脉瓣狭窄的病例行主动脉瓣球囊成形术,对主动脉弓缩窄的患者做主动脉弓切开矫治或支架植入术。若左心室可以维持体循环输出,强烈支持选择双心室循环。

右室-左室辅助措施(RLa) 这通常包括了肺动脉环缩术和动脉导管支架植入术[18,19](图32-2)。尽管更倾向于选择性手术-介入综合治疗方案,这个方案可以得到相似的结局,而急诊手术仅用于充分的主动脉弓切开矫治术后的循环衰竭(见后)。

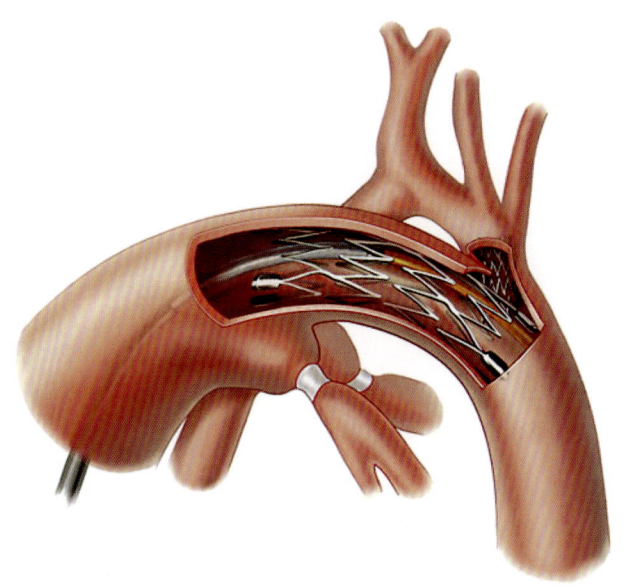

图32-2 杂交右室-左室辅助措施:双侧肺动脉环缩术和动脉导管支架植入术。注:于主动脉峡部植入小支架——主动脉缩窄;若有适应证,主动脉缩窄支架在动脉导管支架植入前放置更容易

生长潜能 若在最初注射前列腺素后的几天左室仍较小但有生长潜能(无二尖瓣狭窄、心内膜弹力纤维增生)或我们还没有作出决定,杂交姑息手术仍是我们治疗的选择。若左心室在数周或数月后表现出发育的证据,那么右心室-左心室循环辅助措施可以作为未来进行双心室循环矫治的过渡[20-22]。

无生长潜能 在没有理想中的左心室追赶生长时,可以选择 Norwood 手术或杂交治疗的单心室道路。

外科植入 RLa 在极少数病例中,新生儿的评估及评分系统均提示好的双心室结局,但在术后显示出左心室无法(还未)维持心输出量,则需要急诊外科手术进行 RLa 挽救生命。循环衰竭常不是由于左心室无力泵出前向血流导致,而是因为逆向肺高压所导致的回流障碍。肺高压可在早期或之后形成,其导致的室间隔偏移使得左心室缩小。外科医生对患者实施双侧肺动脉环缩术,并在主肺动脉和胸主动脉间放置 Gore-Tex 管道(图 32-3,"反流"通道)[23,24]。

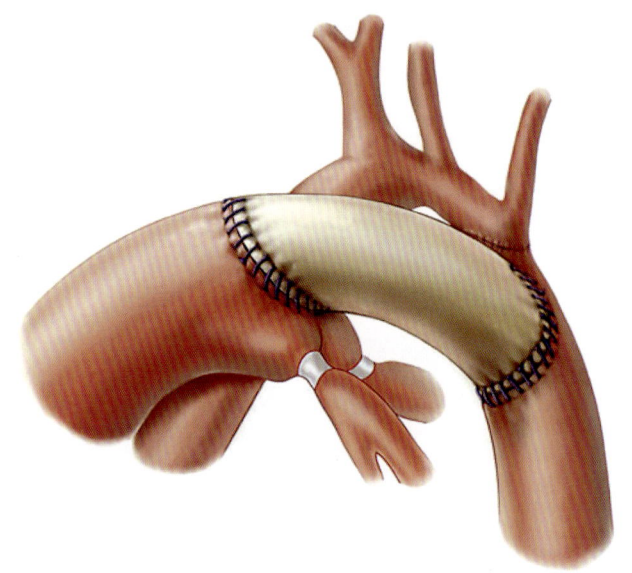

图 32-3　右心室-左心室辅助装置的外科手术建立了"反流通道"。双侧肺动脉缩窄环和肺动脉至体循环的 Gore-Tex 通道。需注意的是在此之前已进行主动脉弓重建术。

32.4.3　结局

32.4.3.1　治疗策略的结果

自 2005 年以来我们对 18 例临界左心室的患儿进行了 RV-LV 循环辅助措施(RLa)的手术。11 例新生儿以 RLa 作为初次治疗,为双心室循环进行过渡,其中的 2 例最终接受了单心室循环手术。大部分婴儿(9/11)在 RLa 手术后中位时间为 4.4 月(范围 1.5~45.8 个月)的时候接受了双心室循环手术。而来另一组(n=7)以解除左心室梗阻作为基础治疗的患儿中,3 例婴儿(n=3)接受了单心室循环手术,其中 1 例死亡。RLa 术后有 57%(n=4)的患儿在中位时间为 4 个月(范围 3.0~6.1 个月)时重新接受双心室循环手术,其中一例目前仍在随访当中。这组患儿的资料详见表 32-1。

32 延迟临界左心室手术决策的持续右室-左室支持(复合技术或外科手术)

表 32-1 患儿资料

编号	主要疾病	初次手术	RLa 年龄（天）	术式	最终手术	年龄（年）
1	AS		9	介入	Ross	6.5
2	AS		6	介入	Fontan	
3	AS	BA	28	介入	PDA结扎、经皮扩张肺动脉环缩环扩张	0.9
4	AS	BA	15	介入	主动脉弓重建	0.3
5	AS	BA	13	介入	Fontan	
6	AS	BA	15	介入	BDG,死亡	
7	CoA		8	介入	主动脉弓重建,主动脉瓣下切除	1.4
8	CoA		11	介入	主动脉弓切开术	0.5
9	CoA		7	介入	随访	
10	CoA	主动脉弓切开术	14	外科手术	主动脉弓重建	4
11	CoA	主动脉弓切开术	14	外科手术	Fontan	
12	CoA-ha		7	介入	室间隔缺损（VSD）修补,肺动脉环缩环拆除	1.6
13	CoA-ha		3	计入	主动脉弓重建,IAS限制性开窗术	0.6
14	CoA-ha		3	介入	主动脉弓重建	0.3
15	CoA-ha	主动脉缩窄支架	15	介入	主动脉弓重建	0.6
16	HLHC		8	介入	姑息治疗(5.1 年)	
17	HLHC		8	介入	Kavashima	
18	HLHC		27	介入	BDG	

AS：主动脉瓣狭窄，BA：球囊血管成形术，CoA：主动脉缩窄，CoA-ha：主动脉弓缩窄-发育不良，HLHC：左心发育不良复合畸形，BA：球囊瓣膜成形术，介入：经皮动脉导管支架植入；外科手术：外科手术建立体循环和肺动脉间分流通道以及双侧肺动脉环缩术，PDA：动脉导管未闭，IAS：房间隔，BDG：双向 Glenn 术

10 号和 11 号患儿均接受了主动脉缩窄切开矫治以及动脉导管横断术。在最初的血流动力学稳定时期后,他们均在数小时内进展为体循环反流导致的急性肺高压,伴重度右心室扩大和左心室压迫。因此,缩小的左心室无法承受体循环输出量。此时,RLa 可作为一个"反流通道"：在主肺动脉和胸主动脉间连有一个 6 mm 的 Gore-Tex 移植物,在双侧肺动脉有 3.5 mm 的缩

窄环(图 32-3)。有一个患儿在 4 个月后接受了双心室矫治,其他的患儿接受了 Fontan 循环手术;所有患者状况良好。

13 号患者同时伴有主动脉弓发育不良复合畸形,早期接受 RLa 治疗。6 个月后患者同时接受了主动脉弓扩大重建术(图 32-4b)和房间隔限制性交通造口术,这在一定程度上减轻了左房压力。

16 号患儿在 6 周后诊断为 Kabuli 综合征,经过与患儿父母的咨询,RLa 成为患者最终的姑息治疗。最后一次随访时患者 5.5 岁,状况良好。这例患儿强调了在特定病例中 RLa 可以作为有一定生活质量的长期姑息治疗的事实。

32.4.3.2 相关病情的治疗

我们对接受 RLa 的患者进行干预的门槛极低,因为相关病情可能会阻碍左心的发育。主动脉瓣狭窄可以通过简单的球囊扩张得到安全的治疗。残余的主动脉缩窄可早期检测,在随访期间可成功进行球囊血管成形术。

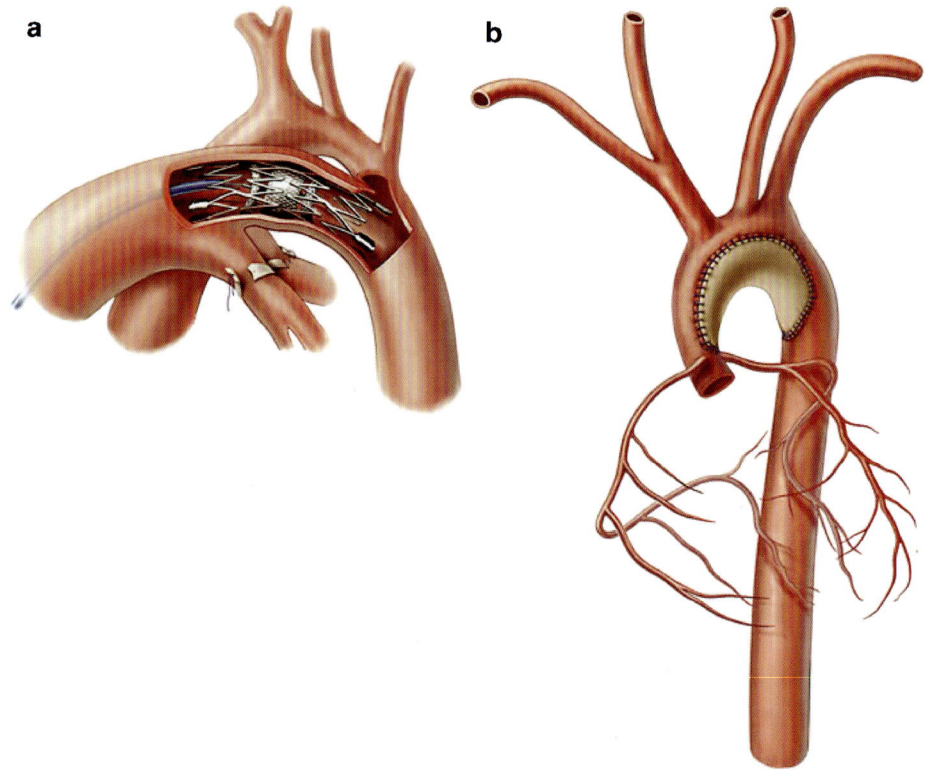

图 32-4 RLa 拆除:(a)若主动脉弓已发育良好且不需要放置支架,RLa 可以在球囊扩张肺动脉环缩带后经皮介入封堵;(b)若主动脉弓仍发育不良或需要体循环支架,需行外科手术重建主动脉弓

由于放置动脉导管支架后可能出现隆隆样杂音或使导管向内生长,这可以通过球囊扩张或再次植入支架解决。左、右肺动脉环缩建议使用可扩张的环缩带,这样随着生长发育可以通过球囊血管成形术使环缩环扩张至适合大小以保证充足的血流[24]。

合并有严重主动脉瓣狭窄的 3 号患者做了主动脉瓣球囊扩张术。左室处于临界状态,3 周后安装了 RLa,左心室表现出了结构和功能上的发育。过了一段时间,通过介入手术放置动脉导管封堵器堵闭动脉导管支架并扩张了肺动脉环缩环(图 32-4a)。术后这个患者完全康复了[25]。

32.4.3.3 外科矫治的选择

Fontan 准备行单心室循环手术的患者会行主动脉弓扩大术和 Damus-Kaye-Stansel 手术。有时需通过球囊血管成形术和支架植入术处理环缩术后残余的血管狭窄,特别是左肺动脉。

双心室循环 这可以通过外科手术或经皮介入手术完成。外科手术常包括主动脉弓扩大重建术、动脉导管钳扎术和肺动脉环缩拆除术(图 32-4b)。有的孩子需要在肺动脉环缩处行补片成形术。一些研究记录了左心室缩小的患儿可以获得好的双心室结局[26-30]。

32.4.3.4 RLa 术后阻碍左心室发育的因素

二尖瓣 在我们的经验中,有一些二尖瓣先天性畸形在临界左心室的婴儿中是限制左心室发育的因素。瓣环发育不良、瓣叶增厚、交界处融合和腱索、乳头肌畸形是这些婴儿常见的形态学畸形,这些需要仔细评价及处理,这与戴尔·尼多(Del Nido)等人的经验相似[31]。

心内膜弹力纤维增生症(EFE) EFE 对缩小的左心室收缩及舒张功能均有阻碍,也有资料表明严重的 EFE 是双心室矫治术后死亡危险因素[32]。本中心合并 EFE 的患者均接受单心室循环手术。

房间隔缺损 轻度限制性分流的房间隔缺损可以使左心室继续发育以及追赶生长,也避免了左房高压。在特定的左心室缩小患者中,有轻度的左向右分流并有限的 LA 高压较没有分流但却有严重反流性肺高压的患者的耐受性更好。

32.5 右室-左室辅助装置的优点

这个杂交手术对临界左心室的主要好处为:

- 节省时间。
- 允许有追赶生长的潜能的左心室继续发育；大多数成功的患者为胎儿期限制性卵圆孔导致的左心室缩小。
- 可以为弱小、低体重婴儿施行。
- 获得心室和身体发育的时间。
- 可作为中期姑息治疗。

总　结

对临界左心室婴儿的治疗仍具有挑战性。目前的诊断方式缺少鉴别若追赶生长出现是否可以及时行双心室循环矫治的能力。右室辅助左室（杂交）治疗可以为临床医师争取一些时间更好地鉴别心室是否有足够的发育潜能。

致谢：图片由 Medical-illustration 提供。

参考文献

[1] Lev ML. Pathologic anatomy and interrelationship of hypoplasia of the aortic tract complexes. Lab Invest. 1952; 1: 61-70.
[2] Galantowicz M, Cheatam JP. Lessons learned from the development of a new hybrid strategy for the management of hypoplastic left heart syndrome. Pediatr Cardiol. 2005; 26: 190-199.
[3] Hickey EJ, Caldarone CA, McCrindle BW. Left ventricular hypoplasia: a spectrum of disease involving the left ventricular outflow tract, aortic valve, and aorta. J Am Coll Cardiol. 2012; 59(1 Suppl): S43-54.
[4] Jantzen DW, Gelehrter SK, Yu S, et al. Echocardiographic factors discriminating biventricular versus univentricular approach in the foetus with borderline left ventricle. Cardiol Young. 2015; 25: 941-950.
[5] Hayati AR, Cheah FC, Yong JF, et al. The role of serum insulin-like growth factor I (IGF-I) in neonatal outcome. J Clin Pathol. 2004; 57: 1299-1301.
[6] Rhodes LA, Colan SD, Perry SB, et al. Predictors of survival in neonates with critical aortic stenosis. Circulation. 1991; 84(6): 2325-2335.
[7] Colan SD, McElhinney DB, Crawford EC, et al. Validation and re-evaluation of a discriminant model predicting anatomic suitability for biventricular repair in neonates with aortic stenosis. J Am Coll Cardiol. 2006; 47(9): 1858-1865.
[8] Hickey EJ, Caldarone CA, Blackstone EH, et al. Critical left ventricular outflow tract obstruction: the disproportionate impact of biventricular repair in borderline cases. J Thorac Cardiovasc Surg. 2007; 134(6): 1429-1436.
[9] Tani LY, Minich LL, Pagotto LT, et al. Left heart hypoplasia and neonatal aortic arch obstruction: is the Rhodes left ventricular adequacy score applicable? J Thorac Cardiovasc Surg. 1999; 118(1): 81-86.
[10] Davis CK, Pastuszko P, Lamberti J, et al. The hybrid procedure for the borderline left

ventricle. Circulation. 2001; 104(6): 682-687.
[11] Tuo G, Khambadkone S, Tann O, et al. Obstructive left heart disease in neonates with a "borderline" left ventricle: diagnostic challenges to choosing the best outcome. Pediatr Cardiol. 2013; 34(7): 1567-1576.
[12] Checchia PA, McGuire JK, Morrow S, et al. A risk assessment scoring system predicts survival following the Norwood procedure. Pediatr Cardiol. 2006; 27(1): 62-66.
[13] Mart CR, Eckhauser AW. Development of an echocardiographic scoring system to predict biventricular repair in neonatal hypoplastic left heart complex. Pediatr Cardiol. 2014; 35(8): 1456-1466.
[14] den Dekker MH, Slieker MG, Blank AC, et al. Comparability of Z-score equations of cardiac structures in hypoplastic left heart complex. J Am Soc Echocardiogr. 2013; 26(11): 1314-1321.
[15] Hickey EJ, Caldarone CA, Blackstone EH. Biventricular strategies for neonatal critical aortic stenosis: high mortality associated with early reintervention. J Thorac Cardiovasc Surg. 2012; 144(2): 409-417.
[16] Tuo G, Khambadkone S, Tann O, et al. Obstructive left heart disease in neonates with a "borderline" left ventricle: diagnostic challenges to choosing the best outcome. Pediatr Cardiol. 2013; 34(7): 1567-1576.
[17] Emani SM, del Nido PJ. Strategies to maintain biventricular circulation in patients with highrisk anatomy. Semin Thorac Cardiovasc Surg Pediatr Card Surg Annu. 2013; 16(1): 37-42.
[18] Galantowicz M, Cheatam JP. Lessons learned from the development of a new hybrid strategy for the management of hypoplastic left heart syndrome. Pediatr Cardiol. 2005; 26: 190-199.
[19] Ringewald JM, Stapleton Elsa G, Suh J. The hybrid approach — current knowns and unknowns: the perspective of cardiology. Cardiol Young. 2011; 21: 47-52.
[20] Brown SC, Boshoff D, Eyskens B, Gewillig M. Hybrid approach as bridge to biventricular repair in a neonate with critical aortic stenosis and borderline left ventricle. Eur J Cardiothorac Surg. 2009; 35(6): 1080-1082.
[21] Davis CK, Pastuszko P, Lamberti J, et al. The hybrid procedure for the borderline left ventricle. Circulation. 2001; 104(6): 682-687.
[22] Ballard G, Tibby S, Miller O. Growth of left heart structures following the hybrid procedurefor borderline hypoplastic left heart. Eur J Echocardiogr. 2010; 11(10): 870-874.
[23] Brown SC, Boshoff DE, Heying R, et al. Stent expansion of stretch Gore-Tex grafts in childrenwith congenital heart lesions. Catheter Cardiovasc Interv. 2010; 75(6): 843-848.
[24] Brown S, Boshoff D, Rega F, et al. Dilatable pulmonary artery banding in infants with low birth weight or complex congenital heart disease allows avoidance or postponement of subsequent surgery. Eur J Cardiothorac Surg. 2010; 37(2): 296-301.
[25] Brown SC, Boshoff D, Eyskens B, Gewillig M. Hybrid approach as bridge to biventricularrepair in an infant with borderline hypoplastic left ventricle. Eur J Cardiothorac Surg. 2009; 35: 1080-1082.
[26] Kalish BT, Banka P, Lafranchi T, et al. Biventricular conversion after single ventricle palliation in patients with small left heart structures: short-term outcomes. Ann Thorac Surg. 2013; 96(4): 1406-1412.
[27] Han RK, Gurofsky RC, Dipchand AI, et al. Outcome and growth potential of left heart structures after neonatal intervention for aortic valve stenosis. JACC. 2007; 50: 18-25.
[28] Emani SM, Bacha EA, McElhinney DB, et al. Primary left ventricular rehabilitation is effectivein maintaining two-ventricle physiology in the borderline left heart. J Thorac Cardiovasc Surg. 2009; 138: 1276-1282.
[29] Freund JE, den Dekker MH, Blank AC, et al. Midterm follow-Up after biventricular repair of the hypoplastic left heart complex. Ann Thorac Surg. 2015; 99(6): 2150-2156.
[30] Davis CK, Pastuszko P, Lamberti J, et al. The hybrid procedure for the borderline left ventricle. Cardiol Young. 2011; 21(1): 26-30.
[31] Emani SM, Bacha EA, McElhinney DB, et al. Primary left ventricular rehabilitation is

effective in maintaining two-ventricle physiology in the borderline left heart. J Thorac Cardivasc Surg. 2009; 138: 1276-1282.

[32] Lofl and GK, McCrindle BW, Williams WG, et al. Critical aortic stenosis in the neonate: a multi-institutional study of management, outcomes, and risk factors. J Thorac Cardiovasc Surg. 2001; 121: 10-27.

[33] Khambadkone TG, Tann O, Kostolny M, et al. Obstructive left heart disease in neonates with a borderline left ventricle: diagnostic challenges to choosing the best outcome. Pediatr Cardiol. 2013; 34: 1567-1576.

33 临界左心室的解剖形态或功能与分期修复重建策略

帕德罗·J.戴尔尼多

33.1 概述

为了改变严重主动脉狭窄胎儿的自然病程,胎儿期经导管介入的方式得以逐渐开展,且积累了一定得经验,从而衍生出"临界左心室"这一概念。对于严重的左心室流出道梗阻,早期干预的方法是在孕中期经子宫入路、主动脉瓣球囊扩张成形,部分病例获得了良好的效果,左心室收缩功能逐渐恢复,且左心室容积也能逐步增加[1,2]。但是,约60%的这类患者,在胎儿出生后,左心室发育的程度仍不足以支持体循环负荷。纵观婴幼儿患者群体,左心室流出道梗阻的解剖学表现包含了一系列疾病,从表现为二尖瓣及主动脉瓣狭窄的Shone综合征,到主动脉缩窄,直至左心发育不良综合征。特征性的解剖特点包括二尖瓣狭窄及发育不良,主动脉瓣狭窄,及不同程度的心内膜纤维弹力组织增生,而后者在胎儿期即有发生,这可能限制宫内及出生后左心室发育。

左心发育处于临界水平的胎儿出生后,针对各种结构的异常,可逐步进行矫治,以恢复左心室结构和功能,这一系列处理方式的依据在于,我们发现,对于左心室发育处于临界水平的患者,在婴幼儿期进行主动脉瓣球囊扩张成形、主动脉缩窄和二尖瓣狭窄矫治后,左心室能得以发育[3,4]。另外,在先天性二尖瓣狭窄患儿接受二尖瓣成形术的同时,切除增生的心内膜纤维弹力组织是可行的,左心室的顺应性可随之得以增加。左心室小的病例可采用分期修复的策略,包括不同方式的姑息手术,例如Norwood手术,最终左心室不再承担体循环负荷。在本章节,我们将讨论许多先天性心脏畸形,"临界左心室"的概念已经被扩大,包括不平衡的完全性房室通道、房室瓣骑跨、共同房室瓣合并流入道室间隔缺损这类复杂瓣膜畸形,以及内脏异位综合征合并共同动脉干畸形。

33.1.1 临界左心室

从解剖及生理功能方面的特点出发,"临界左心室"的定义已经有了十足的进步,这源于对心脏功能的更好理解,即在心脏充盈压及后负荷处于正常生理状态时,心脏能够维持足够的体循环灌注。解剖形态方面的标准通过经体表面积校正后的标准化瓣膜直径来界定,即瓣膜直径的 Z 值。对于心室腔,由于右心室收缩,室间隔运动,使左室容积大幅增加,故以容积为评价标准预测生理状态下左室性能的作用较小。取而代之地,我们更加依靠在心脏彩超标准四腔心切面下观察左心室腔能否达到心尖水平。目前我们已经在左心室容积处于 35 ml/m^2 及以上的病例中达到了双心室矫治,因而同时测量左心室长径及容积来评估左心室的大小是可行的。

解剖特点

瓣膜明显发育不良定义为其 Z 值在 -5~-2,在临界左心室的病例中常见。瓣膜在发育不良的同时,多合并结构异常。以二尖瓣畸形为例,其表现为瓣叶增厚及心房面出现纤维弹力组织,常导致瓣叶交界融合。同样,腱索融合、缩短,乳头肌移位,也是常见的表现。还可有瓣叶腱索附着位置异常,特别是二级腱索直接附着于瓣叶上。主动脉瓣可呈二叶或者单叶畸形,会造成不同程度的主动脉瓣狭窄。经主动脉瓣球囊扩张成形后,通常表现为同时存在狭窄和反流,且反流程度有进展的趋势。

心内膜纤维弹力组织增生(endocardial fibroelastosis,EFE)在临界左心室病例中同样较为常见,具有多种表现形式,可以是小的、片状的增生,严重者表现为全部心内膜均为纤维弹力增生组织,包括乳头肌表面。大多数严重增生者,其增生组织可厚达数毫米,且缺乏弹性。经组织学分析,EFE 组织为一层排列整齐的弹性蛋白层,同时含有胶原蛋白,类似于血管壁组织。不同于大龄婴幼儿和儿童病例中主动脉瓣下区域的纤维弹力组织,临界左心室病例中的 EFE 呈蜂窝状。目前,EFE 的病因已经明确,即在内皮细胞-间充质细胞转化的作用下,心内膜细胞转化成了成纤维细胞,分泌形成纤维组织[6]。

33.1.2 生理学评估

运用心脏超声,可以对临界左心室进行功能评估,包括左心室腔直径、容积、收缩功能、局部心室壁运动,同时还可观察瓣膜的形态及其活动状态。通过多普勒技术,可以评估瓣膜狭窄和反流的程度,间接测量左心室腔顺应性。

彩色血流多普勒成像可定量地评估心室腔的血流量。心内膜的明亮回声,提示有 EFE 的可能性,但是,更加准确及定量的评估则需要磁共振成像(MRI),通过心内膜对比剂延迟显像的方式进行评估[7]。心导管检查可以直接测量心房及心室内压力,这是需要评估左心室顺应性时最为准确的方法,从而明确左室的舒张功能是否适合接受双心室手术。

33.2 手术策略

左心室的发育依赖心室腔的血流及其在心脏舒张期对心室壁的压力刺激。因此,对于左心室发育处于临界水平的患者,外科手术治疗的目的在于创造心室腔通畅的血流,减轻血流流体阻力,从而消除心内膜层增厚的可能性。在心内膜广泛受累的 EFE 病例中,我们推测增生的纤维弹力组织与内在的流体阻尼器作用类似,对心室腔扩张存在潜在的机械性限制作用。所以,让左心室重新发育的整体治疗策略中,EFE 的切除是不可或缺的一环。另外,为了左心室远期更好的发育,需要限制左右心房间的沟通,从而使左右心房间存在生理性的压力差。

33.2.1 二尖瓣的处理

二尖瓣成形的目的是为了增加二尖瓣瓣口直径、瓣叶活动度,以及减轻瓣下结构对瓣叶活动的限制。缺乏弹性的纤维弹力组织通常在瓣叶心房面出现,会限制瓣叶活动,将其剥脱后,瓣叶组织可呈现出相对正常的结构。在瓣膜交界区,增生的纤维弹力组织常延续至腱索及乳头肌水平,将其剥脱后,交界重新被打开,瓣口直径及瓣叶活动度同时得以增加。同样地,清除纤维弹力增生组织后,瓣下结构得以松解。少数婴幼儿患者,在早期需要使用自体心包片扩大瓣叶,而二尖瓣反流合并狭窄时,则不需要使用这种方法。

33.2.2 主动脉瓣的处理

左心室发育处于临界水平的患者,主动脉瓣异常常与主动脉瓣环发育不良同时存在。手术治疗的目的在于增加瓣膜有效开口面积,修复球囊扩张成形造成的主动脉瓣撕裂损伤,避免瓣膜反流。主动脉瓣交界切开、削薄瓣叶、切除瓣下异常组织后,主动脉瓣跨瓣压力差将明显下降,对于主动脉瓣中度发育不良者,同样可以达到预期效果。主动脉瓣球囊扩张造成的瓣膜损伤多位于前瓣叶,需要采用自体心包扩大瓣叶进行修复,如果重新将撕裂的瓣膜缝合至原位置,将造成梗阻,在减轻瓣膜反流的同时很难不造成瓣膜狭窄。对于婴幼儿患者,处理主动脉瓣的目标是在尽可能保护瓣膜功能的同时减轻血流梗阻。瓣膜置换的实施及长期管理比较困难,因而不作为常规选择。婴幼儿瓣膜置换的方法有限,大多数外科医生会利用自体肺动脉进行 ROSS 手术,效果良好,是双心室矫治时最佳选择。综上所述,在修复左心的方法中,最佳的方式是主动脉瓣修复,适当采用自体心包扩大面积不足的瓣叶。

33.2.3　心内膜纤维弹力组织增生切除

EFE 的切除是左心室修复重建的关键环节[8]。当大部分心内膜,特别是前游离壁、心尖部被 EFE 累及时,左心室发育将严重受限。在切除左心室前壁、乳头肌、心尖部 EFE 时,通过二尖瓣入路,可充分暴露术野。切除左心室流出道 EFE 时,同样可通过二尖瓣进行,但同期行 ROSS 手术时,经主动脉瓣入路术野暴露效果更佳。当 EFE 与心肌层贴合紧密时,游离 EFE 层需特别仔细,小心区分白色的 EFE 与心肌的界限,以此来控制切除的范围和深度。所有可见的 EFE 均应切除,这样才能有效地改善左心室顺应性和舒张功能。

33.2.4　限制性房间隔缺损

左心室发育处于临界水平的患者,左、右心室的顺应性不匹配,通畅的左、右心房间沟通会导致进入左心室的肺静脉血流比例降低。因此,为进一步提高左心室顺应性,必须限制左、右心房之间的沟通,从而形成左、右心房之间的压力阶差。我们研究发现,理想的左、右心房之间的压力阶差为 4～6 mmHg,这样不会影响肺静脉血流,对单心室生理的婴幼儿及儿童尤为重要[9]。这一类患儿在修补重建左心室之前,已经在早期接受了单心室姑息手术,因此调整左、右心房之间沟通的大小和压力阶差很关键。最佳的方法是补片修补房间隔缺损,然后在补片上精确地打孔,我们的经验提示,婴幼儿期打孔直径为 4 mm,1～2 岁儿童期打孔 6 mm。后期可以通过介入的方式进行球囊扩张或者放置支架扩大孔径。

33.2.5　单心室矫治向双心室矫治转换

在单心室矫治后决定向双心室矫治转换时,需要仔细、全面地评估左心室容积、顺应性、主-肺侧支血流量,以及二尖瓣和主动脉瓣的功能。在上述指标中，左心室顺应性及舒张功能的量化评估较为困难。心导管检查可以测量左心房压和左室舒张末压力，但前提是心房水平没有大量的左向右分流，使用球囊可以有效地暂时封堵房间隔缺损，如果缺损较大，球囊封堵会影响二尖瓣血流。MRI 可测量左室容积、射血分数、残余 EFE 的范围，这些指标尤为重要，因为评估在正常生理状态的前、后负荷下，心脏能够维持足够的体循环灌注时，左心室血流状态是重要的依据。综合上述检查方法，当左心室容积足够（>35 mL/m²），左心房压或左心室舒张末压<20 mmHg、左心室血流量>2.5 L/m²时，向双心室矫治转换的预后良好。

通过心导管介入和外科手术的方式，最大限度地减小主-肺侧支血流量，可使得左心房压力降低，从而降低双心室矫治后因左心房压力过高造成的风险。

在向双心室矫治转换的同时，瓣膜功能不全需要同期处理，通常需要修复或者置换主动脉瓣，ROSS 手术是较常用的方式。Stansel 连接通常需要拆除，同时行 ROSS 手术，对于改善左心室血流或残余的主动脉瓣功能不全，是最佳的选择。同理，存在问题的二尖瓣亦需要修复，轻微的反流或狭窄是最低要求。

对于接受了 Glenn 手术的患者，向双心室矫治转换时，几乎都需要重新连接上腔静脉与右心房，大多数可将上腔静脉与右心耳直接吻合，前提是充分游离腔静脉与右心耳，以减轻张力；腔-房连接完成后，在前方使用心包片扩大吻合后，可避免吻合口狭窄[10]。

33.2.6　不平衡的完全性房室通道

共同房室瓣的患儿，通常存在流入道位置的室间隔缺损，房室瓣完全覆盖其中一个心室，且有一个心室有不同程度的发育不良。这一类左心室发育处于临界水平的患者，很少存在 EFE，从我们的经验来看，这类患者进行左心室修补重建的预期效果良好，在分隔共同房室瓣、修补房间隔缺损并留孔后，左心室可以继续发育。内脏异位综合征的儿童患者，体静脉、肺静脉连接异常较为常见，在进行心房分隔时，需要利用板障使异位连接的体静脉或肺静脉回流入正确的心房，我们发现，这类患者左心室的发育并不依赖完全修补室间隔缺损或者构造限制性的室间隔缺损，多数可以通过心房和共同房室瓣的分隔来增加左心室血流。

对于能否由单心室矫治后向双心室矫治转换，上述的评估标准适用于大多数左心发育处于临界水平的患者。但是，我们发现，左心室容积低至

$25\ mL/m^2$ 者,仍然能转换为双心室矫治,究其原因,是在转换为双心室后,室间隔的运动可明显增加心室容积。

33.3 预后与展望

2001—2010 年间,我们开始尝试左心室修复重建[9]。在这个时期,二尖瓣及主动脉瓣的修复重建技术逐渐进步,并同期开展 EFE 切除,同时逐渐发现左、右心房之间的限制性沟通是修复重建左心室的关键因素。在一项回顾性分析中,配对研究了 34 例行传统分期单心室姑息手术与接受左心室修复重建的婴幼儿患者的临床资料,两组整体死亡率无明显差异[9]。12 例经分期左心室修复后最终达到双心室矫治,近乎全部左心室修复重建组患者的左心室得以发育生长(图 33 - 1),对左、右心房之间的沟通进行限制,可促

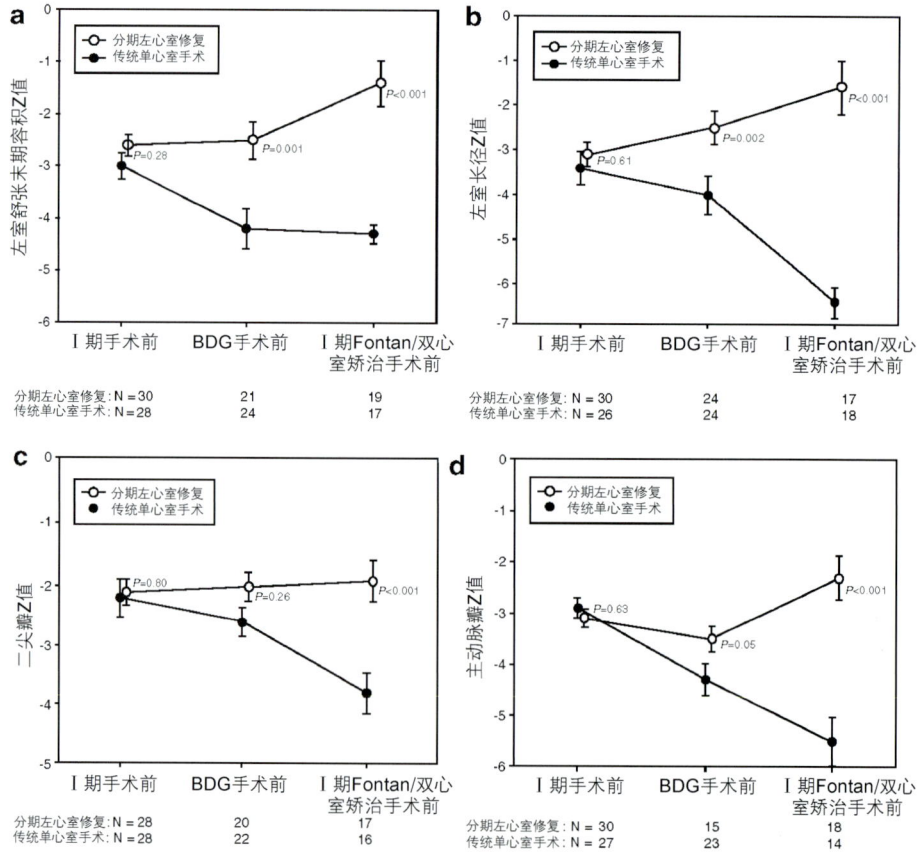

图 33 - 1 分期手术患者各阶段的左心发育情况(a～d)(摘自 Emani et al.[9])

进左心室发育(图33-2)。左心室修复重建组,多数病例切除 EFE、限制左、右心房间沟通的同时接受 Glenn 手术,Glenn 术后 1 年,左心室容积增加,最终达到双心室矫治(图33-3)。而近期,我们开始行婴幼儿早期的左心室修复重建,但将 EFE 切除、限制左、右心房间沟通推迟至行 Glenn 手术的年龄,通常在 4~6 个月,但对于不平衡的完全性房室通道患者,则需早期进行心房及房室瓣的分隔。

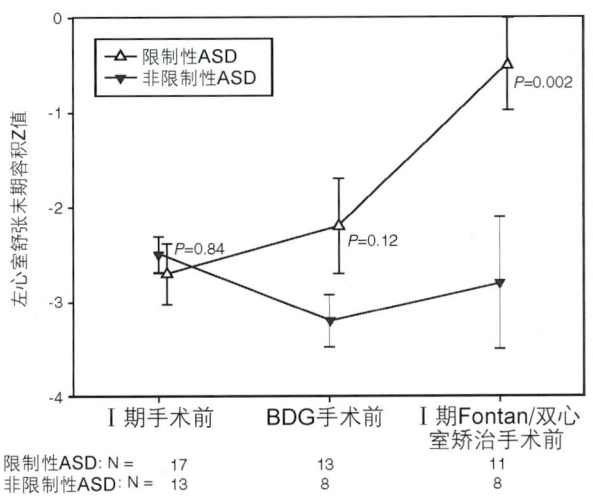

图 33-2 限制性 ASD 组与非限制性 ASD 组的左室舒张末期容积对比。ASD:房间隔缺损,BDG:双向 Glenn 手术(来自 Emani et al.[9])

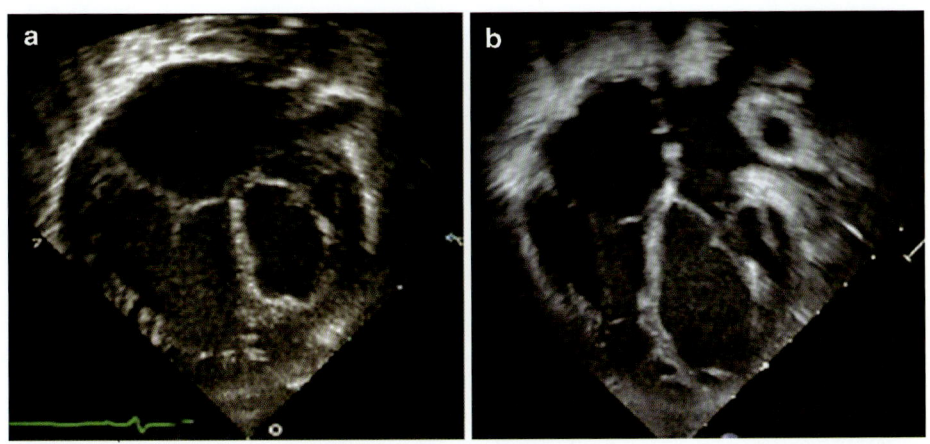

图 33-3 1 例分期左室修复重建患者的心脏超声检查对比。(a) 提示患者在第 I 期手术前,左室存在 EFE,无心尖结构;(b) 提示双心室矫治前,左室已存在心尖结构,且心室大小正常(来自 Emani et al.[9])

手术年龄是影响左心室发育的重要因素，我们发现，较大龄儿童而言，婴幼儿患者术后左心室发育更加迅速。我们完成的分期双心室矫治的患者最大 13 岁，此前已经在单心室生理状态下生活 3 年。经过 2 年的左心室修复重建，左心室容积才能逐步增加，甚至在转换为双心室矫治后，测量左心室顺应性及左心室舒张末压，仍然未达正常水平。因此，在大龄儿童患者中进行双心室转换时，我们对年龄提出限制，通常 7~8 岁以内为佳。

远期随访提示，向双心室矫治转换后，大部分患者预后良好（图 33-4）。再次手术，特别是二尖瓣和/或主动脉瓣再修复或置换最为常见（图 33-5）。双心室矫治转换术后 5 年，半数患者需要再次干预，其大部分在术后前 2 年进行。近期，我们选择更加稳妥的方法处理瓣膜问题，例如在完成双心室矫治时使用自体肺动脉行 ROSS 手术，而不采用主动脉瓣成形，原因在于 ROSS 手术对于这类患者能有长期良好的效果。我们更加倾向于在小婴幼儿患者中行二尖瓣成形术，5 岁以内的儿童行人工瓣膜置换，再手术率高。低龄婴幼儿患者需要瓣膜置换者，可使用支架生物瓣，随着年龄增长，人工瓣膜随之扩张[11,12]。总的来说，这方面的经验有限，另外，使用球囊扩张人工瓣膜有一定的效果，且大部分瓣膜的完整性并不被破坏[12]。

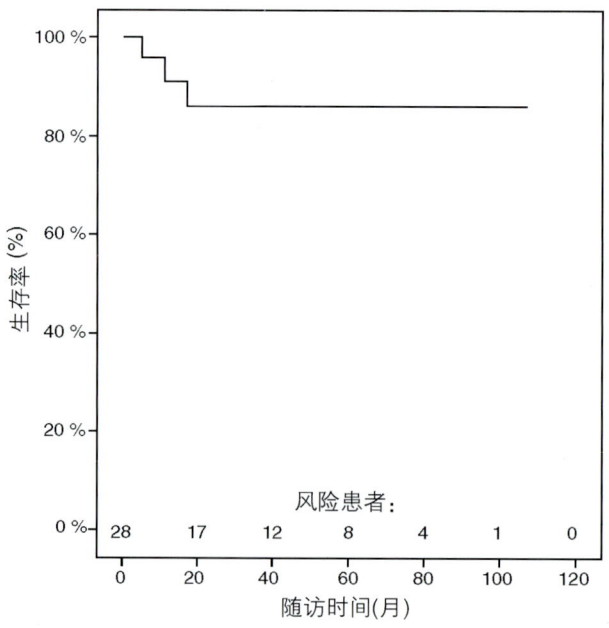

图 33-4　双室矫治术后生存状况的 Kapla-Meier 曲线（来自 Kalish et al.[5]）

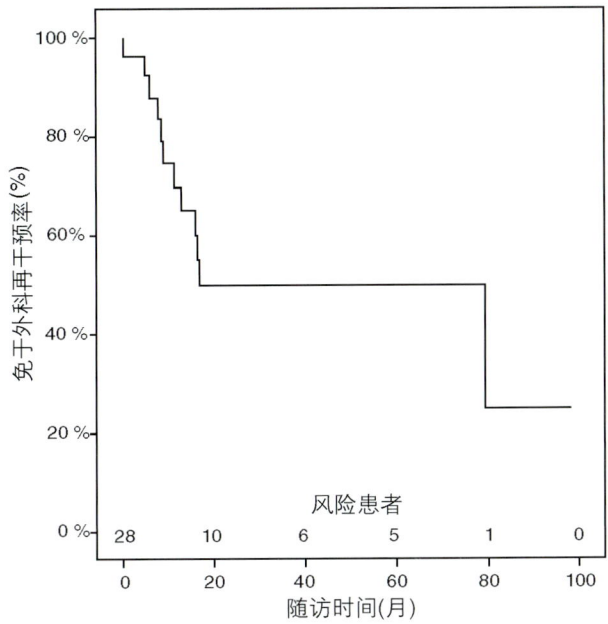

图 33-5 双心室矫治术后外科再干预情况的 Kapla-Meier 曲线（来自 Kalish et al.[5]）

总　结

左心发育处于临界水平的患者，分期左心室修复重建是最终达到双心室矫治的有效方法。根据出生后对患者解剖特点，选择相应的手术方式，包括 EFE 切除，二尖瓣及主动脉瓣成形，限制左、右心房之间的沟通。不平衡的完全性房室通道患者，很少存在 EFE，最佳的手术方式是分隔房室瓣并限制左、右心房间沟通。因新生儿期进行双心室矫治存在风险，所以新生儿期大多数患者仍需要行姑息手术。存在 EFE 的患者，EFE 的切除、左心室修复重建的最佳时机是在行 Glenn 手术时，这个时期较新生儿期而言，心脏更大，可有效、充分地切除 EFE，远期的结果亦提示这种策略的有效性。然而，双心室转换矫治后，二尖瓣和主动脉瓣的修复和置换仍然是我们需要重视的问题。

参考文献

[1] McElhinney DB, Marshall AC, Wilkins-Haug LE, et al. Predictors of technical success and postnatal biventricular outcome after in utero aortic valvuloplasty for aortic stenosis with

evolving hypoplastic left heart syndrome. Circulation. 2009; 120: 1482-1490.
[2] Freud LR, McElhinney DB, Marshall AC, et al. Fetal aortic valvuloplasty for evolving hypoplastic left heart syndrome postnatal outcomes of the first 100 patients. Prenat Diagn. 2014; 31: 695-698.
[3] Han RK, Gurofsky RC, Lee KJ, et al. Outcome and growth potential of left heart structures after neonatal intervention for aortic valve stenosis. J Am Coll Cardiol. 2007; 50: 2406-2414.
[4] McElhinney DB, Lock JE, Keane JF, et al. Left heart growth, function, and reintervention after balloon aortic valvuloplasty for neonatal aortic stenosis. Circulation. 2005; 111: 451-458.
[5] Kalish BT, Banka P, Lafranchi T, et al. Biventricular conver-sion after single ventricle palliation in patients with small left heart structures: short-term outcomes. Ann Thorac Surg. 2013; 96(4): 1406-1412.
[6] Xu X, Friehs I, Zhong Hu T, et al. Endocardial fibroelastosis is caused by aberrant endothelial to mesenchymal transition. Circ Res. 2015; 116(5): 857-866.
[7] Tworetzky W, del Nido PJ, Powell AJ, et al. Usefulness of magnetic resonance imaging of left ventricular endocardial fibroelastosis in infants after fetal interven-tion for aortic valve stenosis. Am J Cardiol. 2005; 96(11): 1568-1570.
[8] Emani SM, Bacha EA, McElhinney DB, et al. Primary left ventricular rehabilitation is effective in maintaining two-ventricle physiology in the borderline left heart. J Thorac Cardiovasc Surg. 2009;138: 1276-1282.
[9] Emani SM, McElhinney DB, Tworetzky W, et al. Staged left ventricular recruitment following single ventricle palliation in patients with borderline left heart hypoplasia. J Am Coll Cardiol. 2012; 60: 1966-1974.
[10] Baird CW, Myers PO, Borisuk M, et al. Takedown of cavopulmonary shunt at biventricular repair. J Thorac Cardiovasc Surg. 2014; 148(4): 1506-1511.
[11] Abdullah I, Ramirez FB, McElhinney DB, et al. Modification of a stented bovine jugular vein conduit (melody valve) for surgical mitral valve replacement. Ann Thorac Surg. 2012; 94(4): e97-98.
[12] Quiñonez LG, Breitbart R, Tworetsky W, et al. Stented bovine jugular vein graft (Melody valve) for surgical mitral valve replacement in infants and children. J Thorac Cardiovasc Surg. 2014; 148(4): 1443-1449.

第 8 部分
肺动脉

肺动脉：外科观点

34

马泰奥·特雷齐和阿德里亚诺·卡罗蒂

手术治疗肺动脉(PA)分支相关的问题包含着许多不同的临床情况和技术挑战。肺动脉分支狭窄可以是原发的，也可以是在以前接受手术后的遗留问题。在需要再次手术或分期姑息手术的复杂先天性心脏病(CHD)的病例里，常使用补片进行外科血管成形，而且操作上也具有挑战性。除特定指征外，在经皮支架植入术后发生并发症时，包括肺动脉夹层或破裂、支架移位、支架扩张效果不佳、支架血栓形成、支架再狭窄、气道压迫和肺动脉生长抑制等，肺动脉成形术是行之有效的办法，其手术的难点在于如何重建合适的肺动脉三维结构。

相对于满意的手术暴露，应优先考虑以下情况，包括粘连、伴随钙化的瘢痕形成、出血、过多侧支血流和以前植入的支架。此外，肺动脉分支周围的广泛游离可导致血管变薄和破裂，以及膈神经、淋巴管和其他血管结构的损伤。手术常规经正中开胸进行，通常需要心肺转流，这样可以充分暴露肺动脉分支。常用的手术方法包括肺动脉扩张段切开的同时，使用神经血管夹暂时夹闭、控制周围分支的血流。具体手术操作包括，纵向打开肺血管，扩大近端和远端狭窄或发育不全的区域，同时尽量使切口远离二级分支起点；当粘连不允许从外部控制血管或其周边分支时，可以使用小尺寸的 Pruitt 或 Fogarty 导管进行血管腔内阻断。尽管已经有多种材料可用于肺动脉重建，但是我们更倾向于使用未经处理的自体心包、同种异体血管组织，以及最近市售的生物支架。在本章中，我们将针对少数具体情况，介绍我们在外科肺动脉成形术方面的经验。

34.1 肺动脉闭锁/室间隔缺损/主肺动脉侧支修复后肺动脉成形术的应用

肺动脉闭锁合并室间隔缺损(VSD)、主肺动脉侧支(MAPCAs)的患者，肺血供极具可变性。尽管现在实施的例数及成功率逐步增加，但手术修复仍然非常有难度，随之也形成了一个新的患者群体，即存在残余的远端肺动脉狭窄，这个患者群体需要有针对性并且对以前手术具有补充作用的手术和介入策略。1994年9月至2015年7月，94名患者在本机构进行了肺动脉闭锁并主肺动脉侧支的一期修复。平均年龄和体重分别为1.09岁和7.9(2.5～68)kg，单一化的MAPCAs中位数为3.5(1～7)条。48例患者(65.5%)在随访期间进行了再次外科或介入手术。首次手术后12.5年免于再干预率为25%。医疗保险统计分析显示，在整个随访期间，再介入率呈逐渐上升趋势。虽然在完成右心室-肺动脉管道重建后，常规进行再干预作为过渡进行至下一次手术，但我们不推荐使用肺动脉支架(除非是身体已经几乎完全发育好的患者)，而采用肺动脉球囊血管成形术以促进肺动脉生长，并为顺利进行后期重建手术做好准备。

34.2　左心发育不良综合征杂交姑息手术后肺动脉成形术的应用

在 Norwood Ⅰ 期手术后，肺动脉发育不良和狭窄常会使第Ⅱ期手术更加复杂。导致肺动脉受损的机制有多种，包括管道残余部位变窄，新生血管或管道残端的外在压迫，以及改良 Blalock-Taussig 分流管道的扭曲，这对主肺动脉段和左侧肺动脉的近端及中段的影响尤其显著。随着时间推移，缓慢的血流可能会导致肺动脉发育不良，从而增加后期行双向上腔静脉-肺动脉吻合术和 Fontan 手术的风险。据报道，与 Norwood 姑息手术相比，复合姑息手术[1,2]在肺动脉再干预(特别是左侧)和肺动脉结构发育欠佳这两方面的比例更高。再次干预主要与复合手术时放置的肺动脉环缩带有关。此外，有研究表明，较小的肺动脉环缩带直径和肺动脉环缩持续时间长于90天都对肺动脉分支存在不利影响[3]。最近，我们分四期矫治左心发育不良综合征，在首次复合姑息手术后40～50天进行 Norwood Ⅰ 期手术，从而避免了新生儿期体外循环。复合手术后的几周，肺动脉的周围尚未开始纤维化，可实施单纯的肺动脉环缩带拆除，而不需要外科补片成形术(图34-1)。如果需要外科重建肺动脉，我们切除肺动脉汇合部的自体组织作为修复材料，选择性切除多余的肺动脉汇合部，通过直接缝合来重建狭窄的肺动脉，同时还可用来扩大重建新生肺动脉的汇合部(图34-2)。多次再干预对肺动

34 肺动脉：外科观点

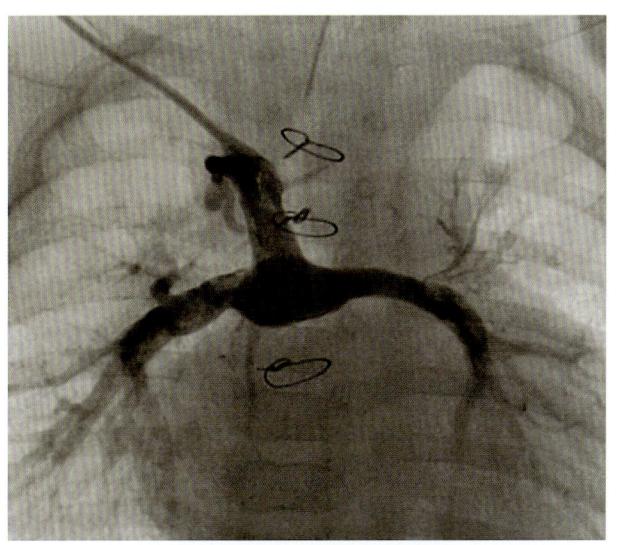

图 34-1 双向 Glenn 分流术后的血管造影

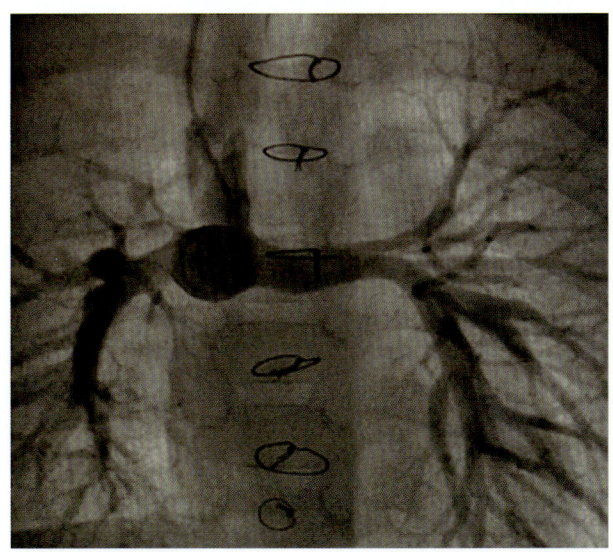

图 34-2 双向 Glenn 分流术与中央肺动脉重建术后的血管造影

脉生长（中央和外周）的长期影响尚不清楚。在多次对肺动脉进行干预到最终完成 Fontan 手术，这一系列的处理对远期的 Fontan 循环压力和最终的临床衰竭是否有影响，仍然有待观察。

34.3 在支架移位病例中肺动脉成形术的应用

对支架移位的肺动脉进行手术重建可能会很艰难,原因在于要切开和缝合僵硬的组织,特别是在支架植入术后时间过长的情况下。如果可能的话,常用的方法就是移除支架本身或连同与支架融合的肺动脉组织。在支架植入时间较短病例中(3个月内),根据我们的经验,在直视下小心弯折、移除支架是可行的,同时对血管内膜产生很小的损伤。随后可常规重建血管。当支架紧密地融合到肺动脉壁上时,尽可能游离、暴露肺动脉,然后切除含有支架的肺动脉段,后壁端端吻合后,采用补片扩大前壁,从而重建肺动脉(图34-3)。然而,后一种方法仅当支架的远端离肺动脉的二级分支足够远时才可行。当支架接近或包含在肺动脉的二级分支时,将支架留在原位将更安全,此时可纵向切开肺动脉,向近心端和远心端扩大,并以常规方式实施肺动脉的补片重建,但支架结构上的中断会增加补片或缝合线损伤的出血风险。

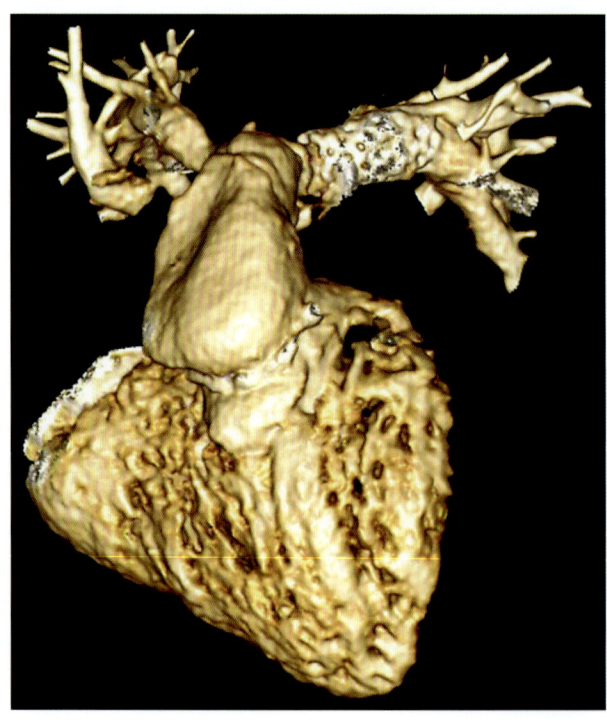

图34-3 术后三维CT血管造影渲染图

34.4 肺动脉成形术在左心发育不良患者完成 Fontan 手术后的应用

肺动脉的生长情况是决定单心室治疗预后的重要因素。Fontan 循环的血流动力学模型表明了肺动脉的几何形态的重要性,它是肺血流效率的决定因素,而肺血流效率与早期和晚期结局相关[4]。此外,当 Fontan 衰竭的患者接受心脏移植时,在以前的肺动脉支架植入部位,手术难度可能会增大(图 34-4)。

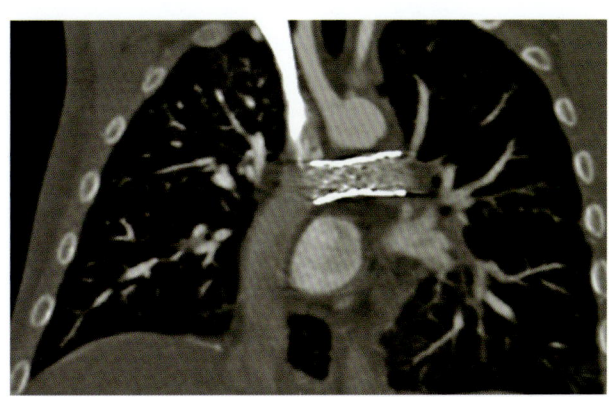

图 34-4 放置在肺动脉汇合部水平的支架

34.5 手术要点总结

肺动脉狭窄/发育不良对于先天性心脏病患者的早期和晚期预后,具有潜在的负面影响。无论何时,当经皮球囊扩张治疗不可行或无效时,不管肺动脉缺陷是原发的还是继发于其他手术治疗后的,都应该考虑进行外科重建,尤其是全身尚未发育完全的儿童患者。肺动脉支架置入可能会降低血管生长的潜能,给后续的手术带来困难并增加风险。在手术治疗非常困难或当患者身体基本发育完全时,肺动脉支架植入可作为补救的方法用于治疗。

参考文献

[1] Baba K, Kotani Y, Chetan D, et al. Hybrid versus Norwood strategies for single-ventricle palliation. Circulation. 2012;126(11 Suppl 1):S123-131.

[2] Rahkonen O, Chaturvedi RR, Benson L, et al. Pulmonary artery stenosis in hybrid single-ventricle palliation: high incidence of left pulmonary artery intervention. J Thorac Cardiovasc Surg. 2015; 149(4): 1102 - 1110.

[3] Davies RR, Radtke WA, Klenk D, et al. Bilateral pulmonary arterial banding results in an increased need for subsequent pulmonary artery interventions. J Thorac Cardiovasc Surg. 2014; 147(2): 706 - 712.

[4] Hsia TY, Migliavacca F, Pittaccio S, et al. Computational fluid dynamic study of flow optimization in realistic models of the total cavopulmonary connections. J Surg Res. 2004; 116(2): 305 - 313.

术毕心血管造影术

拉尔夫·J.霍尔泽

35.1 概述

所有人都希望患者在离开手术室前获得最佳的外科矫治效果。手术残余病变使术后恢复复杂化,术后及出院前需行心导管检查的患者往往预后不良。阿什(Asoh)等人报道49例心脏术后的患者,于出院前共行心导管造影64次,其中56%患者需导管介入,37%患者需要再次手术,总体死亡率达43%[1]。因此,有效辨识并提前处理可能的残余外科病变将有助于患者术后循环稳定,减少再干预。尽管强有力的证据表明外科手术结束时行心血管造影具有诸多好处,但此技术仅在少数中心开展。尽管有许多研究报道了将"术毕心血管造影术"用于外周血管介入、冠脉搭桥,甚至颈动脉血栓动脉内膜剥脱术[2-5],然而极少文献关注于术毕心血管造影术的优势及临床应用前景[6,7]。术中食管超声已普遍应用于围术期,并取得积极的影响[8]。它在评估心内结构及心室功能等方面极具优势,然而对心外血管结构评估存在缺陷,而这正是术毕心血管造影术最独特的优势。在本章节中,我们将简要归纳术毕心血管造影的技术考量、患者的选择及结果。

35.2 患者的选择

由于术毕心血管造影术在先天性心脏病运用的临床资料有限,在患者的选择上存在一定主观性。根据霍尔泽等人报道,术毕心血管造影提示需要再干预的病种主要有双向Glenn术,Ⅱ期手术,Fontan术及侧支血管的处理如法洛四联症等[6]。

因为临床资料有限,一些问题尚未完全阐释清楚。例如,术毕心血管造影术应该应用于某一特定手术方式或者用于某一类疾病的全部患者,目前尚不清楚。并非只有先天性心脏病存在此种争议。自1980年起,颈动脉血栓动脉内膜剥脱术就被提出并逐渐开展[9]。2006年一篇文献报道,将患者分为两组,一组常规行术毕心血管造影组,另一组根据外科医生倾向选择性行术毕心血管造影,对比分析发现两组在神经系统并发症、30天卒中及死亡率并无统计学意义[5]。另外,颈动脉血栓动脉内膜剥脱术后何时行术毕心血管造影依然存在争议[10,11]。所有的这些争议同样存在于先天性心脏病领域。

另外,当一种异常结构被识别,我们并不清楚其是否需要外科或导管介入或者不做任何干预。当外科矫治术后患者处于体外循环及开胸状态时,通过术毕心血管造影呈现的影像与术后在导管室造影有着极大的不同。术后于导管室成像可能导致不必要的再次开胸探查,增加潜在风险。前瞻性研究能否给这些问题带来准确的回答目前尚不清楚,但如果为了确定某一畸形是否需要矫治,而设立一组患者术后保留某种残余畸形,这明显违背了医学伦理。

在缺乏足够证据时,应当谨慎选择患者,外科及介入团队需复习既定外科手术方案并提前决定是否行术毕心血管造影。另外,在手术过程时常会有超出既定手术方案的想法,那么非计划的术毕心血管造影是有必要的。根据霍尔泽等人报道,在所有行双向Glenn术、II期手术及大部分复杂肺动脉、主动脉、冠状动脉重建的患者中,常规行术毕冠脉造影具有积极的临床意义。

35.3 技术

术毕心血管造影不需要任何特殊的装备,Hybrid手术室具有一些优势,但并非必须。一个简易、可移动的C型臂透视仪加上强力的注射器(尤其是较大的患者)就已足够。术前仔细和详实的计划是最重要的,复习既定手术方案并评估术毕心血管造影带来的好处将非常有用。如果中心设有专门的Hybrid手术室,建议将手术放在此手术间。如果不具备Hybrid手术室,那么需要额外准备一个可移动的C型臂透视仪及强力注射器,并放置在易接触的地方。鉴于注射时间很难提前预估,设备应保证在整个手术过程中均能使用而不被挪用。另外,现场应有一名C型臂透视仪专家,尤其在涉及图像保存及参数校订时,应尽量避免临时发现问题而缺乏应对措施,所有的问题应当被提前解决。而且,手术室内应有必要的材料和补充(造影导管、调节器、造影剂、C型臂透视仪的无菌贴膜等),从而尽可能减少等待时间。

避免术毕心血管造影带来的辐射影响是非常重要的。尽管铅衣容易获得并适用于非手术人员,对于需长时间手术的外科医生及助手并不现实。沙迪(Sawdy)等人报道在 Hybrid 手术室中运用铋材料防辐射帷帘可以接近铅衣的防辐射水平[12]。这些帷帘很容易用磁夹固定在洗手衣上,造影结束后也容易撤除。另外,对于不需要紧邻手术台的工作人员应暂时远离 C 型臂透视仪,待在辐射保护区域。

对手术室工作人员的教育和培训至关重要,内容应包含辐射保护、造影技术及设备的介绍,从而在手术过程中获得帮助。

术毕心血管造影同样需要协调好导管师、介入心内科医生及专科护士等,有助于造影的顺利进行,并对选择合适的造影角度及注射参数提供专业意见。

无论是便携式还是固定于天花板的 C 型臂透视仪,将其置于合适位置都充满着挑战。随着病例数不断增加,将积累更多的经验,使设备的安装启动更加迅速。除此之外,大量的设备需要调试与准备,如麻醉机、体外循环机、可移动的手术桌及手术托盘等。因此,在手术室获得最佳造影角度是比较困难的,但较高角度的右前斜位和左前斜位可通过小心倾斜手术桌来获得。注射(造影剂)的部位通常由需要显影的结构来决定,造影导管通过预先设置的外科缝线或荷包处穿刺进入。对于手术处理过的血管,尤其缝合部位,更易导致造影剂沉积和血管损伤(图 35-1),特别是注射(造影剂)的部位靠近

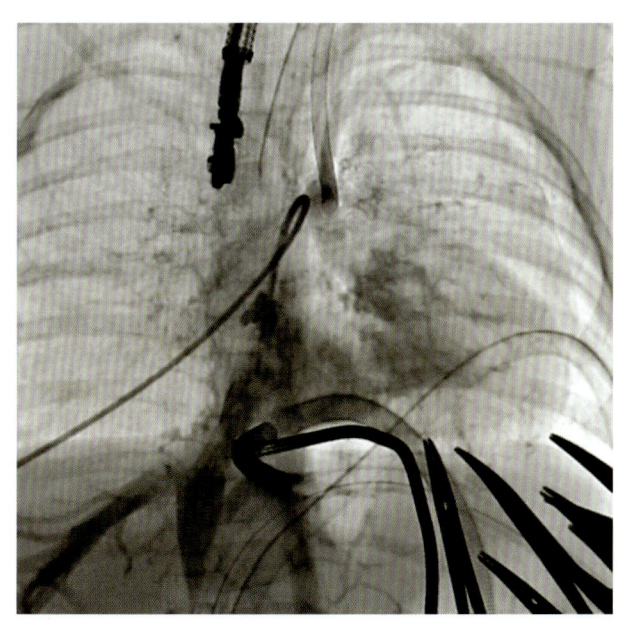

图 35-1 术毕心血管造影后血管局部着色。2 岁患者行全 Fontan 术,造影导管置入紧靠血管缝合部位的近端,导致血管损伤/造影剂沉积

缝合部位的近端,因此需要非常小心。通过低剂量高频率的注射可以尽可能避免这些问题。另外,如果有必要时,可以通过暂停体外循环提高图像质量。

在手术室内进行旋转造影更为复杂。尽管此技术在某些患者中可以提供非常宝贵的信息,但准备工作非常耗时,并打断既定手术进程(图 35 - 2)。因此当考虑在手术室内进行旋转造影时,应该慎重选择患者。

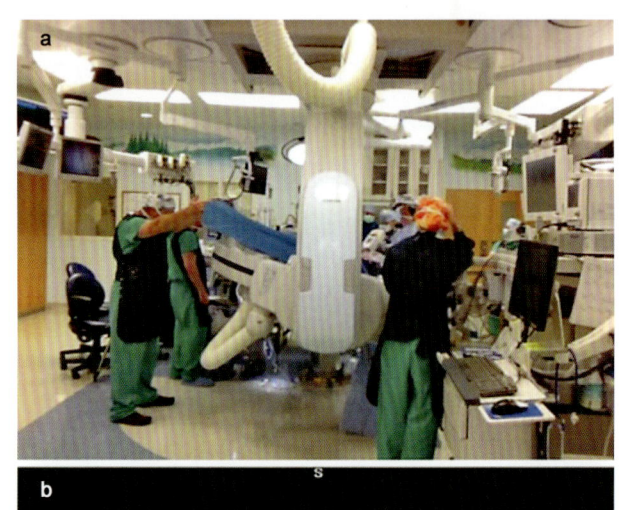

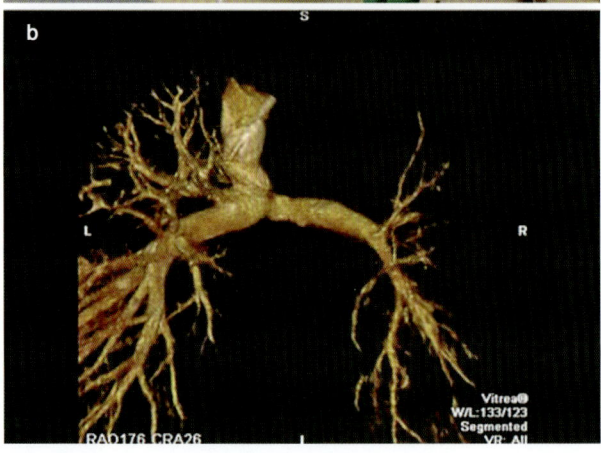

图 35 - 2　旋转术毕心血管造影。8 岁婴儿行双向 Glenn 术,进行旋转心血管造影。(a) 在复合手术室螺旋造影前准备设备;(b) 轻度左肺动脉狭窄螺旋造影三维重建图

35.4　结果

术毕心血管造影的临床资料相对缺乏[6]。霍尔泽等人报道,56%的患者可通过术毕心血管造影发现未预料的残余病变,而需要调整手术方案的

比例达到28%[6]。2013年PICS的数据显示,11%的手术中再干预(无论是介入或者是外科)来源于术毕心血管造影。总体来讲,这些手术策略的改变主要有:体外循环下手术矫治(图35-3),非体外循环下手术矫治(图

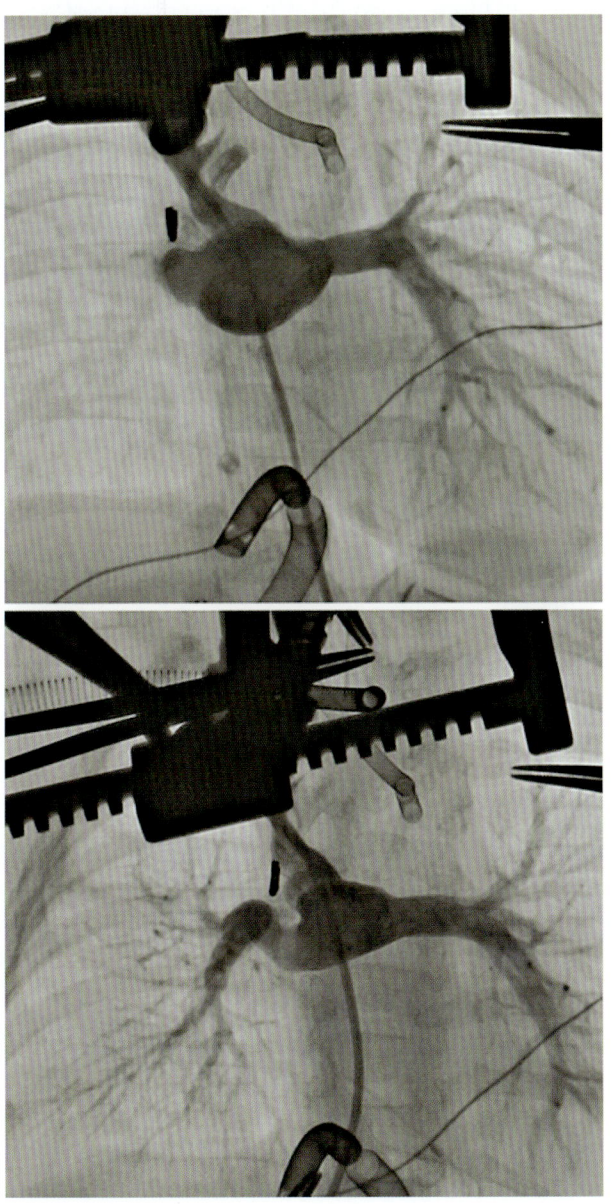

图35-3 术毕心血管造影发现导致手术策略改变(体外循环下手术矫治)。9个月婴儿行双向Glenn术,术毕心血管造影发现右肺动脉血流缺如。遂实施体外循环下手术矫治,获得非常好的解剖更正

35-4),导管干预如肺动脉支架植入(图35-5),药物策略改变(如抗凝)及早期再次导管干预。尽管对于发现的解剖异常是否需要干预不存在争议,但并不适用于所有情况,何时干预依然需要进一步讨论。根据美国国家儿童医院更新的术毕心血管造影数据(2013PICS),行术毕心血管造影的患者中,9%需要术后早期导管再干预,这提示决定是否术中同期处理发现的异常是非常困难的。

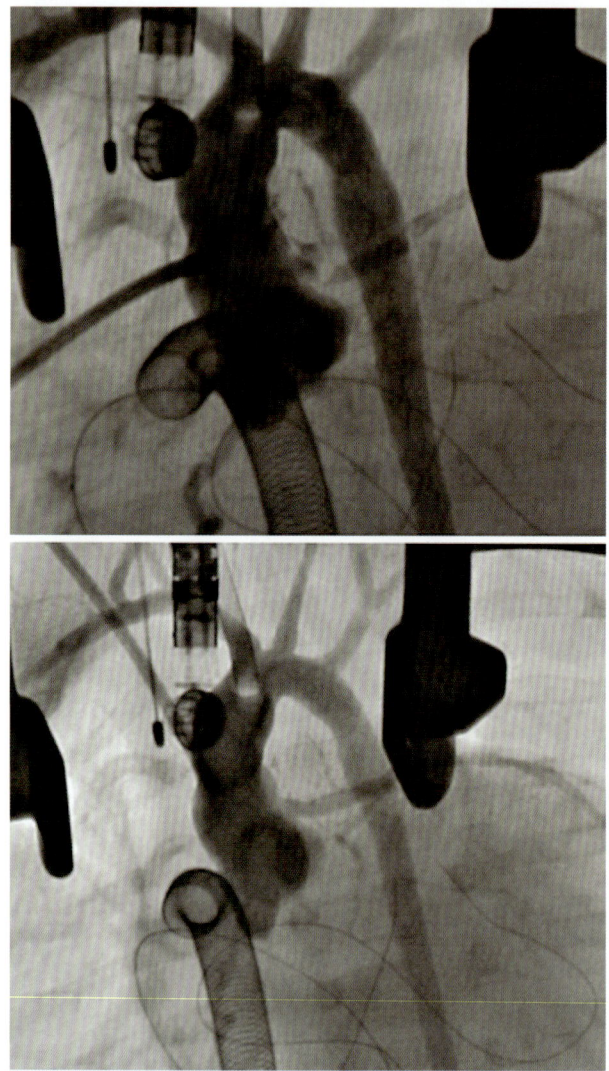

图35-4　术毕心血管造影发现导致手术策略改变(非体外循环下手术矫治)。2个月婴儿诊断为"左冠状动脉起源于肺动脉",手术后行(升主动脉)心血管造影发现左冠状动脉近端充盈缺损,遂在非体外循环下行粘连松除并解剖压迫,再次行造影,结果满意

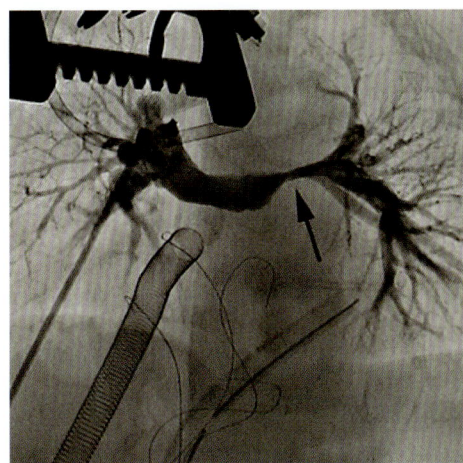
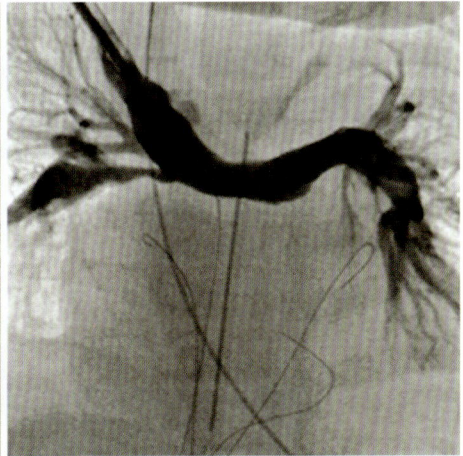

图 35-5　术毕心血管造影发现改变手术策略（术中支架置入）。6个婴儿行Ⅱ期姑息手术,术毕心血管造影发现左肺动脉远端狭窄（箭头）,遂术中置入肺动脉支架

35.5　总结

术毕心血管造影是发现术后血管异常非常有效的工具,需要仔细的计划与合理的筛选患者。尽管有诸多问题需进一步解决,尤其是患者的选择及何种病变需要处理,但这并不能成为限制应用此项技术的原因。术毕心血管造影能够在术中发现一些常规影像学手段不能发现的解剖异常及病理改变。经过严密的规划,此项技术能够极大的改善预后,相信未来能成为术中标准化的影像学技术之一。

参考文献

[1] Asoh K, Hickey E, Dorostkar PC, et al. Outcomes of emergent cardiac catheterization follow-ing pediatric cardiac surgery. Catheter Cardiovasc Interv. 2009; 73(7): 933-940.

[2] Khilnani NM, Trost D, Jagust MB, et al. Multiple-side-hole catheter technique for selective over-the-wire completion angiography following renal angioplasty. J Vasc Interv Radiol. 1994; 5(2): 387-389.

[3] Helmick RA, Mesh CL. The importance of antegrade completion angiography in aortobifemoral bypass limb revision. J Vasc Surg. 2012; 55(4): 1141-1144.

[4] Zhao DX, Leacche M, Balaguer JM, et al. Routine intraoperative completion angiography after coronary artery bypass grafting and 1-stop hybrid revascularization results from a fully integrated hybrid catheterization laboratory/operating room. J Am Coll Cardiol. 2009; 53(3): 232-241.

[5] Pratesi C, Dorigo W, Troisi N, et al. Routine completion angiography during carotid endarter-

ectomy is not mandatory. Eur J Vasc Endovasc Surg. 2006; 32(4): 369-373; discussion 374.

[6] Holzer RJ, Sisk M, Chisolm JL, et al. Completion angiography after cardiac surgery for congenital heart disease: complementing the intraoperative imaging modalities. Pediatr Cardiol. 2009; 30(8): 1075-1082.

[7] Shuhaiber JH, Bergersen L, Pigula F, et al. Intraoperative assessment after pediatric cardiac surgical repair: initial experience with C-arm angiography. J Thorac Cardiovasc Surg. 2010; 140(1): e1-3.

[8] Randolph GR, Hagler DJ, Connolly HM, et al. Intraoperative transesophageal echocardiography during surgery for congenital heart defects. J Thorac Cardiovasc Surg. 2002; 124(6): 1176-1182.

[9] Jernigan WR, Fulton RL, Hamman JL, Miller FB, Mani SS. The efficacy of routine completion operative angiography in reducing the incidence of perioperative stroke associated with carotid endarterectomy. Surgery. 1984; 96(5): 831-838.

[10] Ricco JB, Schneider F, Illuminati G. Part one: for the motion. Completion angiography should be used routinely following carotid endarterectomy. Eur J Vasc Endovasc Surg. 2013; 45(5): 416-419.

[11] Samson RH. Part two: against the motion. Completion angiography is unnecessary following carotid endarterectomy. Eur J Vasc Endovasc Surg. 2013; 45(5): 420-422.

[12] Sawdy JM, Gocha MD, Olshove V, et al. Radiation protection during hybrid procedures: inno-vation creates new challenges. J Invasive Cardiol. 2009; 21(9): 437-440.

36 三维旋转血管造影在肺动脉成像中的应用

达伦·P.伯曼

36.1 介绍

无创性影像技术如超声心动图、心脏 MRI、CT 显著提高了对复杂性先天性心脏病（CHD）中肺动脉（pulmonary arteries，PAs）的评估能力。这些非侵入性手段有助于减少对诊断性心导管检查的使用需求。同时也可以对包括肺动脉狭窄在内的复杂先天性心脏病的介入手术或外科干预进行术前评估，制订手术计划。

在对先天性心脏病的干预中，心导管检查的二维血管造影仍然是评估肺动脉系统解剖情况的主要手段。在导管介入手术中，基于这些二维造影图像的标准测量制订最终的治疗方案。2010 年考平斯（Kapins）等人首次提出将三维旋转血管造影（three-dimensional rotational angiography，3DRA）用作 CHD 的紧急处理技术[1]。这一技术以往曾用作导管手术中实时显影的辅助技术以帮助理解和尽可能处理 CHD 中复杂的解剖学问题[1-3]。

本章将详细介绍 3DRA 在 PAs 影像中的作用及应用，包括：① 姑息的单心室矫治（SV）；② 双心室矫治（圆锥动脉干畸形进一步修复手术）；③ 新生儿肺血流描记。

36.2 3DRA 图像采集

采集高质量的 3DRA 图像与二维血管造影相比有本质上的区别。我们的 3DRA 经验来自一台东芝血管造影机。虽然不同的影像获得系统在操作上略有差异，但下面将要介绍的操作原则适用于所有操作系统。通过一个探头位于侧方的平板探测器来捕捉图像。将感兴趣区置于前方平板的中心，在其侧方调整适合的取样框高度，通过操作系统中已装备的一系列程序自动获取图像。前方的一个 200°高速旋转探测器可在 4~5 s 的时间内获得 100 帧的图像，构成旋转血管造影图片。所有的数据被传输到一个三维工作站，进行三维重建，后期处理，并可直接与上述的东芝操作系统链接。此外，还可生成类似 CT 的断层扫描影像以提供辅助信息。所有系统还可以根据需要在接下来的步骤中通过实时荧光镜检查立即进行三维覆盖。

为了尽可能提高图像质量，检查期间需要检查对象屏住呼吸以减少移动伪像。此外，采集图像期间应使非离子型对比剂完全充满整个感兴趣。以下几点将有助于提高图像质量：

1. 将血管造影导管在感兴趣区的近心侧置入（而不是直接放入）。

2. 延迟 0.5~7 s 行旋转血管造影，这样进行图像采集时对比剂可以充满整个感兴趣区。

3. 采集图像时快速起搏心室可以有效减少约 50%的每搏输出量，从而降低血压。这样不仅可以使感兴趣区显影最大化，也可以减少肺静脉回流的显影，从而尽量减少伪像。

36.2.1　3DRA 在腔肺动脉连接改善单心室功能中的作用

复杂性单心室性（single ventricle，SV）的患者出生后需接受一系列的外科手术来获得相对稳定的循环状态，如果进行双向 Glenn（bidirectional Glenn，BDG）或全腔肺动脉连接（total cavopulmonary connection，TCPC）手术，这类患者将主要依赖单心室提供的残余动能存活，单心室在舒张期吸纳左房血液，体静脉血回流并到达舒张的肺血管床，最终回流至左房。通畅的肺循环对于最大可能地提高循环效率和减少早期及晚期死亡率起了重要的作用[4,5]。但是很多这样的患者由于先天性的心脏病或既往外科手术的影响，而面临严重的功能性肺动脉狭窄。

导管介入手术是评估这类肺动脉狭窄的重要手段，在 BDG 或 TCPC 中使用 3DRA 可以更好地了解狭窄的机制（并指导合适的干预），也可以提高对术后潜在周围结构损伤（如主动脉和气道等）的评估能力[2,6]（图 36-1）。

在这一患者群体中，应常规进行高质量的 3DRA 图像采集。这一类患者由于肺动脉狭窄导致缺乏搏动性血流，因此不必通过心室起搏来增加心脏输出。但是，如果想同时在重建的主动脉和 BDG 内注射造影剂，了解各相邻结构的相互关系，则需要通过快速心室起搏来提高图像质量。此外，为尽量提高 TCPC 的图像质量，在 TCPC 不同部位放置两条相同的导管，同时

36 三维旋转血管造影在肺动脉成像中的应用

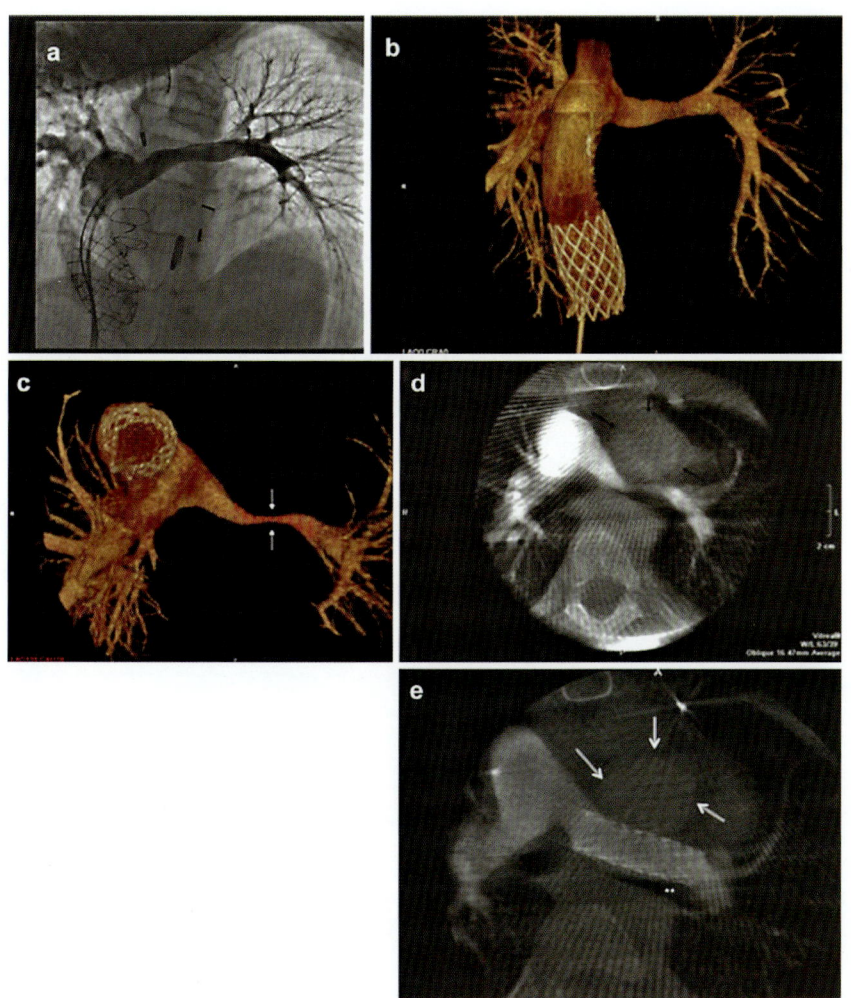

图36-1 1例预先放置下腔静脉支架后接受Norwood和TCPC手术的患者,因扩张的升主动脉压迫左肺动脉(LPA),导致继发狭窄。选择性的二维LPA造影显示LPA广泛发育不良(a)。正位进行容积三维重建正位片上结果与二维造影类似(b)。在虚拟平面上旋转重建图像(左前斜135,尾部78)清晰显示一段严重的狭窄血管(c),这与断层扫描图像相对应,并显示这一狭窄继发于主动脉(黑色箭头)的压迫(d)。置入一个大的血管支架,再次行3DRA,可以清晰显示扩张的LPA以及新放置了支架的LPA与重建的主动脉(白色箭头)和左主支气管(星号)之间的关系(e)

注射造影剂显影,造影剂呈"Y"形回流至同一个注射器内。这样可以将整个TCPC情况一次成像在同一个高质量的3DRA图像中。

36.2.2　3DRA在复杂的双心室循环心脏病外科手术中的应用

患有圆锥动脉干畸形如法洛四联症(tetralogy of Fallot,TOF)、动脉共干畸形，以及 D-型大动脉转位（D-transpositon of the great arteries，D-TGA）的患者生后需要接受包括处理肺动脉狭窄在内的复杂的外科手术。手术主要包括扩张修复先天性狭窄的肺动脉、单一化主肺动脉侧支血管、调转和再植肺动脉，以及作为大动脉调转术（arterial switch operation，ASO）一部分的 Lecompte 手术。因此，相当一部分此类患者可以通过导管介入手术有效的解决复发的肺动脉狭窄。

3DRA 在 TCPC 手术的患者中有极大的应用优势。对右心室和右室流出道（right ventricular outflow tract，RVOT）进行旋转血管造影，可以通过三维容积重建从无数的虚拟角度来观察整个 RVOT 和 PA 系统的基本结构（图 36-2）。这一三维重建可以通过理想的角度、拐点描记路线图，然后根

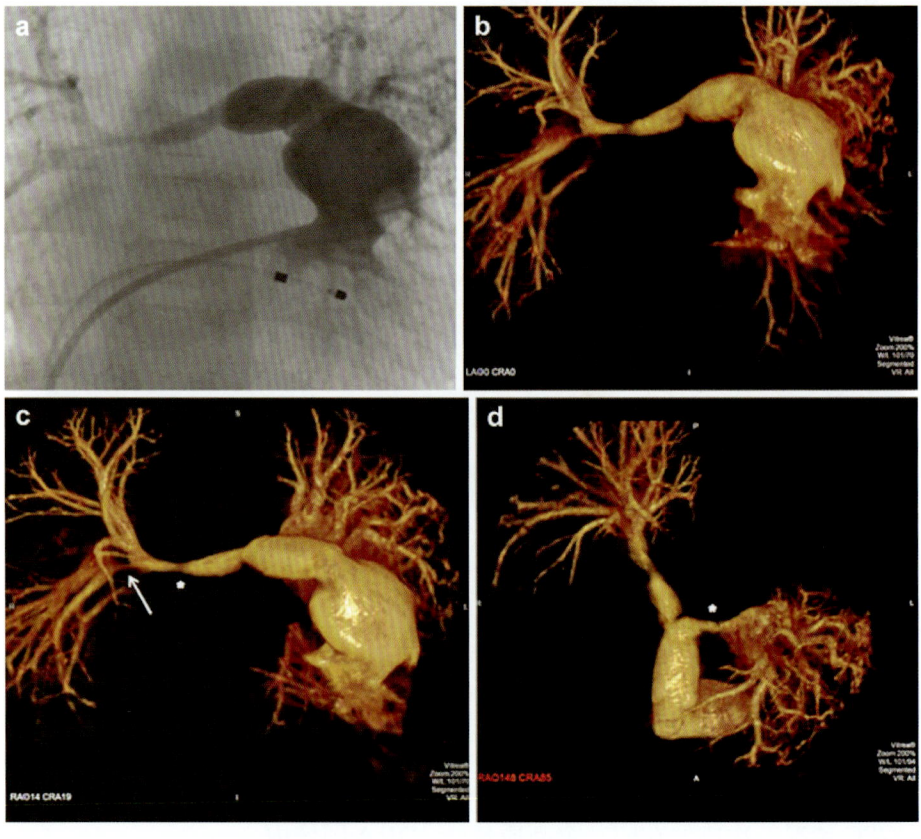

图 36-2　1 例接受了导管置入、重建右心室至肺动脉连续性手术的 TOF 合并肺动脉闭锁的 10 月龄患儿。通过放置在 RVOT 近端的多孔导管注射造影剂，RV 内可以看到起搏电极（a）。血管造影后 1~2 min 得到 RVOT 和 PA 的三维重建图像（b）。重建图像很好地显示了右肺动脉和狭窄的部位（c），同时显示了发育更差的 LPA（d）。进行三维重建时已在每一幅图像中实时显示相应的调整角度

据这一路线图进行选择性双平面血管造影,从而指导干预措施。这样可以提高 PA 狭窄显示的准确率,减少在潜在长时间的复杂过程中所需要的数字采集信息量,也减少了造影对比剂的用量。接受了 Lecompte 法的 ASO 手术患者也面临 PA 狭窄的风险。同时对 RVOT 和主动脉内注射对比剂可以提高我们了解被牵拉的 PAs 和主动脉的关系(图 36-3)。进一步的了解 PA 狭窄的机制有助于更积极有效的治疗(如球囊扩张后放置支架)。

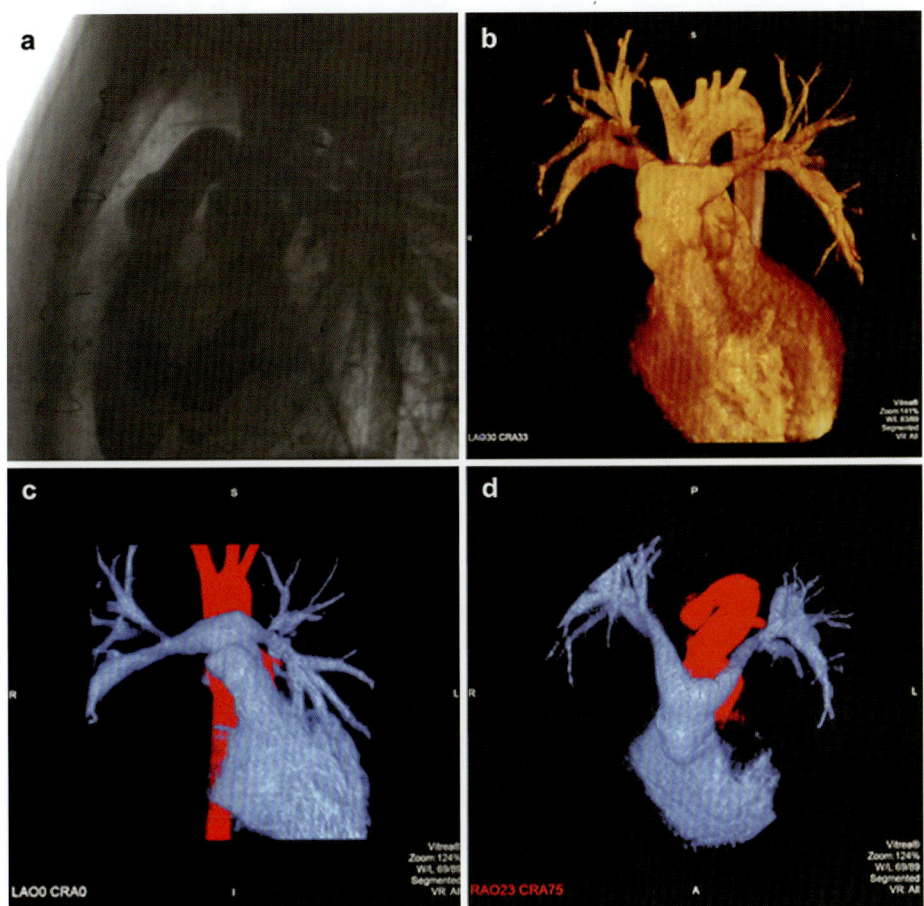

图 36-3 1 例 18 岁的 D-TGA 患者接受了 Lecompte 法 ASO 手术,对其同时进行左右心室的 3DRA(a)。三维重建结构(b)也可以标记颜色(c,d)以显示 PA 横跨主动脉时两者的关系

36.2.3 3DRA 在肺动脉显影中的其他应用

3DRA 在一些其他情况下的 PA 显影中有效性也值得一提。有些患者

出生时患有最复杂类型的法洛四联症，包括肺动脉闭锁和主肺动脉大量的侧支循环（multiple aortopulmonary collaterals，MAPCAs），通常，术前患者需要接受包括心导管检查在内的详细的肺血流评估。快速右心室起搏后对主动脉行 3DRA 可以提供肺血流的轨迹图（图 36-4）。

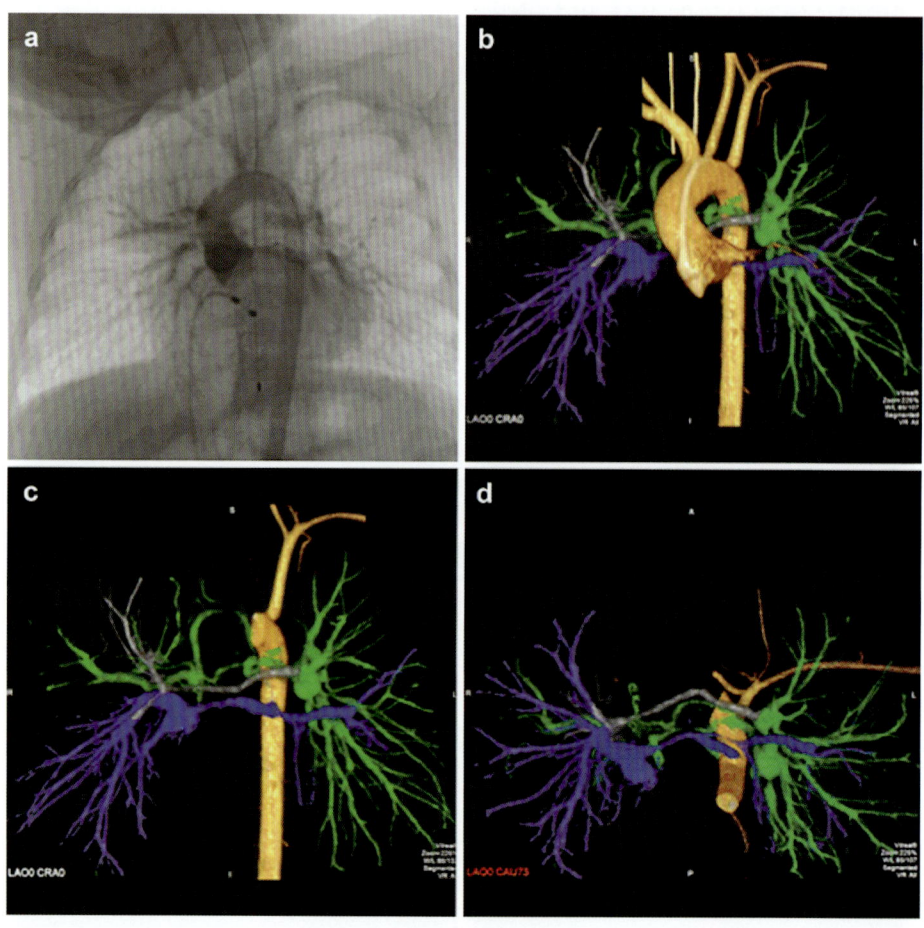

图 36-4　1 例 2 月龄 TOF、肺动脉闭锁和显著的主肺动脉侧支循环（MAPCAs）的患儿，进行 RV 起搏下的主动脉 3DRA(a)。单次注射造影剂即可获得高质量的三维重建图像，经过额外的后期处理（b～d），可以清晰显示细小的真正的 PA（灰色）和 MAPCA（蓝色、绿色）

此外，一些新生儿为动脉导管依赖型肺血流，为保证相对稳定的肺血流，减少手术创伤，可以选择放置动脉导管支架。动脉导管本身和其进入 PA 的连接处可能存在扭曲，这会增加放置支架的难度。通常情况下，为获得最好的动脉导管及其进入 PA 部分的显影，需要在不同角度获取大量的数字信息。快速心室起搏下的主动脉 3DRA 可以帮助指导这一复杂的过程（图 36-5）。

36 三维旋转血管造影在肺动脉成像中的应用

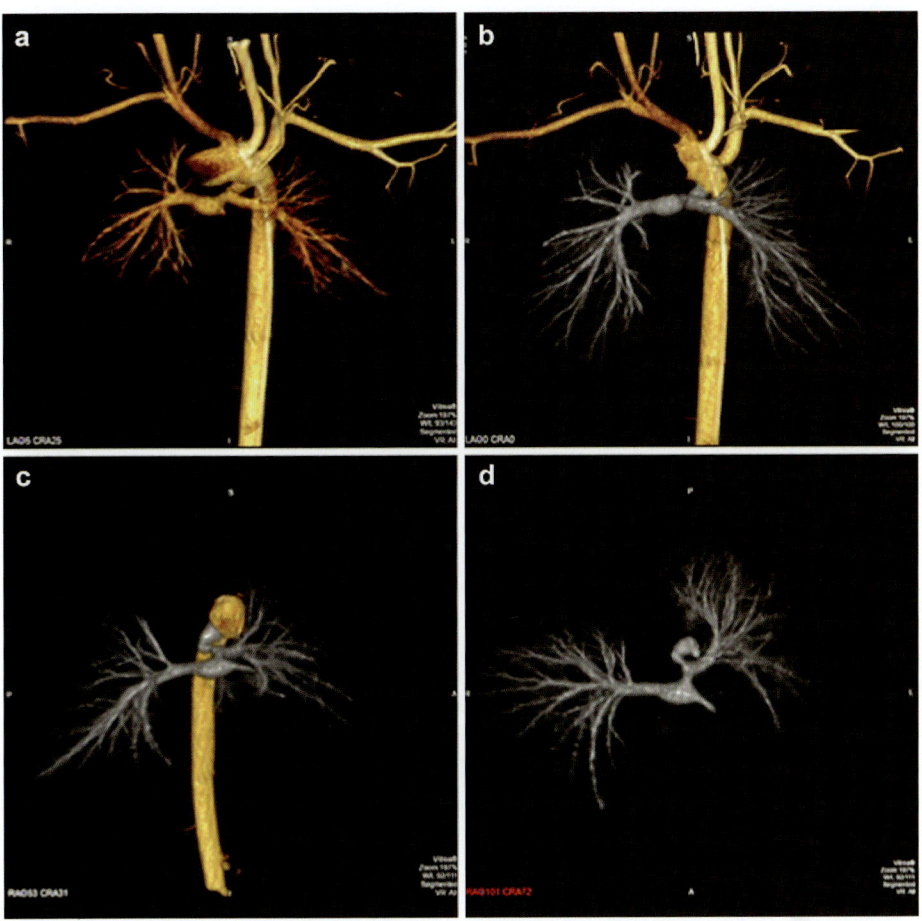

图 36-5　1例 TOF、肺动脉瓣闭锁的新生儿,PA 内径尚可,属动脉导管依赖型肺血流,考虑对其进行动脉导管支架置入,术前在 RV 起搏下对主动脉行 3DRA(a)。三维重建很好地显示了动脉导管的起源、扭曲的过程及进入真正的左肺动脉的过程(b,c)。进一步的后处理显示了左肺动脉近端即主肺动脉与动脉导管插入处之间严重的狭窄(d)。这名患儿接受了外科手术

总　结

　　3DRA 是一项安全有效的新技术。可以用于优化我们很多复杂 CHD 患者的 PA 显像。单次旋转血管造影就可以提供大量的数据,包括可以从无数虚拟角度进行观察的三维重建图像,也可以在干预前后提供类似 CT 的断层扫描图像用于深入评估周围结构的关系。3DRA 提供大量的信息,这一技术有助于减少整个过程中的二维数据的采集,从而减少射线暴露和对比剂的使用。总之,3DRA 可以帮助我们更深入的了解 PA 狭窄的机制,更加

有效地对患者展开治疗,也更好的理解我们的治疗可能对患者产生的潜在影响。

参考文献

[1] Kapins CEB, Coutinho RB, Barbosa FB, et al. Use of rotational 3D (3D-RA) in congenital heart disease patients: experience with 53 cases. Rev Bras Cardiol Invasiva. 2010; 18: 199-203.

[2] Berman DP, Khan DM, Gutierrez Y, et al. The use of three-dimensional rotational angiography to assess the pulmonary circulation following cavo-pulmonary connection in patients with single ventricle. Catheter Cardiovasc Interv. 2012; 80(6): 922-930.

[3] Glatz AC, Zhu X, Gillespie MJ, et al. Use of angiographic CT imaging in the cardiac catheterization laboratory for congenital heart disease. JACC Cardiovasc Imaging. 2010; 3: 1149-1157.

[4] Hosein RB, Clarke AJ, McGuirk SP, et al. Factors influencing early and late outcome following the Fontan procedure in the current era. The 'Two Commandments'? Eur J Cardiothorac Surg. 2007; 31: 344-352.

[5] Choussat A, Fontan F, Besse P. Selection criteria for Fontan's procedure. In: Anderson RH, Shinebourne EA, editors. Pediatric cardiology. Edinburgh: Churchill Livingstone. 1978: 559-566.

[6] Borik S, Volodina S, Chaturvedi R, et al. Three-dimensional rotational angiography in the assessment of vascular and airway compression in children after a cavopulmonary anastomosis. Pediatr Cardiol. 2015; 36(5): 1083-1089.

肺动脉狭窄的复合治疗技术　　37

埃文·扎恩

37.1　介绍

血管内支架治疗在约 25 年前首次被提出[1,2]，已成为肺动脉狭窄的主要处理手段。早期结论认为该治疗仅适用于成人和大龄儿童；但是，随着技术的提高，肺动脉支架治疗已经可以安全有效地应用到低龄儿童和婴儿[3-5]。由于介入技术的发展，不断更新的球囊、支架和鞘管使得经皮支架植入技术更加成熟，复合支架植入手术进一步获得临床认可。

37.2　历史

1992 年霍德（Houde）等人提出术中肺动脉支架植入术[6]。早期支架植入手术通常在手术室直视下进行，而对于植入结果的评估基本无能为力。尽管这一过程不是最优的，但结果让人满意，与经皮植入手术相比，血管内径得到了更好的扩张[7-9]。该治疗方法的广泛应用，也促进了支架植入术前、术中、术后对周围解剖结构的评估方法的改进。

37.3　指征和优势

在某些情况下选择复合 PA 支架植入术是有利的，包括患者低体重（如婴儿和新生儿），术后早期即需要干预，血管穿刺困难，需要同时行外科手术，经皮穿刺支架植入手术失败，或因 PA 狭窄无法脱离体外循环。

复合 PA 支架植入手术的优势包括：

1. 植入的支架在将来能够适应成人血管内径，因此在植入时不必考虑患者大小（包括小婴儿）。

2. 避免心内导管操作，这对病情严重的患者特别重要，尤其在术后早期阶段。

3. 可尽量减少或避免电离辐射。

4. 与其他手术（如瓣膜置换和双侧 PA 支架植入）整合进行减少有创操作。

提高支架置入的准确性，包括再次植入支架的能力。

37.4 技术

复合 PA 支架植入需要两种不同的技术。首先，直视下或内窥镜下植入支架是在外科手术室和复合手术室中进行的计划性操作。其次，外科手术中在透视技术的支持下获得血管走形，植入支架，不仅用于 PA 狭窄的治疗，而且也可用于其他畸形。这一技术可以在标准的介入手术室、外科手术室（具备透视显影设备），或复合手术室中进行。

37.4.1 直视或腔镜指引下的支架植入

这一操作主要在其他外科手术中进行，包括右心室流出道重建、瓣膜置换、延迟的室间隔缺损（ventricular septal defect，VSD）修补（合并 VSD 的肺动脉闭锁）、双向 Glenn 和 Fontan 手术。由于在外科手术室和复合手术室中透视显影技术的广泛应用，上述技术的应用已经弱化。该操作取得成功的关键在于手术前对周围解剖结构的充分了解。由于该植入手术没有透视显影或血管造影的帮助，植入的部位、支架的型号、长度、球囊的内径，需在术前根据之前的影像学检查确定。通常选择成人型的支架，长度根据术前影像学结果和透视法经缩短的长度关系来计算，应注意两侧的侧支血管，球囊的内径应与狭窄附近正常血管的内径匹配。

植入手术前，需采用直视或腔镜技术对目标血管和周围血管内外的情况进行仔细检查。腔镜技术对目标血管的观察存在局限性，因此为了减少手术和体外循环时间，减小周围组织损伤，保留狭窄部位和周围血管的支持组织，就必须使用球囊扩张。通过腔镜技术对术前影像学检查已经确定的手术范围，如手术边缘分支血管等再次确定，制定最终的植入手术计划。支架和球囊的准备在某些方面与正常情况略有不同。球囊导管是中空的，由于没有导管鞘,在扩张支架之前,需向球囊内注入生理盐水(不需要对比剂),再放出生理盐水,以此来提高支架的贴合性,低容量的球囊是这一操作的首选。将支架套在球囊上后,通过检查支架与球囊的附着力来评估支架是否滑脱。如果支架固定但有松弛表现,可以向球囊内少量注水形成"哑铃"状来避免支架滑脱。导丝的前端为"曲棍球棍"样弯曲,将其预先放置于球囊导管内,其前端向导管外延伸几厘米。通常保持球囊内低容量,以适度的压力扩张球囊,避免支架在植入后又被推回。

当外科医生进行腔镜观察时,心脏科医生将球囊放置在血管入口处,送导丝入目标血管,根据目标血管的走行调整导丝的方向(图37-1)。当导丝进入末端分支若干厘米时,将导丝尾部固定,将球囊/支架经过导丝向前推送并穿过狭窄部位。用钳子向前推送球囊/支架时注意不要损伤球囊或支架。在扩张前通过腔镜微调并确定扩张的位置。使用压力泵扩张最后释放球囊。经球囊导管退出导丝,外科医生使用适当压力固定支架的近心端以

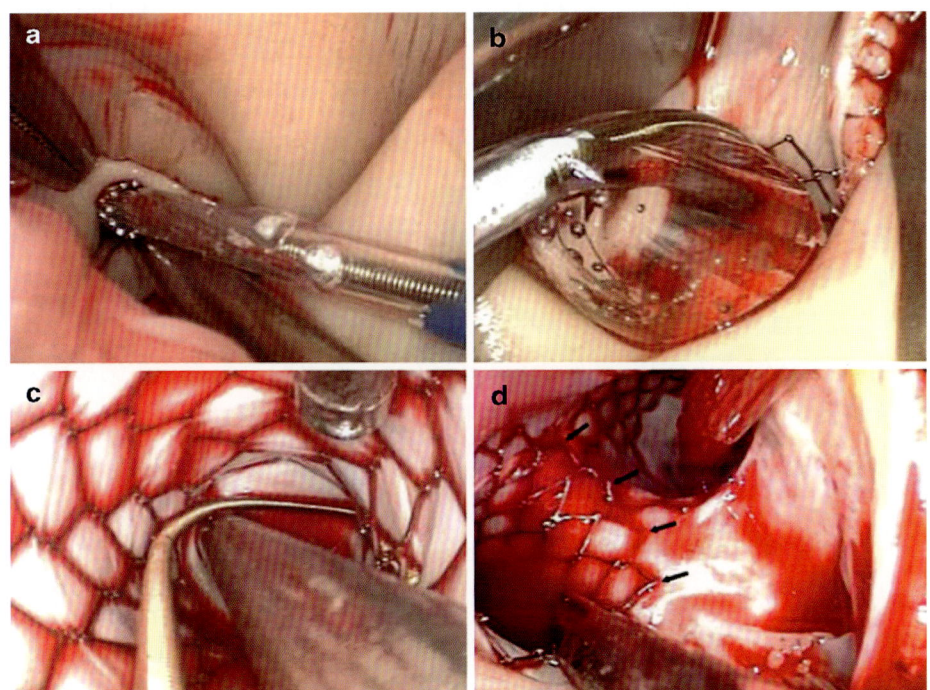

图 37-1 腔镜显示下支架植入手术治疗主肺动脉狭窄。植入前影像用以将球囊支架定位于右肺动脉(a)。注意如何将支架送至血管开口处。植入时球囊的样子(b)。支架植入后腔镜沿血管检查显示支架与血管壁贴合良好,没有任何分支血管,未见明显血管撕裂(c)。植入双侧支架后外科医生修整突出的支架部分(箭头)以保证再次植入时的顺畅(d)

避免其向近端移位。退出导丝后通过腔镜沿血管仔细观察支架扩张后的血管，评估手术的最终效果。注意检查血管壁是否有撕脱，整个支架在血管壁的位置，越过任何分支开口都是存在风险的，要确认支架经过处的手术缝线是完整的。如果支架未完全撑开或与血管壁贴合不良，可以用更大一点的球囊再次进行扩张（加或不加压力）。如果最终结果满意，移出导丝，去除周围可能突入主肺动脉的组织，这在处理开口狭窄时尤为重要。

尽管这一操作看上去简单，但有些情况仍值得注意。如果是在手术室而非复合手术室进行手术，没有透视技术或血管造影技术的帮助，将使得手术团队面临一个不确定的境遇。这需要手术团队具有优秀的沟通配合和认真的术前计划。术前血管造影和仔细校正以确保测量准确是手术成功的关键。由于扩张的过程中球囊导管的尖端无法显示，因此为避免血管损伤，在扩张球囊时，应使用软头的导丝，并且避免快速高压扩张球囊。

37.4.1.1 本中心的经验

1998—2008 年，我们中心通过这一技术为 34 例患者植入了 41 枚 PA 支架。手术平均年龄和体重分别为 36 个月（5 天到 31 岁）和 13.8 kg（2.9～67 kg）。其中 1 例手术失败，由于患儿在前次手术中未将放置的支架完全取出，导致这次手术中植入的球囊破裂，使得复合手术无法进行。技术成功率为 97%。在中位数为 94 个月（22 个月到 11.5 年）的随访时间里，19 例（22 枚支架）患者接受了导管介入手术。血管造影显示最小管腔内径平均值的增加具有统计学意义，这些支架也具备随患者个体生长而持续扩张的能力。4 例支架越过分支血管导致其狭窄，但仅有 1 例完全闭塞。1 例发生了支架移位，但无任何临床症状，支架仍位于移位处且血流通过良好。4 例患者在后续的手术治疗中接受了支架的外科扩大处理（纵行切开）。

37.4.2 经外科提供血管评估的支架植入术

第二常见的 PA 支架复合植入手术是通过外科路径将支架放置在其他方法很难或无法到达的区域。这一技术严格适用于以下 3 类患者：① 术后早期阶段病情危重的婴儿或新生儿，通常是延迟关胸者；② 病情相对稳定的罕见病患者，或血管路径受限，使得经皮支架植入操作困难或无法进行者；③ 计划将复合 PA 支架植入术作为更大的外科手术一部分者，如双向 Glenn 吻合术。

尽管临床情况存在不同，但此项操作是相似的；可以通过外科手术路径置入导管鞘(如法洛四联症矫治术后的 RVOT,腔肺血管吻合术后的无名静脉或上腔静脉窦,体肺分流术后的颈动脉),并以荷包缝合固定(图 37-2,图 37-3 和图 37-4)。重要的是插入部位的定位,应保证鞘管的尖端与目标部位间有足够的距离,以保证球囊可以在鞘管外扩张。通过鞘管的侧孔进行血管造影,测量并确定支架的内径和长度。软头导丝指引穿过狭窄部位到达 PA 末梢分支,是否使用导管视情况而定。通常选择大小合适的成人型支架,手动将其套在球囊导管上。在透视的引导下将支架/球囊复合体向前推送,穿过目标部位。由于导管短且结构简单,不必为了保护支架向前推送鞘管。通过鞘管的侧孔连续手推造影剂准确定位支架,随后按照常规方式扩张支架。当支架展开后首先进行血管造影和血流动力学监测,此后外科团队移除鞘管并缝合右室流出道切口。

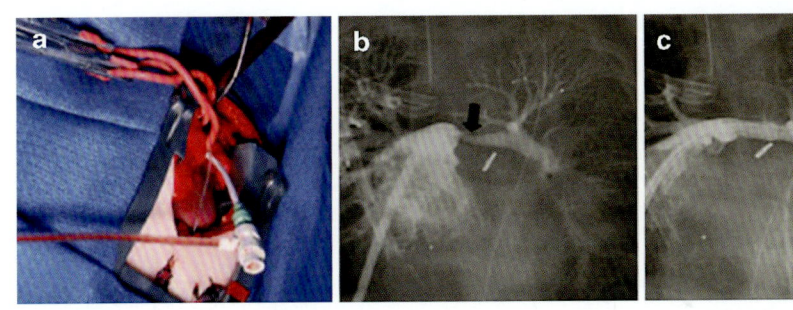

图 37-2　1 例病情危重的肺动脉闭锁并室间隔缺损,PA 发育不良的婴儿在接受修复手术后,通过右室流出道进行成人型肺动脉支架复合植入术。手术照片显示鞘管放置于流出道(a)。鞘管的侧孔造影显示左肺动脉分支严重狭窄(b)。置(输送)入成人型肺动脉支架后血管内径和患儿的临床症状得到明显改善

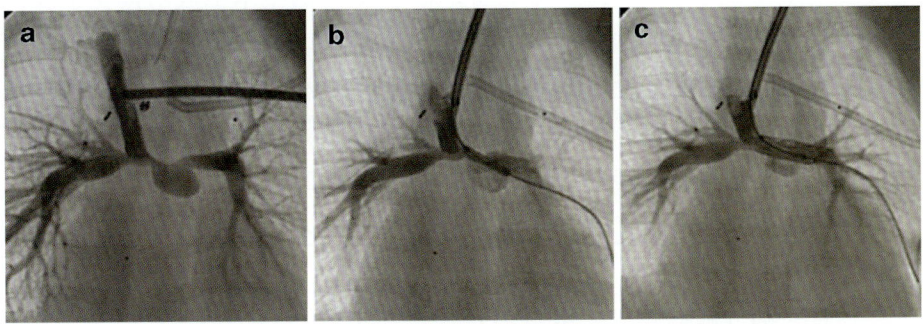

图 37-3　1 例 4 个月龄的婴儿进行双向 Glenn 术中,经过无名静脉放置 1 枚可以适应成人血管大小的左肺动脉支架。(a) 通过鞘管侧孔进行血管造影,显示狭窄部位,选择合适大小的支架并准确定位(b)。放置支架后(c),重复造影确认血管内径扩张

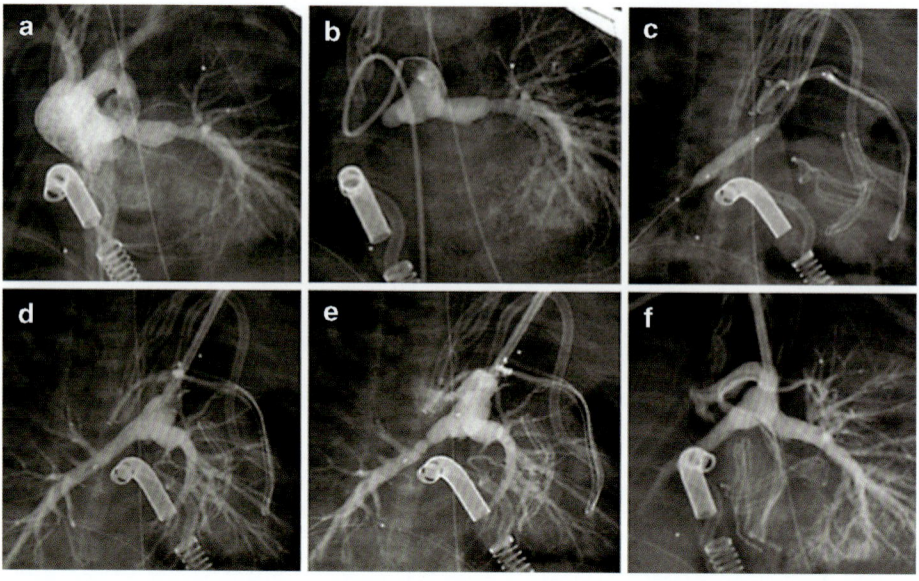

图 37-4 （a）1 例患有复杂单心室畸形和肺动脉闭锁的新生儿接受了来自升主动脉的中央分流手术，其表现出严重发绀。（b）在分流内选择性注射造影剂显示完全闭锁的左肺动脉和显著狭窄的右肺动脉，以及从主动脉逆向分流处扭曲的导管路径。（c）经过右侧颈内动脉进行复合性手术，可以容易地直接进入两侧肺动脉分支，从而有效地将支架植入到右肺动脉（d）和左肺动脉（e,f）

本中心的经验

我们研究所在 1999—2011 年，有 10 例婴儿直接通过 RVOT 放置了 12 枚 PA 支架。中位体重为 6 kg，所有患者均为危重病例。部分需人工心肺支持。未发生并发症或死亡。所有支架均成功放置（通过严格的标准和临床状况改善来判断）。在随访中，经皮导管检查显示所有支架均扩张，无一例并发症发生。1 例患者未放置成人型支架，在后续的手术中成功接受了外科手术扩张支架（纵行切开）。

另外，12 例患者通过外科颈内动脉路径放置了支架用以解决主肺动脉分流和肺动脉狭窄（通过分流）。所有病例均成功植入支架，为发生分流处血栓形成或手术死亡。

总 结

尽管大部分肺动脉支架可以通过经皮穿刺途径植入，但在某些情况下经复合手术支架植入有明显的优势。我们数十年的经验认为该操作在各种临床条件和解剖情况下都是简单易行、安全有效的。

参考文献

[1] O'Laughlin MP, Perry SB, Lock J, et al. Use of endovascular stents in congenital heart disease. Circulation. 1991; 83(6): 1923-1939.
[2] O'Laughlin MP, Slack MC, Grifka RG, et al. Implantation and intermediate-term follow-up of stents in congenital heart disease. Circulation. 1993; 88(2): 605-614.
[3] Pass RH, Hsu DT, Garabedian CP, et al. Endovascular stent implantation in the pulmonary arteries of infants and children without the use of a long vascular sheath. Catheter Cardiovasc Interv. 2002; 55(4): 505-509.
[4] Stanfi ll R, Nykanen DG, Osorio S, et al. Stent implantation is effective treatment of vascular stenosis in young infants with congenital heart disease: acute implantation and long-term follow-up results. Catheter Cardiovasc Interv. 2008; 71(6): 831-841.
[5] McMahon CJ, El Said HG, Vincent JA, et al. Refinements in the implantation of pulmonary arterial stents: impact on morbidity and mortality of the procedure over the last two decades. Cardiol Young. 2002; 12(5): 445-452.
[6] Houde C, Zahn EM, Benson LN, et al. Intraoperative placement of endovascular stents. J Thorac Cardiovasc Surg. 1992; 104(2): 530-532.
[7] Ungerleider RM, Johnston TA, O'Laughlin MP, et al. Intraoperative stents to rehabilitate severely stenotic pulmonary vessels. Ann Thorac Surg. 2001; 71(2): 476-481.
[8] Bockencamp R, Blom NA, De Wolf D, et al. Intraoperative stenting of pulmonary arteries. Eur J Cardiothorac Surg. 2005; 27: 544-547.
[9] Mendelsohn AM, Bove EL, Lupinetti FM, et al. Intraoperative and percutaneous stenting of congenital pulmonary artery and vein stenosis. Circulation. 1993; 88: II210-217.

文献和结果

38

杰奎琳·克罗伊策和萨拉·M.特鲁科

38.1 历史背景

1992年,多伦多儿童医院的马尔代(Hourde)等人首次报道了[1]将导管介入和外科手术杂交整合,用于治疗肺动脉狭窄。自此不断积累临床经验,如今已在全世界形成了一套标准化操作流程。尽管经皮支架植入技术已经可以灵活地应用于儿童,但是对于低龄儿童或解剖结构复杂的患儿,植入支架可以在未来达到成人血管内径的情况并不多见。因此,支架植入的复合手术技术不断进步,特别是外科医生与心脏专科医生的合作进一步加强,更多的复合心脏导管实验室、复合手术室或具备血管造影能力的手术室建立。在过去20年间,大量报道证实了这一技术的优势。表38-1总结了相关文献,阐述了过去积累的经验。几乎所有的报道均认同球囊扩张支架是肺动脉狭窄的常用治疗手段。

38.2 1992—2003年的研究经验

早期发表的术中肺动脉支架植入的报道多为婴儿患者,在少数病例中放置肺动脉支架[1,2]。这样做是由于血管路径受限,导致支架无法通过,也可能因为该操作是外科手术的一部分。1993年密歇根大学的门德尔松·AM(Mendelsohn AM)和他的同事[2]报道了9例术中放置肺动脉支架的病例,未发生患者死亡或任何与支架相关的并发症。术后通过血管造影来检验血管的膨胀性,效果良好。这些患者要么是同时接受外科手术且体重低于10 kg的患儿,要么是血管通路受限无法经皮穿刺植入支架。所有病例在手术后均有血管内径的显著增大和压差的减低。

表38-1 文献总结

第一作者	杂志/年	病例	技术	结局	并发症	死亡率	随访时间	其他细节
门德尔松(Mendelsohn)[2]	《Circulation》1993	13	DV/CPB	PA内径显著增加伴跨瓣压减低	无支架相关的并发症	0(0%)	<2个月	3例平均随访时间为8.7个月,未发生再次狭窄
科尔斯(Coles)[3]	《JTCVS》1995	11	DV/CPB	支架再狭窄介入比例高	1例急性血栓形成	3(27%)	9.6个月	存活者中71%复发狭窄
昂格莱德(Ungerleider)[5]	《Ann Thorac Surg》2001	22	DV/CPB	增加了PA内径,降低跨瓣压	31%:3例移位,2例PA撕裂,1例扩张,1例再灌注损伤	0(0%)	2.8年±1.7年	5例因非支架因素院内死亡
博克坎普(Bokenkamp)[9]	《Eur J of Cariothorac Surg》2005	11	DV/CPB	36%因复发狭窄行介入	复发狭窄	0(0%)	15个月	1例因出血发生院内死亡
米特罗普洛斯(Mitropoulous)[12]	《Ann Thorac Surg》2007	22	DV/CPB	增加了PA内径,降低跨瓣压	无支架相关的并发症	0(0%)	22.8个月	未再次干预
霍尔泽(Holzer)[14]	《J Invasive Cardiology》2008	20	15 DV/CPB, 3 OC/Perc 2 combo	90%成功,35%再次手术	15%并发症:2例移位,1例支架断裂(抗缺陷)	0(0%)	1.7年	并发症包括2例手术失败者
梅农(Menon)[13]	《Am J Cardiology》2008	24	DV/CPB	减少/增加了RV压力	16%:2例移位,2例扩张不全	0(0%)	18个月	18%再干预率
霍尔泽(Holzer)[15]	《Cong Heart Dis》2010	13	12 DV/CPB, 1 OP/Perc	未研究	无支架相关的	0(0%)	未随访	未单独分析PA干预
安格图克(Anguaco)[16]	《Cath & Cardiovasc Intrv》2011	67	61 DV/CPB, 6 OP/Perc	总结认为复合手术有效性等同于外科手术	9%:5例PA破裂,1例血栓形成	0(0%)	7.6年	49%再干预率
斯里达尔(Sridhar)[17]	《Indian Heart Journal》2013	10	DV	增加PA内径,降低了RV压力	无支架相关的并发症	3(27%)	14.8个月	2例死亡,1例非支架相关性休克
林奇(Lynch)[18]	《J Card Thor Surg》2015	7	DV	增加了PA内径	1例PA撕裂	0(0%)	55.6个月	无再干预

DV/CPB:直视下心肺体外循环,OP/Perc:胸骨正中切开后经过心脏或肺动脉直接穿刺介入手术,PA:肺动脉,TOF:法洛四联症,RV:右心室

多伦多儿童医院的科尔斯(Coles)等人[3]报道了11例患者的研究经验,死亡率为27%,随访中血管内膜增生的发病率高。随后的文献展示了积极的结果。1999年欧耶(Ohye)等人[4]报道了术前通过血管造影标记手术范围,可以很好地指导术中支架的置入。他们通过这一技术成功地为10例患者放置了12枚支架。2001年昂格莱德(Ungerleider)等人[5]报道了22例患者的手术经验,手术中所有病例的跨狭窄处压差均显著减低。他们指出想要补片扩大极其细小的肺动脉(1～2 mm)达到满意的效果,技术上十分困难,这进一步表明外科手段植入支架可以避免覆盖到对侧的分支血管,易于修整支架的近端,也可以使将来的导管介入手术容易操作。随后可以成功进行外科支架再扩张手术,使得支架可以在将来随患者个体的成长做相应的扩张,以适应血管的变化。这项研究中未发现支架相关的死亡,但在早期阶段发生了8例并发症,主要与术中直视下如何推送支架的技术相关,其中2例在球囊扩张时撕裂肺动脉,需要小范围切除放置支架周围的肺动脉组织。

另有几项个案或小样本报道[6,7],病例数为1～5例,在外科手术同时进行肺动脉支架植入的复合手术。

38.3　2004—2015年的经验

2004年[8],扎恩(Zahn)等人报道了62例术后早期放置支架的患者。这些病例经或不经由体外循环支持,采用复合手术的方式,开胸后直接穿刺右室或主肺动脉或生物瓣环,获得支架植入的路径。这些操作在心导管室进行,并使用血管造影作为指引。支架植入的成功率为87%。

2005年博克坎普(Bokenkamp)等人[9]报道了11例患者的研究,其中7例在外科手术同时进行选择性支架植入,4例在外科手术后进行紧急支架植入。所有植入手术均在手术室内操作,未使用透视显像技术作为指引。同年,英(Ing)[10]就术中放置肺动脉支架、指征、优势做出了经验总结,认为术中放置支架可以避免导管鞘、导丝引起的血流动力学不稳定,减少支架移位,提高对血管撕裂危险的防控。英还重点提出:支架与血管内皮仔细贴合,为适应内皮结构选择网状支架,可将支架近端突起部分折叠至主肺动脉的边缘,并且可根据需要裁剪支架的长度。手术操作的弊端包括:未准确放置、扩张支架的末端;有堵塞分支血管的风险。为提高植入手术的准确性,推荐使用C臂透视显影。

与此同时,芝加哥大学儿童医院的巴沙(Bacha)等人[11]报道了他们的研究经验,该院设有儿童心脏复合治疗科,这不同于24 h内组建的导管介入与外科手术团队。报道的病例中3例接受了术中肺动脉支架植入术,5例因分支血管狭窄或既往支架植入而接受了复合血管造影术。所有的患者均同时进行开放性手术,未使用导丝。支架植入在直视下进行,为保持血管周围支持组织的完整,未切除周围组织。未使用透视显像。未发生手术死亡。作者总结:由外科医生和心脏专科医生共同参与的复合性手术是安全有效的,可以减少或避免使用体外循环,他同时指出,术中肺动脉支架植入是外科手术的良好补充。

2007年米特罗普洛斯(Mitropoulos FA)在UCLA中报道了他们的研究经验[12]。他们为22例患者在外科手术的同时直接穿刺植入肺动脉支架,随访显示手术结局良好(随访的22.8个月中无须额外干预),无早期或晚期死亡。这一技术可以通过超声心动图随访进行评估,要测量血管平均直径和压差。该报道中有一点值得注意:由于术中未行血管造影,故直视手术无法准确评估球囊或支架是否准确放置在目标位置,因此球囊扩张后肺动脉分支血管撕裂或闭塞的风险增加。

2008年梅奥诊所的梅农(Menon)等人[13]报道了24例患者术中实施肺动脉支架植入的经验,其中2例为经皮操作出现并发症后转行紧急支架植入术的。所有操作均先行术前血管造影评估。将导丝推入肺动脉,支架延导丝直接进入,未使用透视显像。部分支架近端被修整整理平整。2例发生支架移位。作者建议将支架与血管壁缝合固定以避免支架移位。尽管他们意识到理想情况下这一操作应在透视显像和血管造影设备的复合手术室内进行,但他们总结自己的经验认为无须透视技术,术中手动植入肺动脉支架也是安全有效的。

在2008年,霍尔泽(Holzer)等报道了开胸手术中直接穿刺血管植入支架的方法。20例患者中15例在体外循环支持开胸直视下进行,3例通过血管造影和介入手术植入支架,2例通过复合手术植入支架。

霍尔泽等[15]报道了唯一一组植入手术的多中心研究。研究结果来源于C3PO登记在册的复合手术病例。肺动脉复合性治疗包括16例支架和球囊造影植入(在128例复合手术中),其中2例在复合手术室进行,14例在外科手术室进行。虽然本研究未单独分析肺动脉治疗的结局和并发症,但在并发症的描述中,患者接受肺动脉复合治疗后未发现相关并发症。

2011年安格图克（Angtuaeo）等人[16]报道了67例病例（共植入396枚支架）的长期随访数据。近一半的患者放置了1个以上的支架，随访的中位年限为7.6±4.5年，49%的患者在幼年接受手术，随生长需要再次干预。2岁以下、诊断法洛四联症或永存动脉干的患儿再次干预的比例较高。

2013年斯里达尔（Sridhar）等人[17]总结了他们的研究经验，他们在先天性心脏病矫治手术的同时为10例患者植入了11枚支架。所有手术均在体外循环支持下进行。术前通过血管造影或CT来决定支架的大小、放置部位和长度。外科医生将导丝穿过狭窄部位，然后直视下植入支架，未使用透视显影。修整支架近端尾部，并将其缝合固定于血管壁防止移位。有2例手术早期死亡但于支架植入无关。在12~26个月的随访中，支架功能良好，不需要再次干预。作者指出了术中支架植入的优势，尤其是对血管通路受限、合并严重的肺动脉狭窄、分支血管扭曲、有三尖瓣或肺动脉瓣置换史、血流动力学异常、心室功能异常、左右分支血管均狭窄者。他们同时也指出：对这些患者进行血管修补、成型手术存在很多困难，包括切除周围组织、既往手术引起的粘连、瘢痕、压迫、出血或大量的反流，这些都可能导致体外循环时间、心脏停搏时间延长。此外，以往手术的纤维瘢痕对支架放置有利，这些瘢痕可以为支架扩张提供支撑。由于不必切除肺动脉周围的组织，因此可避免某些需要再次手术的并发症如神经损伤、淋巴管瘘和其他血管结构的损伤。他们也强调在体外循环支持下进行支架植入术，可以更好地控制手术并发症的发生。

最近，林奇（Lynch）等人[18]报道了成人先天性心脏病进行肺动脉支架复合植入术，并指出对于成人患者来说该技术同样有益。1例出现严重并发症（右肺动脉撕裂），但处理良好。

38.4 技术小贴士

最初报道的经验包括体外循环支持下，直视或腔镜辅助进行术中支架植入术。对于需要同时进行心脏外科手术的患者来说该技术十分有利。其次，近10年流行的技术经验是在非体外循环下直接穿刺血管放置支架。这操作需开胸进行，在放置支架时辅以透视显影及血管造影技术。

以往文献中的技术经验总结如下：

- 尽量减少或避免切除肺动脉周围组织以保持支架周围组织支撑的稳

定性并减少血管撕裂[5,6,9]。
- 术前血管造影标记狭窄位置,选择合适的支架,避免分支血管堵塞[2-6,8,19]。
- 使用 C 臂透视显像和血管造影来引导手术是十分重要的[8,10,13]。
- 开放性心脏支架植入时,修整支架尾端的突起使其与血管内膜贴合,或者折叠靠近主肺动脉边缘[5,8,10,17,18]。
- 根据需要裁剪支架的长度[10]。
- 可以考虑将支架缝合固定在血管壁上以减少移位的风险[5,13]。
- 开胸和血管造影指引下直接血管穿刺可尽量减少或避免心脏切开[5,14,19]。

38.5 并发症

表 38-1,第 6 栏总结了与肺动脉支架复合植入术相关的并发症。发生率从 0~31%。与支架植入术直接相关的并发症包括:支架移位/脱落;肺动脉撕裂。报道中列出的随访中需要干预的并发症,主要包括低能患儿生长发育过程中支架与血管壁未贴合,这与手术方法无关。大部分的文献对分支血管堵塞的并发症的报道有限。放置支架时未使用血管造影显示分支血管,可能导致分支血管闭塞,但这项结论存在争议。如前所述,相当一部分文献中描述了尽量减少此类并发症的手术技巧。

总 结

在过去 20 年间,关于肺动脉支架复合植入术的研究显示了该技术的可操作性、成功率和安全性,这一技术已经成为先天性心脏病的重要治疗手段。以往的文献描述了准确植入支架和减少并发症的方法,这依赖于心脏专科医生和心脏外科专家在干预过程中的紧密配合,也有赖于具有良好影像设备的外科手术室或复合手术室。

参考文献

[1] Houde C. Intraoperative placement of endovascular stents. J Thorac Cardiovasc Surg. 1992;104:530.8-92.
[2] Mendelsohn AM, Bove EL, Lupinetti FM, et al. Intraoperative and percutaneous stenting of congenital pulmonary artery and vein stenosis. Circulation. 1993;88:II210-217.
[3] Coles JG. Experience with repair of congenital heart defects using adjunctive endovascular devices. J Thorac Cardiovasc Surg. 1995;110:1513.

[4] Ohye RG, Cohen DM, Wheller JJ, et al. Quantitative digital angiography as an adjunct to the intraoperative placement of endovascular stents in congenital heart disease. J Card Surg. 1999; 14(3): 181-184.
[5] Ungerleider RM, Johnston TA, O'Laughlin MP, et al. Intraoperative stents to rehabilitate severely stenotic pulmonary vessels. Ann Thorac Surg. 2001; 71: 476-481.
[6] Bacha EA, Hijazi ZM, Cao QL, et al. New therapeutic avenues with hybrid pediatric cardiac surgery. Heart Surg Forum. 2004; 7(1): 33-40.
[7] Hjortdal VE, Redington AN, de Leval MR, Tsang VT. Hybrid approaches to complex congenital cardiac surgery. Eur J Cardiothorac Surg. 2002; 22(6): 885-890.
[8] Zahn EM, Dobrolet NC, Nykanen DG, et al. Interventional catheterization performed in the early postoperative period after congenital heart surgery in children. J Am Coll Cardiol. 2004; 43(7): 1264-1269.
[9] Bökenkamp R, Blom NA, De Wolf D, et al. Intraoperative stenting of pulmonary arteries. Eur J Cardiothorac Surg. 2005; 27(4): 544-547.
[10] Ing FF. Delivery of stents to target lesions: techniques of intraoperative stent implantation and intraoperative angiograms. Pediatr Cardiol. 2005; 26: 260-266.
[11] Bacha EA, Hijazi ZM, Cao QL, et al. Hybrid pediatric cardiac surgery. Pediatr Cardiol. 2005; 26(4): 315-322.
[12] Mitropoulos FA, Laks H, Kapadia N, et al. Intraoperative pulmonary artery stenting: an alternative technique for the management of pulmonary artery stenosis. Ann Thorac Surg. 2007; 84(4): 1338-1341; discussion 1342.
[13] Menon SC, Cetta F, Dearani JA, et al. Hybrid intraoperative pulmonary artery stent placement for congenital heart disease. Am J Cardiol. 2008; 102(12): 1737-1741.
[14] Holzer RJ, Chisolm JL, Hill SL, et al. "Hybrid" stent delivery in the pulmonary circulation. J Invasive Cardiol. 2008; 20(11): 592-598.
[15] Holzer R, Marshall A, Kreutzer J, Hirsch R, Chisolm J, Hill S, Galantowicz M, Phillips A, Cheatham J, Bergerson L. Hybrid procedures: adverse events and procedural characteristics results of a multi-institutional registry. Congenit Heart Dis. 2010; 5(3): 233-242.
[16] Angtuaco MJ, Sachdeva R, Jaquiss RD, et al. Longterm outcomes of intraoperative pulmonary artery stent placement for congenital heart disease. Catheter Cardiovasc Interv. 2011; 77(3): 395-399.
[17] Sridhar A, Subramanyan R, Premsekar R, et al. Hybrid intraoperative pulmonary artery stenting in redo congenital cardiac surgeries.Indian Heart J. 2014; 66(1): 45-51.
[18] Lynch W, Boekholdt SM, Hazekamp MG, et al. Hybrid branch pulmonary artery stent placement in adults with congenital heart disease. Interact Cardiovasc Thorac Surg. 2015; 20(4): 499-503.
[19] Bacha EA, Marshall AC, McElheninney DB, et al. Expanding the hybrid concept in congenital heart surgery. Semin Thorac Cardiovasc Surg Pediatr Card Surg Annu. 2007; 10: 146-150.

第 9 部分
室间隔缺损

39

肌部室间隔缺损的复合治疗：解剖、临床病例和技巧

基兰·K.马洛拉和扎希德·阿明

39.1 解剖

先天性室间隔缺损（VSDs）可以是孤立的缺陷，也可能是其他心脏异常的一部分，如法洛四联症、右室双出口（double outlet right ventricle，DORV）、D型大动脉转位（D-TGA）、永存动脉干或主动脉弓离断。迄今为止，尚没有对这些缺陷进行分类的统一方法[1]。肌部室间隔缺损（mVSDs）是第一常见的室间隔缺损，占所有室间隔缺损的10%～15%[2,3]。它的边缘完全由肌肉构成，可能头尾部对位不良。此外，它们还可能开口于右心室的不同部位。可以根据开口位置不同进一步分类，如中央部、顶部、前部、右心室流入或流出部[1]。肌部室间隔缺损的左心室面观肌小梁较少，多发缺损左室面往往只有一个缺口，而且有时这个缺口的基底很大[4,5]。

中央型肌部室间隔缺损位于室间隔中央，室上嵴下方。通常情况下，右心室面观其被肌小梁覆盖给人多发缺损的印象。左心室面观，通常表现为单一的圆形缺损，远离心尖、前间隔和后间隔。

靠近室间隔游离壁边缘的小缺损被称为边缘型或前间隔肌部室间隔缺损。这些缺损通常是小的，多发的，沿着室间隔游离壁边缘曲折分布。由多发肌部缺损或其他部位的缺损共同组成的多发室间隔缺损，可能呈瑞士奶酪样。

另外，获得性肌部室间隔缺损可能是创伤或心肌梗死导致。它们使0.2%心肌梗死变得更为复杂化[6]。

39.2 复合手术的发展

对于多发肌部室间隔缺损，尽管多次尝试修补，可能依然会存在残余分

流[3]。这导致了更多的并发症和更高的死亡率[7,8]。手术修补通过右心房或右心室途径进行,但由于右心室肌小梁密集,可能导致缺损暴露欠佳。左心室切开术能够更好地暴露缺损,但可能会造成心尖部室壁瘤形成的心室功能不全,甚至有时需要心脏移植[7,9,10]。另外,术后残余分流的比率显著性升高,婴儿的再手术率高达10%[8,9]。多发缺损特别是瑞士奶酪样缺损时,残余分流和再手术的比例更高。因此,采用封堵器介入治疗肌部室间隔缺损很好的替代了外科补片修补术,特别是经皮介入手术,取得令人鼓舞的效果[11]。然而,经皮封堵室间隔缺损可能需要使用大的静脉鞘,导致儿童血管的损伤。此外,对小婴儿来说这种手术操作也具有挑战性。因此,外科手术过程中采用经心室的肌部室间隔缺损封堵术成为了这些病例的一种有效的治疗手段。1998年阿明(Amin)等人的第一次报道了该治疗方法[12,13],对于患有适当大小肌部缺损的小婴儿,该方法可以避免体外循环和常规外科修补带来的相关并发症[14]。

这种方法也可用于老年患者外伤或心肌梗死后的肌部室间隔缺损[6]。因为该类患者大多数存在血流动力学急速恶化和心源休克,因此外科手术修补的死亡率高达40%。由于自然病程和高残余分流发生率经导管介入手术同样具有高死亡率。经心室的封堵治疗有利于使用大型号的封堵器,并且展开的右室盘可以使右室游离壁向室间隔边缘折叠,避免残余分流。

39.3 优点

该技术主要的优点包括:

1. 在没有合并其他心脏畸形的情况下避免体外循环,合并其他心脏畸形需要手术矫治的情况下减少体外循环时间。这个对于需要或可能需要长时间阻断,以及已经存在心肌功能障碍表现的患者尤其重要。

2. 该疗法仅需要在没有其他病变的患者身上进行最小的切口。

3. 避免心室切口,避免切断右室的肌束。

4. 与经皮方法不同,该技术不受体重和血管通路的限制[15]。

5. 该技术也避免了心律失常,以及介入手术中导丝和鞘管对心脏瓣膜可能造成的损伤。

6. 手术时间相对较短(一些研究认为至少缩短20 min),这与经皮介入治疗相比非常有利。

7. 此外，在肌间隔异常走向的情况下，例如 DORV 和 TGA，该技术提供了一种比经皮技术穿过室间隔缺损更容易的方法，避免导丝和鞘管潜在扭曲。

8. 由于该技术在超声引导下进行，由此可以立即确认堵闭效果，并且易于发现多发的其他肌部缺损并同时进行堵闭。

9. 手术时间短，可以避免小婴儿长时间暴露在辐射下[16]。

39.4　患者选择[17]

大的肌部室间隔缺损患者进行经心室封堵手术是理想的，患者需符合以下标准：

1. 小婴儿（<5.0 kg），需要使用大的鞘管与严重并发症相关。
2. 患者血管通路较差。
3. 合并需要手术修复的其他心脏畸形（DORV，TGA），该操作作为单次或分期手术的一部分[18]。
4. 多发室间隔缺损或瑞士奶酪样的室间隔缺损，外科手术修补效果欠佳，经皮介入手术具有高度的挑战性。
5. 在获得足够的体重前，曾先行肺动脉环缩术的多发肌部室间隔缺损患者。

39.5　设备

各种设备已用于肌部室间隔缺损的经心室封堵术，包括改良的 Rashkind 双伞装置[19]，Chamshell 室间隔缺损封堵器[20] 以及 CardioSEAL 设备[20]，所有这些以前在体外循环术中应用的设备已不再被使用。而 Ⅰ[17] 代和 Ⅱ 代[16] Amplatzer 动脉导管封堵器以及 Amplatzer 肌部室间隔缺损封堵器[21] 目前仍在使用。

Amplatzer 肌部室间隔缺损封堵器专为肌部缺损设计。它是由尼龙线和聚酯网制成。自膨式盘面通过中央的腰部连接，腰部的直径决定了该封堵器的大小。它具有镍钛合金的自膨胀、可塑性、记忆形状的固有特性。封堵器腰长 7 mm，心室盘面的直径比腰的直径大 8 mm，但 4 mm 的装置除外，其心室盘面比腰大 5 mm。封堵器的型号从 4 mm 到 18 mm，以 2 mm 为增量,根据尺寸选择6—9F的输送鞘。该设备于2007年9月获得FDA批准,用于高风险患者的手术封堵。由于具有以下优点,一是心室面为圆盘,显著减小了对瓣膜和/或腱索的冲击力;二是输送鞘小,使其成为儿童肌部室间隔缺损治疗的理想选择。这些优点既有助于经血管介入技术,但也有利于经心室的封堵术[21]。

Ⅰ代Amplatzer动脉导管封堵器也用于经心室的肌部室间隔缺损封堵术[17,22]。这种蘑菇形的装置可以避免影响右心室侧的肌束,特别是在心尖部缺损时可以避免Amplatzer肌部室间隔缺损封堵器右室盘的扩张。

对于Ⅱ代Amplatzer动脉导管封堵器的应用也有报道[16],可安全用于早产儿和低出生体重的婴儿。

39.6 技术

1. 经右心室游离壁法[21]：这是标准的方法(图39-1)通常在外科手术室或复合手术室进行。对于多发的或者瑞士奶酪样的肌部室间隔缺损,可以在导管室进行,辅助使用X线透视(如果手术室没有X线设备)帮助引导穿过多发的缺损。如果室间隔缺损是唯一的病变,可以在没有体外循环的情况下进行操作。如果需要外科手术矫治其他心脏畸形,那么仍需体外循环插管,但必须在室间隔缺损堵闭后启动。通过胸骨正中切口或剑突下微创切口暴露心脏。通过心外膜或经食管超声心动图,估测舒张期室间隔缺损的大小。穿刺点的位置在右室游离壁,采用超声心动图观察手指或镊子轻推右室游离壁的位置是否指向缺损的方向来确定。在右室游离壁上做荷包缝合,荷包的位置指向室间隔缺损保证鞘管可以垂直通过缺损。18—20G穿刺针(血管导管或金属)通过右室游离壁上的荷包进入右室腔。置入合适大小的软导丝(例如Terumo超滑导丝),通过室间隔缺损。有时超滑导丝很难通过缺损,这种情况下可换用J头Benson导丝。一旦导丝进入左心室并且足够长后,退出穿刺针。使用短的鞘管扩张器预扩张右室游离壁。该扩张器的大小通常比计划放置封堵器的鞘管大1F。但这不是必要的步骤。移除扩张器,将导丝穿过适当尺寸的短鞘管。一旦扩张器进入左心室,鞘管也可以通过扩张器进入左心室。注意识别扩张器的末梢及鞘管的位置,避免损伤左心室游离壁。一旦鞘管进入左心室,其尖端可以通过超声识别,也可以通过从鞘管侧孔注入少量盐水或对比剂进行验证。左心室的微气泡不仅

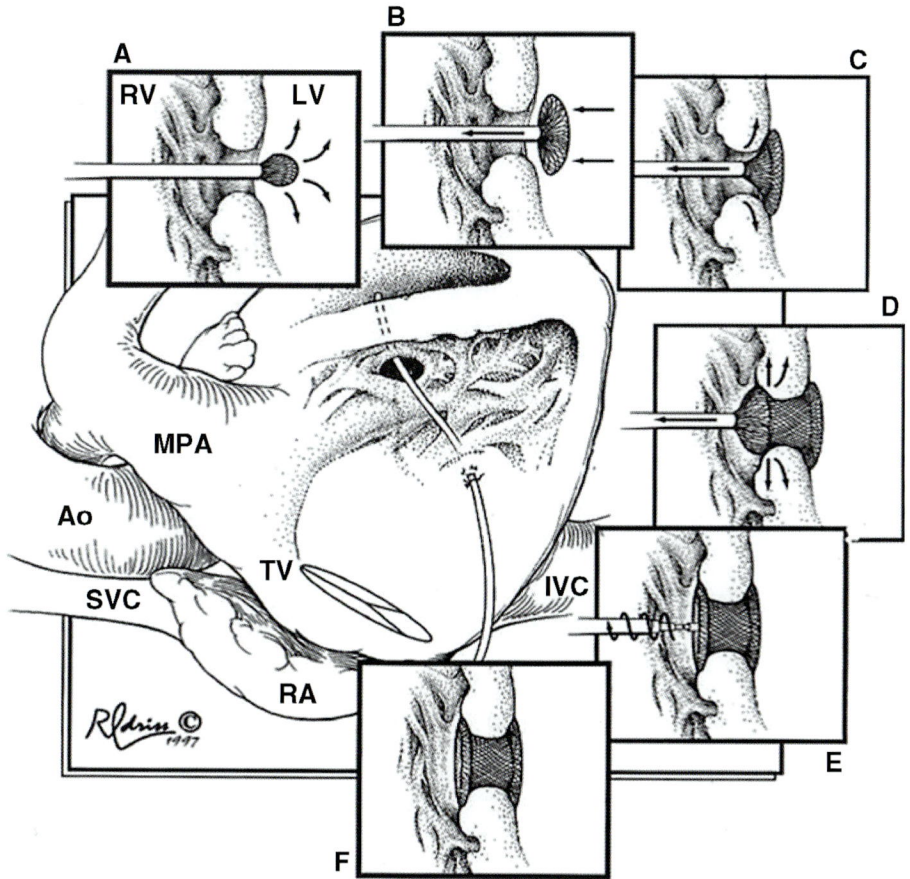

图 39-1 示意图展示了经右室游离壁进行肌部室间隔缺损封堵术的步骤。RV：右心室，LV：左心室，MPA：主肺动脉，Ao：主动脉，SVC：上腔静脉，TV：三尖瓣，RA：右心房，IVC：下腔静脉。A：鞘管通过缺损后，固定鞘管同时向前输送封堵器，B：展开左盘，C：左盘放置完成，继续放置腰部，D：放置腰部和右盘，E：松开封堵器，F：释放封堵器

可以确认鞘管尖端的位置，还可以证实鞘管在左室内。选择适当尺寸的Amplatzer肌部室缺封堵器装置，用盐水冲洗，固定至输送钢缆上，装入载入器。将载入器通过止血阀送入短鞘管内。向前推送钢缆使封堵器前进。在经胸超声心动图、经食管超声心动图、心外超声心动图或组合模式的引导下，结合心跳，放置左盘，回退鞘管，将腰部放置于缺损的部位。确认左盘位置良好后放置右盘。释放封堵器前应仔细评估封堵器的位置、对相邻心脏结构的潜在冲击力、残余分流、主动脉瓣反流和房室瓣功能等。释放封堵器后，载入器被拉入鞘管内，鞘管从右心室轻轻取出。荷包缝合打结。多发肌部室缺可以重复相同的步骤。如果患者合并其他心脏畸形需要手术治疗，

可以开始体外循环并进行进一步外科手术矫治。如果肌部室间隔缺损是唯一的病变,那么按照常规的方式进行关胸。

2. 经心室和经皮联合法:不合并其他心脏畸形的多发肌部室间隔缺损的封堵治疗有时候在导管室进行是有利的,如放置第一个封堵器后要通过其他缺损是比较困难的,在这种情况下,联合经皮和经心室技术可能有助于堵闭剩余的室间隔缺损。建立经皮的路径,通过 X 线透视引导下将导丝从左室侧通过多发的室间隔缺损后进入肺动脉。随后外科医生经右室游离壁将短鞘也置入肺动脉中。在 X 线透视引导下,使用圈套器将导丝送肺动脉内抓至右室游离壁外。完成轨道建立后,鞘管就能很快通过导丝进入左心室腔。然后按照前面所述的步骤使用常规方法封堵室间隔缺损。

3. 经心房法(图 39-2):纽卡曼(Neukamm)等[22]描述了使用 Amplatzer ADO Ⅰ 封堵肌部室间隔缺损的方法。由于封堵器呈锥形,因此更适合右室侧小梁窄的病例。边用 ProleneVR 缝线将封堵器右室侧固定于心肌上。根据超声心动图测量值,选择 PDA 封堵器腰部的最大直径比室间隔缺损的最小端大 2 mm。选择 7F 的 Amplatzer PDA 输送短鞘。将封堵器装入短鞘中,并回退几毫米,以便镊子可以在一侧夹住短鞘的壁。该方法需要没有特殊形状的鞘管。在开胸手术中,与外科医生配合通过视觉和触觉的控制,将直角钳通过卵圆孔和二尖瓣进入左心室。操作钳子的尖端使其通过室间隔缺损,然后夹住短鞘,外科医生拉动钳子将短鞘拉入左心室,松开鞘管并移除钳子。避免与二尖瓣缠绕。然后将封堵器送出鞘管外,左室盘成型后,回退鞘管和右室盘直到拽动室间隔,此时封堵器的腰位于缺损内,接着继续回退鞘管释放右室盘,最后用 Prolene 线缝合固定。

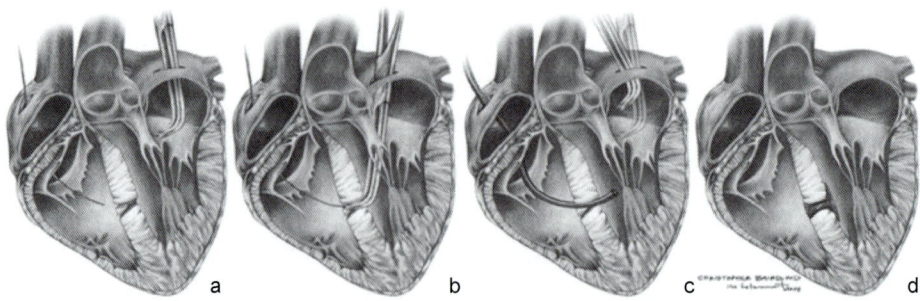

图 39-2 经心房堵闭室间隔缺损的步骤。RA:右心房,LA:左心房,LV:左心室,RV:右心室。(a)直角钳进入左心室,(b)钳子尖端穿过室间隔缺损,(c)送导丝,钳子将其从右心房游离壁拉出,(d)放置封堵器

4. 改良左心房法(图 39 - 3)：贝尔德(Baird)等[23]描述了这种技术应用于合并其他心脏畸形,需要体外循环外科手术的患者中。心脏灌注停跳后,通过右房切口探查右心室。直角钳从左心室通过室间隔缺损进入右心室。前上的左房切口提供了一个很好的角度使直角钳穿过室间隔缺损而不会损伤二尖瓣。0.035 英寸的交换导丝经过三尖瓣进入右心室,直角钳将其抓住,并通过室间隔缺损、二尖瓣,从左房切口处拉出建立轨道。根据超声心动图选择封堵器的大小。6F/7F 鞘管沿导丝穿过从右心房通过肌部室间隔

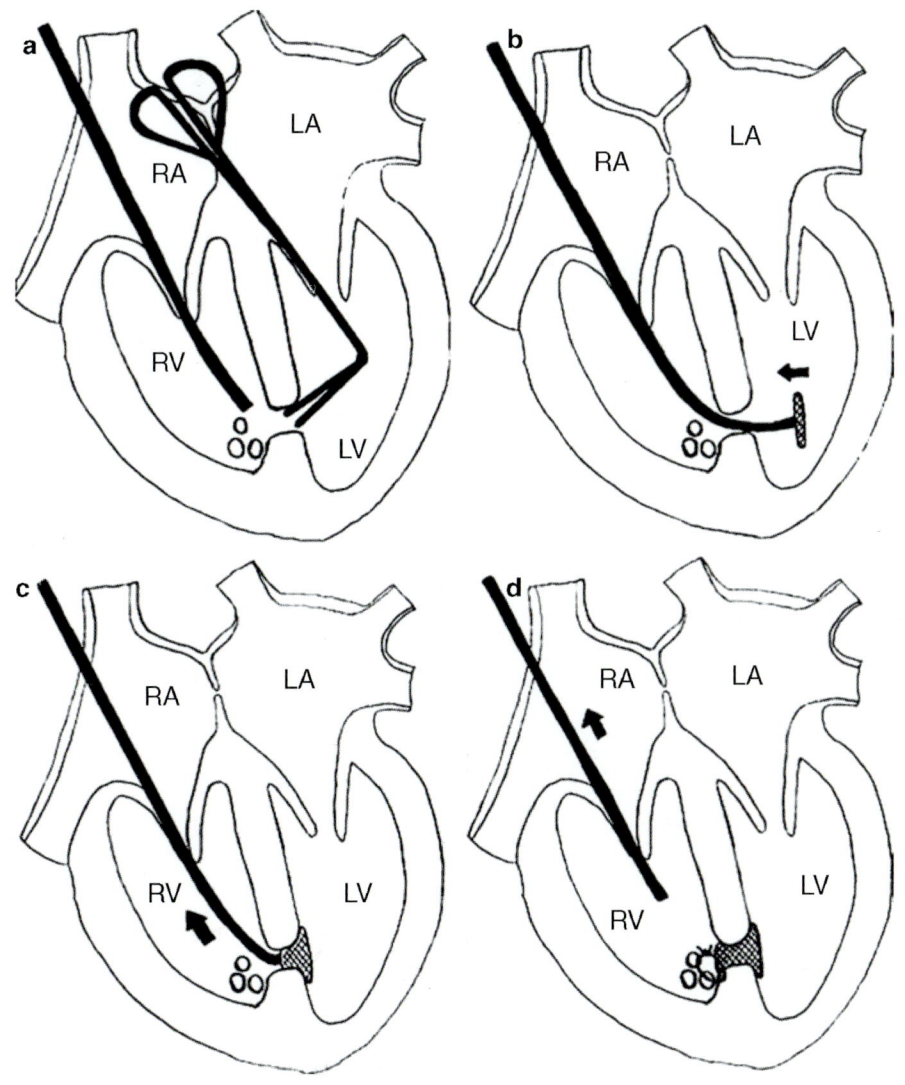

图 39 - 3　改良左心房法用于肌部室间隔缺损的复合治疗

缺损进入左心室，撤离导丝和扩张器。封堵器在直视下进行放置，在右心室面缝合固定。随后，矫治其他心脏畸形。

5. 经半月瓣法[24]：这种复合手术技术（图 39-4）可能有利于呈复杂隧

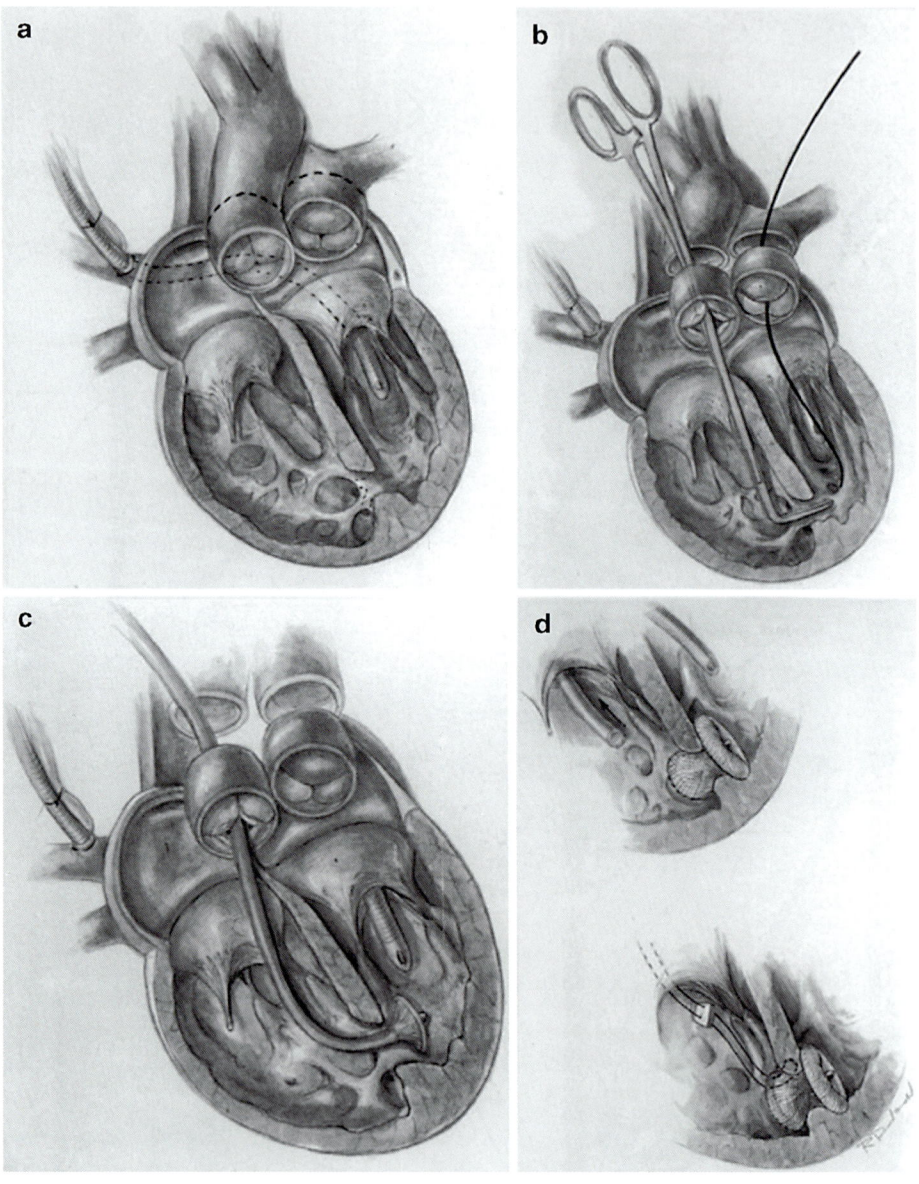

图 39-4 经半月瓣法治疗复杂的心尖肌部室间隔缺损。（a）大血管转位和复杂的心尖部肌部室间隔缺损。（b）直角钳经过缺损夹住软头导丝。（c）经肌部室间隔缺损放置部分动脉导管封堵装置。（d）释放动脉导管封堵器，并缝合固定

道样的肌部室间隔缺损的患者的治疗,该缺损可能从左室心尖部到右室漏斗部。其优点包括避免左心房、左右心室和切开,相关的肌肉切除,特别是需要正中开胸手术和体外循环矫治其他心脏畸形的情况下。该技术用于合并心尖部室间隔缺损的患者。体外循环下,横断两大动脉,直角钳通过前方的半月瓣穿过肌部室间隔缺损进入左心室。在钳子的保护下将一条较硬的J头导丝从后方的半月瓣放入左室,经过室间隔缺损后选择合适的鞘管,鞘管的顶端在钳子的保护下从后方的半月瓣送入心室。选择合适的 ADO I 封堵器,将其送至左心室心尖部,直视下将封堵器的主动脉端放置在左室侧,另一端在缺损隧道的右室侧释放,在室间隔右室面缝合固定。完成后,执行 ASO 操作。

39.7 并发症

主要并发症包括:

1. 心脏穿孔:穿孔是经皮介入治疗中罕见、严重的并发症,也可能发生在心室途径,但迄今尚未有报道。其可能发生在输送鞘和扩张器穿过缺损进入左心室时,如果推的太远,扩张器足够坚硬可刺穿左心室。可以通过使用经食管超声心动图或心外膜超声心动图识别鞘管的位置,避免过于靠近左室游离壁。

2. 封堵器栓塞:如果封堵器过早释放或位置不好时可能会发生这种情况。封堵器可能栓塞到左心室、升主动脉、右心室或肺动脉。使用合适的封堵器,超声心动图的封堵器释放之前评估位置可以避免该并发症的发生。如果发生该并发症,外科医生可以在体外循环下去除封堵器,并行手术修补室间隔缺损。

轻微并发症包括:

1. 堵闭不成功:多发于心尖部肌部室间隔缺损和存在丰富右室肌小梁的情况下,无法放置封堵器的右室盘。通过使用蘑菇形 Amplatzer 动脉导管封堵器可以解决这个难题。因此,在计划进行心尖部肌部室间隔缺损经心室封堵时,动脉导管封堵器可能是一个有用有的选择。

2. 瓣膜反流:如果封堵器损伤瓣膜组织,可能会发生这种情况,特别是在靠近房室瓣的高后位肌部室间隔缺损。因此,必须测量缺损与各瓣膜之间的距离来选择合适尺寸的封堵器,并在封堵器释放之前使用超声心动图检查瓣膜的功能。轻微的瓣膜反流没有明显的血流动力学意义,可以随访观察;但是,如果封堵器释放后明显影响瓣膜功能,则应该进行手术取出。

3. 溶血比较罕见,可能发生在经心室的封堵手术后,由于残余分流导致。使用合适大小的封堵器,避免尺寸过小,可以避免这种并发症。如果严重溶血,可能需要再次植入封堵器堵闭残余分流,或者取出封堵器进行手术修补。

4. 空气栓塞也是一种严重的并发症。在经皮封堵治疗中,输送装置应用水或者血充分排气,避免这种罕见并发症的发生。

参考文献

[1] Spicer DE, Hsu HH, Co-Vu J, et al. Ventricular septal defect. Orphanet J Rare Dis. 2014; 9: 144.
[2] Soto B, Becker AE, Moulaert AJ, et al. Classification of ventricular septal defects. Br Heart J. 1980; 43(3): 332-343.
[3] Becker AE, Anderson RH. Classification of ventricular septal defects — a matter of precision. Heart Vessels. 1985; 1(2): 120-121.
[4] Wenink AC, Oppenheimer-Dekker A, Moulaert AJ. Muscular ventricular septal defects: a reappraisal of the anatomy. Am J Cardiol. 1979; 43(2): 259-264.
[5] Anderson RH, Wilcox BR. The surgical anatomy of ventricular septal defect. J Card Surg. 1992; 7(1): 17-35.
[6] Love BA, Whang B, Filsoufi F. Perventricular device closure of post-myocardial infarction ventricular septal defect on the beating heart. J Thorac Cardiovasc Surg. 2011; 142(1): 230-232.
[7] Kirklin JK, Castaneda AR, Keane JF, et al. Surgical management of multiple ventricular septal defects. J Thorac Cardiovasc Surg. 1980; 80(4): 485-493.
[8] Kitagawa T, Durham 3rd LA, Mosca RS, Bove EL. Techniques and results in the management of multiple ventricular septal defects. J Thorac Cardiovasc Surg. 1998; 115(4): 848-856.
[9] Wollenek G, Wyse R, Sullivan I, Elliott M, et al. Closure of muscular ventricular septal defects through a left ventriculotomy. Eur J Cardiothorac Surg. 1996; 10(8): 595-598.
[10] McDaniel N, Gutgesell HP, Nolan SP, et al. Repair of large muscular ventricular septal defects in infants employing left ventriculotomy. Ann Thorac Surg. 1989; 47(4): 593-594.
[11] Holzer R, Balzer D, Cao QL, et al. Device closure of muscular ventricular septal defects using the Amplatzer muscular ventricular septal defect occluder: immediate and mid-term results of a U.S. registry. J Am Coll Cardiol. 2004; 43(7): 1257-1263.
[12] Amin Z, Berry JM, Foker JE, et al. Intraoperative closure of muscular ventricular septal defect in a canine model and application of the technique in a baby. J Thorac Cardiovasc Surg. 1998; 115(6): 1374-1376.
[13] Amin Z, Gu X, Berry JM, et al. Perventricular [correction of Periventricular] closure of ventricular septal defects without cardiopulmonary bypass. Ann Thorac Surg. 1999; 68(1): 149-153. discussion 153-154.
[14] Kang SL, Tometzki A, Caputo M, et al. Longer-term outcome of perventricular device closure of muscular ventricular septal defects in children. Catheter Cardiovasc Interv. 2015; 85(6): 998-1005.

[15] Pedra CA, Pedra SR, Chaccur P, et al. Perventricular device closure of congenital muscular ventricular septal defects. Expert Rev Cardiovasc Ther. 2010; 8(5): 663-674.
[16] Haponiuk I, Chojnicki M, Jaworski R, et al. Hybrid approach for closure of muscular ventricular septal defects. Med Sci Monit. 2013; 19: 618-624.
[17] Diab KA, Cao QL, Hijazi ZM. Perventricular closure of muscular ventricular septal defects: how do I do it? Ann Pediatr Cardiol. 2008; 1(1): 27-33.
[18] Elhmidi Y, Hoerer J, Lange R, et al. Muscular ventricular septal defect in a newborn with truncus arteriosus communis: perventricular transcatheter closure under echocardiographic guidance only, a case report. World J Pediatr Congenit Heart Surg. 2014; 5(4): 589-591.
[19] Chaturvedi RR, Shore DF, Yacoub M, et al. Intraoperative apical ventricular septal defect closure using a modified Rashkind double umbrella. Heart. 1996; 76(4): 367-369.
[20] Okubo M, Benson LN, Nykanen D, et al. Outcomes of intraoperative device closure of muscular ventricular septal defects. Ann Thorac Surg. 2001; 72(2): 416-423.
[21] Amin Z, Cao QL, Hijazi ZM. Closure of muscular ventricular septal defects: transcatheter and hybrid techniques. Catheter Cardiovasc Interv. 2008; 72(1): 102-111.
[22] Neukamm C, Bjornstad PG, Fischer G, et al. A novel method of hybrid intraoperative catheter-based closure of ventricular septal defects using the Amplatzer(R) PDA occluder. Catheter Cardiovasc Interv. 2011; 77(4): 557-563.
[23] Baird CW, Stern H, Watts L. Left atrial hybrid closure of muscular ventricular septal defects with the Amplatzer device. J Thorac Cardiovasc Surg. 2009; 137(3): 779-780.
[24] Veeram Reddy SR, Brenes JE, Forbess JM. Trans-semilunar valve hybrid technique for Amplatzer device closure of complex muscular ventricular septal defects during arterial switch operation. J Thorac Cardiovasc Surg. 2013; 146(2): 483-485.

肌部室间隔缺损复合治疗：文献和结果

40

詹弗兰科·布特拉,尼库索·洛温和马西莫·凯萨

室间隔缺损（VSDs）是出生后最常见的先天性心脏畸形,发生率占先天性心脏病的15%~40%。它们通常孤立存在,有时也可能合并其他复杂的先天性心脏病[1,2]。室间隔缺损也可能是心肌梗死的机械并发症,发病率为0.26%[3]。

室间隔缺损通常采用外科手术修补,但某些合适的病例（如肌部或膜周部室缺）,经皮封堵手术是可行的替代手段[1]。

然而,外科手术和经导管介入的方法都存在各自的并发症和局限性。在这种情况下复合治疗可能提供一种有效的手段。事实上,Haponiuk报道复合治疗的比例从2008年的0到2013年已升高到8.5%[4]。

特别在以下病例中报道复合可能是一种有趣的选择：

1. 外科手术修补后残留的室间隔缺损[5]。

2. 多发室间隔缺损,其中一些不能通过外科手术修补,例如缺损在边缘被肌小梁遮挡[6,7]或位于心尖部[8,9]。

3. 外科手术的术中治疗：

（1）肺动脉解环缩前。

（2）矫治主动脉缩窄前,大动脉调转或房间隔缺损修补的过程中[4,7,9]。

（3）经皮/外科手术治疗由于个体差异没有取得好的预期效果[4,7,10]。

（4）减少介入相关的损伤,特别是高危患者如体重小于5 kg或6个月以下的小婴儿。

（5）伴随其他需要矫正的新增畸形[4,7,10,11]。

（6）高危患者,如早产、发绀、不耐受药物治疗、入院前介入治疗失败、慢性呼吸衰竭、术前机械通气、合并先天性心外畸形（例如膈疝）或后天性健康问题（如肾衰竭、脑出血）等[12]。

与单独行经皮介入和外科手术治疗相比,该技术有以下几个优点[7,10-12]。

该技术可能避免切开心室、体外循环以及心脏停跳的相关风险,更容易进入心尖部室间隔边缘的缺损。与单纯导管介入治疗相比,没有血管通路或鞘管尺寸的限制,技术难度较小,输送系统与室间缺损垂直。

复合治疗室间隔缺损的主要缺点是:需要具备特殊的复合手术室、更昂贵的设备、训练有素的团队以及与该治疗相关的并发症。而且,封堵的设备和工具并不是为这种方法而特别设计的。

1998年阿明(Amin)等第一次报道了使用该技术治疗一名外科修补术后残余分流的儿童。自此,穿刺右心室游离壁经心室法成为了最常用的复合治疗方法。成功率为88%~100%[4,6-16]。

复合手术需要全身麻醉,在超声心动图监测下进行,大多数情况为经食管超声心动图[9]。但是,在有些情况下使用经胸超声心动图在剑突下进行引导,也具有相似的手术结果[14]。心外膜超声心动图[5-7,12,14]或心内超声心动图[3,14],都具有二维或三维成像功能[6]。

抗凝剂量是体外循环所需量的50%(1.5 mg/kg),并且须在手术后48 h维持[4,7,9]。

通过采用正中开胸手术;然而,也有文献介绍一些心尖部室间隔缺损的病例通过侧开胸或剑突下开胸进行手术[7,9,12]。

心脏穿刺的部位是通过轻触右心室壁,模拟穿刺路径垂直通过缺损,并避免损伤冠状动脉、主要的腱索和乳头肌[9]。对于心尖部室缺,穿刺点应在距离心尖1.5 cm处,以获得最佳的角度[6]。

穿刺后,在X线透视和超声心动图引导下,导丝穿过缺损进入左心室,并放置封堵器。Amplatzer肌部室间隔缺损封堵器是最常使用的装置,也有成功使用上海、深圳封堵器[14]或Cardi-O-Fix[11]进行复合治疗的报道。另一种可能的方法是经心房穿刺进入法[4,9,10]。

术中短暂性心律失常和低血压是最常见的并发症[14]。其他并发症,包括晚发的封堵器移位[14]、即刻栓塞[8,11]、主动脉瓣反流[14]、进行性加重的二尖瓣反流[9]、心包穿刺左室破裂[9]、右心室假性动脉瘤[8]、QRS波延长或房室传导阻滞[11]等。

复合手术治疗室间隔缺损是一个重要的方法,目前文献中的结果令人鼓舞。但熟练的团队和基础设施是必不可少的。

参考文献

[1] The Task Force on the Management of Grown-up Congenital Heart Disease of the European Society of Cardiology (ESC). ESC Guidelines for the management of grown-up congenital heart disease (new version 2010). Eur Heart J. 2010; 31: 2915-2957.

[2] Ginghina C, et al. Mic tratat de cardiologie. Romania: Editura Academiei Romane. 2010: 563-565.

[3] Jorge C. Hybrid closure of postinfarction ventricular septal rupture enlargement after transcathether closure with Amplatzer occluder. Eur Heart J. 2012; 1(1): 57-59.

[4] Haponiuk I. Hybrid cardiovascular procedures in the treatment of selected congenital heart disease in children: a single-centre experience. Kardiol Pol. 2014; 72(4): 324-330.

[5] Chojnicki M. Intraoperative imaging of hybrid procedure for muscular ventricular septal defects closure with Amplatzer Duct Occluder II. Kardiol Pol. 2011; 69(12): 1280-1281.

[6] Mroczek T. Hybrid, perventricular closure of muscular ventricular septal defects. Kardiol Pol. 2012; 70(12): 1280-1282.

[7] Haponiuk I. Hybrid approach for closure of muscular ventricular septal defects. Med Sci Monit. 2013; 19: 618-624.

[8] Rao K. Epicardial deployment of right ventricular disk during perventricular device closure in a child with apical muscular ventricular septal defect. Ann Pediatr Cardiol. 2013; 6(2): 176-178.

[9] Kim S J. The hybrid perventricular closure of apical muscular ventricular septal defect with Amplatzer duct occluder. Korean J Pediatr. 2013; 56(4): 176-181.

[10] Haponiuk I. Inflammatory marker levels after hybrid treatment of selected congenital heart disease in children. Kardiol Pol. 2014; 72(9): 798-805.

[11] Koneti NR. Hybrid muscular ventricular septal defect closure: Surgeon or physician!! Indian Heart J. 2012; 64: 568-569.

[12] Haponiuk I. Alternative hybrid and staged interventional treatment of congenital heart defects in critically ill children with complex and non-cardiac problems. Videosurgery Miniinv. 2015; 10(2): 244-256.

[13] Amin Z. Perventricular closure of ventricular septal defects without cardiopulmonary bypass. Ann Thorac Surg. 1999; 68: 149-154.

[14] Zhang GC. Minimally invasive perventricular device closure of ventricular septal defect in infants under transthoracic echocardiograhic guidance: feasibility and comparison with transesophageal echocardiography. Cardiovasc Ultrasound. 2013; 11: 8.

[15] Bacha E. Multicenter experience with perventricular device closure of muscular ventricular septal defects. Pediatr Cardiol. 2005; 26: 315-322.

[16] Michel-Behnke I. Device closure of VSD by hybrid procedures. Catheter Cardiovasc Interv. 2011; 77: 242-251.

膜周部室间隔缺损   41

潘湘斌

41.1 解剖与临床表现

膜周部室间隔缺损(pmVSD)是最常见的先天性心脏畸形之一,它位于三尖瓣隔瓣下方的膜部间隔处(图 41-1),导致血液从左心室分流至右心室。

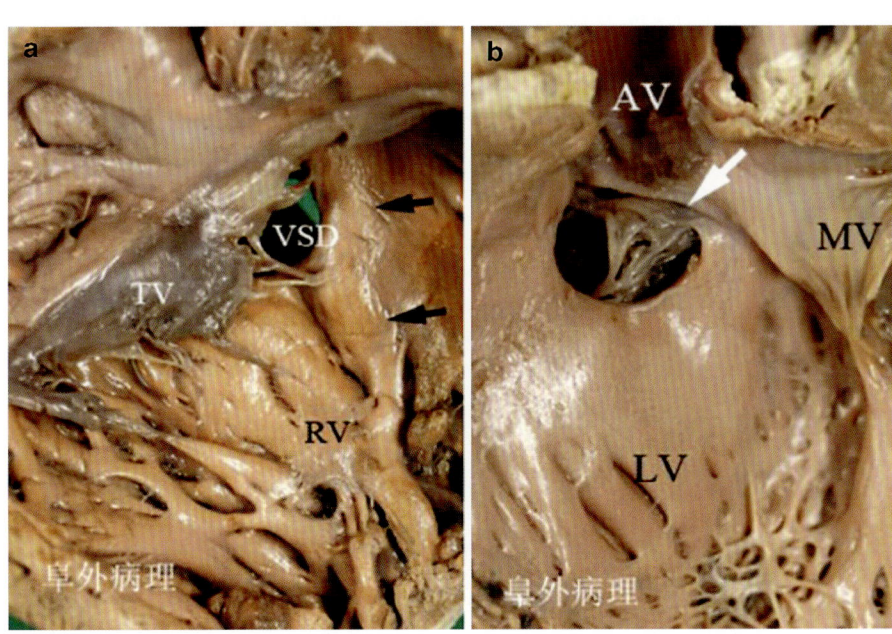

图 41-1 膜周室间隔缺损的位置。右心室面(a)和左心室面(b)

pmVSD 大小不一,小的 pmVSD 患者通常无症状,因心脏杂音被发现,而大的 pmVSD 患者可能出现喂养困难和生长发育迟缓,导致肺动脉高压及运动耐量下降。持续的分流和严重的肺动脉高压,可能发展成为阻塞性肺血管疾病(艾森曼格综合征),表现为发绀和杵状指。

心电图可能表现为左心室和偶尔的左心房肥大,胸部 X 射线检查常提示心脏肥大和增加的肺血管影,提示肺多血;二维和多普勒超声心动图可评估缺损的数量、大小、类型和确切位置。在心尖和剑突下"五腔心"切面,pmVSD 位于左室流出道主动脉瓣下,而主动脉瓣水平的胸骨旁短轴切面缺损邻近三尖瓣。

VSD 的传统治疗方法包括外科开胸手术和经皮介入堵闭术。开胸手术在体外循环下直接修补 VSD,创伤大、恢复时间长。经皮介入堵闭术不需要开胸和体外循环,避免了心肌损伤和输血、缩短了恢复时间、减少了医疗费用,然而,X 射线暴露以及一些潜在并发症如完全性房室传导阻滞不可忽视。

近年来,在经食管超声心动图(transesophageal echocardiogram,TEE)引导下小切口经心室进行室间隔缺损封堵已成为了一种安全有效的治疗方法。与传统方法相比,该方法的优点包括较少的手术创伤、避免了体外循环、无辐射,以及与经皮介入手术相比扩大了年龄和体重的范围。

经心室 pmVSD 封堵术的适应证为① 年龄超过 2 个月,体重超过 4 kg;② 临床表现包括存在心力衰竭症状、复发呼吸道感染、发育迟缓或细菌性心内膜炎;③ 经胸超声心动图提示 pmVSD 直径大于 3 mm 且小于 10 mm。

排除标准是① 主要为右向左分流;② 轻度以上的主动脉瓣反流;③ 活动性感染性心内膜炎。

41.2 技术

41.2.1 设备和输送装置

pmVSD 封堵器是由 0.005 英寸镍钛诺丝网编织而成,具有自膨性的双盘装置。腰部直径范围从 4 mm 到 10 mm,增量为 1 mm,10 mm 到 20 mm,增量为 2 mm。腰部长度为 4 mm。

两种 pmVSD 封堵器:

1. 对称型(图 41-2 a1,a2),用于距主动脉边缘大于 2 mm 的 pmVSD,并且左心室盘和右心室盘比腰部大 2 mm。

2. 偏心型(图 41-2 b1,b2),用于距主动脉边缘小于 2 mm 的 pmVSD,

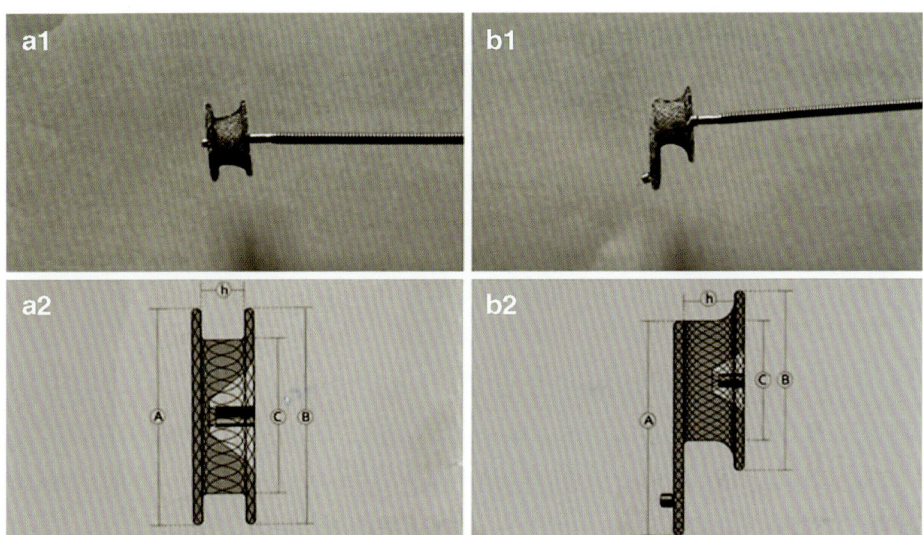

图 41-2 该封堵器用于 pmVSD 的经心室封堵术。图像(a1,b1)及(a2,b2)分别展示对称型和偏心型封堵器

左心室盘比腰部大 6 mm。封堵器一端有铂金标记。右心室盘与对称型封堵器相同。

整个输送系统包括一个套管针、一条 0.035 英寸的导丝、扩张器、输送鞘管和装载鞘管(图 41-3)。输送鞘管的尺寸(6-12F)根据封堵器的大小进行选择(表 41-1)。胸腔镜仪器,包括牵开器和打结器。手术通过 1~2 cm 的切口进行。

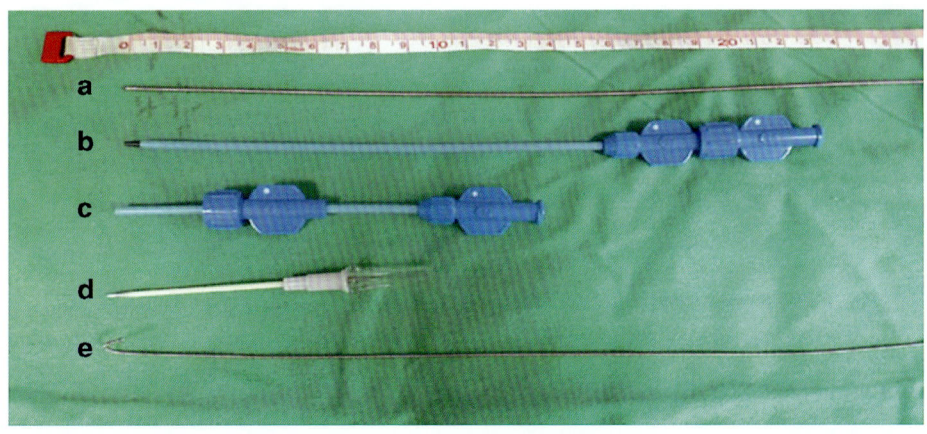

图 41-3 用于 pmVSD 经心室封堵的全部输送装置,包括输送钢缆(a),扩张和输送鞘管(b),装载鞘管(c),套管针(d)和 0.035 英寸的导丝(e)

表 41-1 根据封堵器的类型和大小选择输送鞘管的大小

A \ C \ B	4	5	6	7	8	9	10	12	14	16	18	20
对称型	6	7	7	8	8	8	9	9	10	10	12	12
偏心型	7	7	7	8	8	9	9	10	10	12	NO	NO

A：封堵器型号，B：推荐输送鞘管尺寸（F），C：封堵器尺寸（mm）。NO：没有 18 mm 和 20 mm 非对称封堵器可以用

41.2.2 手术步骤

该手术需要与全身麻醉、气管插管，在标准手术室内进行。插入 TEE 探头，并在 TEE 引导下进行手术。在术中通过 TEE 评估 pmVSD 的位置、大小、血流方向、瓣膜反流以及 pmVSD 与主动脉瓣之间的距离。术前静脉注射抗生素和肝素（80 IU/kg）。

最常见的手术方法是通过胸骨下段小切口开胸（图 41-4）。在胸骨下段和剑突上接近胸骨处正中切开 2～3 cm 悬吊心包，暴露右心室游离壁，在面对 pmVSD 分流方向的右心室游离壁上进行荷包缝合。

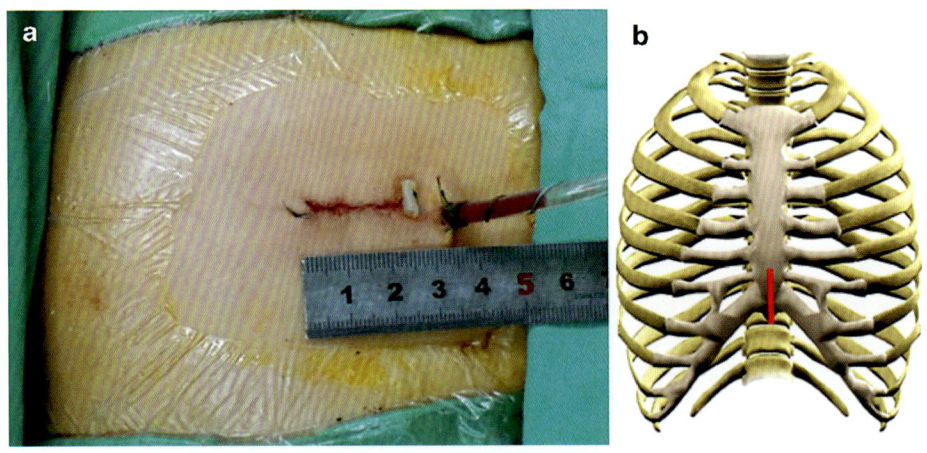

图 41-4 胸骨下段小切口。（a）皮肤切口（约 2 cm）。（b）胸骨下段小切口的示意图

用套管针在荷包缝合内穿刺右心室，将 0.035 英寸的导丝放在套管针中，导丝通过 pmVSD，取出套管针，将扩张器和输送鞘管沿着导丝穿过 pmVSD 进入左心室。选择封堵器的大小比 pmVSD 的直径大 1～2 mm。将导丝和扩张器撤出后，将选择好的封堵器在 TEE 引导下通过输送鞘管释放于 pmVSD 处。

TEE 进一步评估封堵器的形状和位置,释放前后瓣膜的反流和残余分流(图 41-5)。最后,取出输送鞘管,将荷包缝合打结。手术结束后,在纵隔放置引流管。

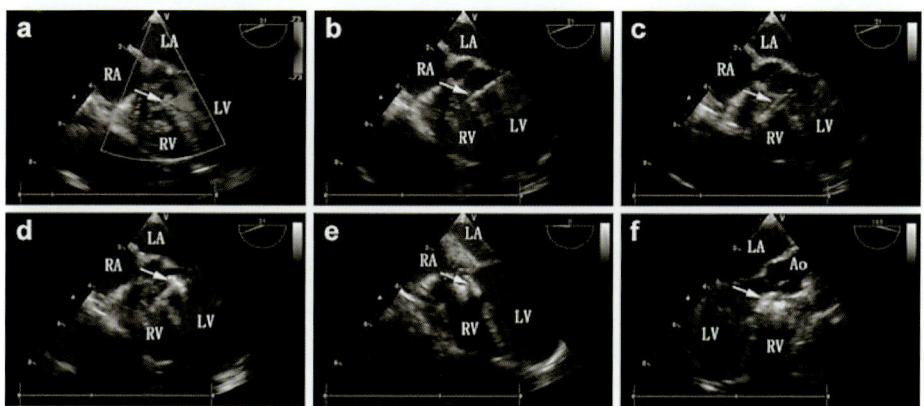

图 41-5 TEE 手术图像。(a) pmVSD 的多普勒视图(箭头)。(b) 导丝(箭头)插入 pmVSD。(c) 将输送鞘管(箭头)插入 pmVSD。(d) 放置封堵器的左心室盘(箭头)。(e) 封堵器在四腔心视图指导下进行放置(箭头)。(f) 封堵器(箭头)和主动脉瓣的主动脉长轴视图。RA:右心房,RV:右心室,LA:左心房,LV:左心室,AO:主动脉

另一种常见的手术方法是经胸骨左侧第四肋间切口。患者取仰卧位,胸骨正中皮肤切开 1~2 cm,皮下组织及肋间肌肉分离至胸骨左侧第四肋间。

这两种方法优点不同。胸骨下段切口可以更好地暴露术野,并有利于延伸切口。胸骨旁肋间切口创伤较小,可以避免使用引流管。

TEE 引导下经心室 pmVSD 封堵术的潜在并发症包括瓣膜反流、恶性心律失常、封堵器移位和残余分流。术前存在三尖瓣反流的患者,术后需检查反流有无加重。如果封堵器释放后发生严重的房室传导阻滞,必须立即进行外科手术取出封堵器并修补室间隔缺损,理想情况下是利用同一切口并延伸后进行手术。为了防止封堵器移位,可将一条可吸收保险线系在封堵器的右侧,从输送鞘管内与封堵器一起向前输送,最后在荷包缝合处打结(图 41-6)。

41.2.3 术后管理

术后患者转移到重症监护室拔除气管插管。超声心动图、胸片和心电图用于术后评估。所有患者口服阿司匹林(每日 3~5 mg/kg),并在第 1 个

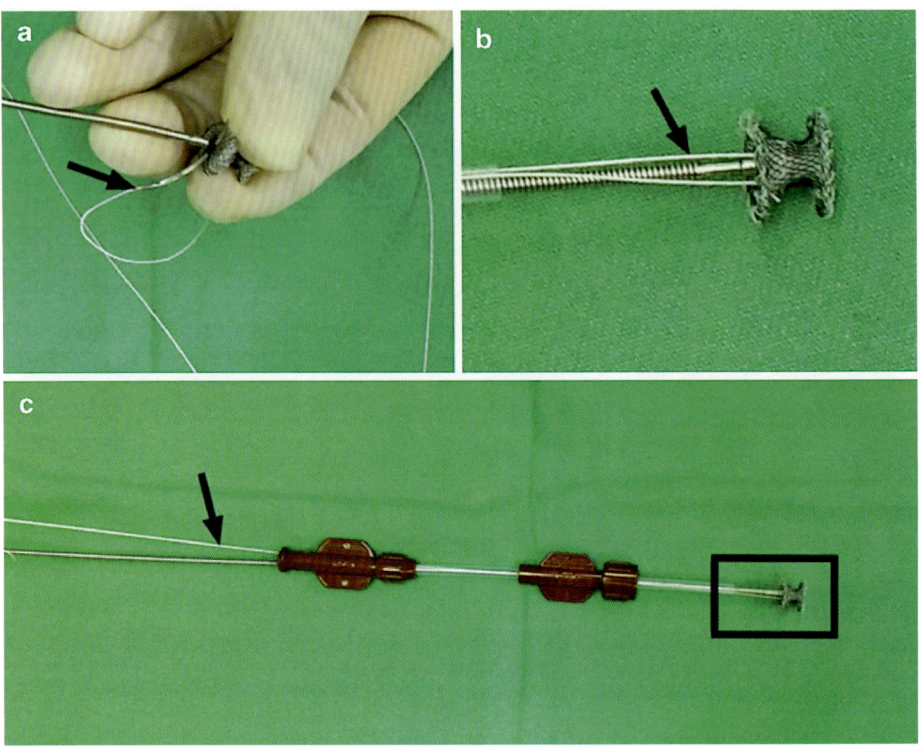

图 41-6 术中保险线。(a) 将可吸收保险线缝合在封堵器上。(b,c) 可吸收保险线固定在输送鞘管上

月、第 3 个月、第 6 个月、第 12 个月及每年定期复查经胸超声心动图和心电图检查。

41.3 文献与结果

经心室 pmVSD 封堵术可用于 2 个月以上的患者[1,2]。1999 年首次尝试了经心室 pmVSD 封堵术[2-4],该术式克服了经股动静脉封堵和常规外科手术修补的缺点[1,5,6],大部分研究的成功率达到 88.9%～100%[1,5-8],如表 41-2 所示。经心室行 pmVSD 封堵操作简单,几乎无出血、创伤小、恢复快、平均死亡率低于经皮介入和外科手术修补。

完全性房室传导阻滞(cAVB)是导管封堵 pmVSD 最严重的并发症之一,发生率为 1%～8%[9],也有报道高达 22%[10]。与开胸手术相比,经导管封堵 pmVSD 患者发生 cAVB 是难以预测的,迟发性 cAVB 引起了许多心脏

表 41-2 经心室封堵 pmVSD 的研究

作者/年份	样本量	年龄	体重(kg)	室缺大小(mm)	封堵器大小(mm)	成功/完成堵闭率	并发症	随访时间
潘/2015年[1]	187	8.2±10.2岁	未报道	5.31±2.86	6.68±3.07	95.7%	少量残余分流(8/187) IRBBB(6/187) cAVB(1/187)	(12.6±10.4)个月
那/2015年[5]	458	11.4±6.73个月	9.82±5.88	5.21±2.95	未报道	96.29%	没有死亡或严重并发症 轻微并发症： IRBBB(41/441) 轻度 TR(26/441) AR(7/441) 残余分流(27/441)/(11/441)	6~78个月 (47.31±19.69)个月
朱/2013年[6]	40	2.1±0.9岁 (0.4~3.5)	12.7±3.4 (5.5~19)	5.8±1.7 (3~10.5)	7.3±2.0 (4~12)	77.5%/83.9% 术后随访96.8%	建立轨道失败(3/40) >轻度 TR(2/40) >轻度 AR(2/40) cAVB(1/40)	1~1.5年 (1.2±0.2)年
王/2013年[7]	61	2.1(0.5~11)岁	12.1(6~25)	4.2(2.5~7)	5.3(4~8)	100%/100%	轻度 AR(1/16)	1~21个月 (13.5±8.2)个月
张/2012年[8]	18	12.0±7.4个月	10.2±3.6	6.5±1.0 (5~9)	8.1±0.9 (7~10)	88.9%/88.9%	残余分流再次手术(1/18) 一过性心律失常(1/18) 轻度 AR(1/18)	未报道

(续表)

作者/年份	样本量	年龄	体重(kg)	室缺大小(mm)	封堵器大小(mm)	成功/完成堵闭率	并发症	随访时间
邢/2009年[15]	21	3.6年	15.8±6.4 kg	3～12	4～13	100%/100%	无残余分流,明显主动脉瓣或三尖瓣反流,或明显进展的心律失常	>5个月
邢/2010年[20]	408	3.1±1.7年	13.6±5.5 (4.5～26)	5.3±1.6 (3～12)	未报道	96.3%/100% (随访)	封堵器导致TR(13/408) (5个月～15岁) IRBBB(11/408)	(14.6±6.2)个月
罗/2015年[19]	172	3.7±5.5	14.9±13.0	4.5±1.6	未报道	94.8%/99.4%	cAVB(2/172) Ⅱ度型AVB(1/172) 大残余分流(1/172) 小残余分流(10/172)/(1/172)随访 建立轨道失败(1/172) 封堵器位置不佳(4/172)	>2年
张/2015年[14]	265	14.15±8.01	8.94±3.06	7.05±2.42	未报道	96.23%	残余心律失常(82/265) 残余AR(14/265) 残余TR(20/265) 残余MR(18/265)	>12个月

数据以平均数±SD(范围)表示
IRBBB: 不完全性右束支传导阻滞,cAVB: 完全性房室传导阻滞,TR: 三尖瓣反流,AR: 主动脉瓣反流,PR: 肺动脉瓣反流

中心的关注[11-13]，也因此一些中心停止了使用此方法。

相反，经心室封堵 pmVSD 在 cAVB 发生率方面显示了不同的优势。一组 1 630 例 pmVSD 患者中（表 41-2），三项研究显示心脏传导阻滞是罕见的并发症，在超过 12 个月的随访中没有 cAVB[5,14,15]的发生，另一项研究中有 1 例迟发性 cAVB，但经糖皮质激素治疗后恢复为窦性心律[1]；还有 9 项研究中报道了 7 例 cAVB、5 例 Ⅱ 型 AVB，以及 23 例不完全性右束支传导阻滞（表 41-2）。

邢等[5]显示 cAVB 发生率与经心室 pmVSD 封堵器有关，改良封堵器（0—1.3%）[13,16,17]比传统 Amplatzer 封堵器（2.0—20%）的 cAVB 发生率显著降低[10,13]。

原因有以下几点：

① 封堵器压迫，引起的 pmVSD 周围组织的炎症和水肿是术后早期 cAVB 发生的重要原因。改良后的封堵器腰部长为 4 mm，比 pmVSD 封堵器长 1~2 mm，因此可以减少封堵器对 pmVSD 周围组织的压迫；② 选择封堵器的基本原则是封堵器不超过 VSD 直径 2 mm，这可能会降低封堵器过大而导致的 cAVB；③ 经心室 pmVSD 封堵器使用短且灵活的输送装置，无须在左心室操作，也不用经三尖瓣环建立动静脉通路。由于传导系统位于左心室心内膜下，因此，经心室的方法对左心室心内膜和缺损的周围组织造成的刺激较小；④ 熟悉心脏解剖和熟练的操作技术也可以减少对缺损周围组织的刺激。

瓣膜反流是另一个重要的并发症。由于 pmVSD 的主动脉瓣下边缘短小，可能导致封堵器和主动脉瓣及瓣下组织非常靠近。有研究表明（表 41-2），最常见的瓣膜功能不全是机械损伤导致的三尖瓣反流（61 例，4.2%），其次为主动脉瓣反流（15 例，1.0%）。大多数反流病例无症状，并在随访过程中改善。有报道显示经皮介入治疗的三尖瓣和主动脉瓣反流发生率为 9.2%[18]，而经心室的方法由于鞘管不通过瓣膜直接穿过缺损，因此发病率相对较低。经心室封堵 pmVSD 的技术简单、可控性强、可以避免损伤瓣膜和瓣下组织。

大多数研究中残余分流是常见的并发症。术后小于 2 mm 残余分流可自发消失，随访中发现残余分流比率从 6.12% 显著下降到 2.58%[19,20]。中期结果显示成功的封堵率为 100%（3~24 个月），且无明显并发症[20]。长期（6 年）临床随访结果也是积极的[3]。经心室 pmVSD 术无须心脏停跳，因此可能是常规治疗的安全有效的替代方案。

在技术方面,导丝和输送鞘管通过缺损是成功堵闭的关键步骤。术中需仔细观察输送鞘管尖端是否穿过缺损。当输送鞘管进入左心室时,在鞘管末端可观察到鲜红色血液。外科医生和超声医生应密切合作,避免损伤心脏结构,如主动脉瓣、二尖瓣等。最后,患者父母共同参与决定最合适的 pmVSD 治疗方法。

总之,经心室的 VSD 封堵技术可行、效果满意,超声心动图引导下可避免辐射和造影剂的暴露。严格的适应证、规范的操作和严格训练的医务人员,使得该技术在将来的发展和应用方面具有巨大的潜力。

参考文献

[1] Ou-Yang WB, Li SJ, Wang SZ, et al. Echocardiographic guided closure of perimembranous ventricular septal defects. Ann Thorac Surg. 2015; 100(4): 1398 - 1402.

[2] Xing Q, Zhuang Z, Pan S, et al. Minimally invasive transthoracic device closure of perimembranous ventricular septal defect with a newly designed delivery system in 11 children. Chin J Exp Surg. 2007; 24(9): 1135 - 1136.

[3] Amin Z, Danford DA, Lof J, et al. Intraoperative device closure of perimembranous ventricular septal defects without cardiopulmonary bypass: preliminary results with the perventricular technique. J Thorac Cardiovasc Surg. 2004; 127: 234 - 241.

[4] Amin Z, Gu X, Berry JM, et al. Periventricular closure of ventricular septal defects without cardiopulmonary bypass. Ann Thorac Surg. 1999; 68: 149 - 153; discussion 153 - 154.

[5] Xing Q, Wu Q, Shi L, et al. Minimally invasive transthoracic device closure of isolated ventricular septal defects without cardiopulmonary bypass: long-term follow-up results. J Thorac Cardiovasc Surg. 2015; 149: 257 - 264.

[6] Zhu D, Gan C, Li X, et al. Perventricular device closure of perimembranous ventricular septal defect in pediatric patients: technical and morphological considerations. Thorac Cardiovasc Surg. 2013; 61: 300 - 306.

[7] Wang S, Zhuang Z, Zhang H, et al. Perventricular closure of perimembranous ventricular septal defects using the concentric occluder device. Pediatr Cardiol. 2014; 35: 580 - 586.

[8] Zhang GC, Chen Q, Chen LW, et al. Transthoracic echocardiographic guidance of minimally invasive perventricular device closure of perimembranous ventricular septal defect without cardiopulmonary bypass: initial experience. Eur Heart J Cardiovasc Imaging. 2012; 13: 739 - 744.

[9] Butera G, Carminati M, Chessa M, et al. Percutaneous closure of ventricular septal defects in children aged <12: early and mid-term results. Eur Heart J. 2006; 27: 2889 - 2895.

[10] Predescu D, Chaturvedi RR, Friedberg MK, et al. Complete heart block associated with device closure of perimembranous ventricular septal defects. J Thorac Cardiovasc Surg. 2008; 136: 1223 - 1228.

[11] Zhou K, Hua Y, Qiao L. A case of late-onset sustained ventricular tachycardia following deployment of Amplatzer-type perimembranous VSD occluder. Catheter Cardiovasc Interv. 2014; 83: 256 - 260.

[12] Li X, Li L, Wang X, et al. Clinical analysis of transcatheter closure of perimembranous ventricular septal defects with occluders made in China. Chin Med J (Engl). 2011; 124: 2117 - 2122.

[13] Carminati M, Butera G, Chessa M, et al. Transcatheter closure of congenital ventricular

septal defects: results of the European Registry. Eur Heart J. 2007; 28: 2361-2368.
[14] Zhang X, Xing Q, Wu Q. Treatment of perimembranous ventricular septal defect in children weighing less than 15 kg: minimally invasive periventricular device occlusion versus right subaxillary small incision surgical repair. Thorac Cardiovasc Surg. 2015; 63(5): 409-418.
[15] Quansheng X, Silin P, Zhongyun Z, et al. Minimally invasive perventricular device closure of an isolated perimembranous ventricular septal defect with a newly designed delivery system: preliminary experience. J Thorac Cardiovasc Surg. 2009; 137: 556-559.
[16] Jin Y, Han B, Zhang J, et al. Postimplant complications with transcatheter closure of congenital perimembranous ventricular septal defects: a single-center, longitudinal study from 2002 to 2011. Catheter Cardiovasc Interv. 2013; 2013(81): 666-673.
[17] Wang L, Cao S, Li J, et al. Transcatheter closure of congenital perimembranous ventricular septal defect in children using symmetric occluders: an 8-year multiinstitutional experience. Ann Thorac Surg. 2012; 94: 592-598.
[18] Holzer R, de Giovanni J, Walsh KP, et al. Transcatheter closure of perimembranous ventricular septal defects using the amplatzer membranous VSD occluder: immediate and midterm results of an international registry. Catheter Cardiovasc Interv. 2006; 68: 620-628.
[19] Luo YK, Chen WH, Xiong C, et al. Comparison of effectiveness and cost between perventricular device occlusion and minimally invasive surgical repair for perimembranous ventricular septal defect. Pediatr Cardiol. 2015; 36: 308-313.
[20] Xing Q, Pan S, An Q, et al. Minimally invasive perventricular device closure of perimembranous ventricular septal defect without cardiopulmonary bypass: multicenter experience and mid-term follow-up. J Thorac Cardiovasc Surg. 2010; 139: 1409-1415.

第 10 部分
其他复合技术

房间隔缺损复合技术 42

齐亚德·M.赫加齐

房间隔缺损(ASD)是最常见的先天性心脏病(CHD)之一,占儿童CHD 6%~10%[1]。一般来说,择期ASD堵闭术的手术年龄为4岁以后[2],因为房间隔缺损具有高的自发闭合率,并且患者大部分早期无症状[3-6]。少数ASD患者在婴儿期出现充血性心衰的症状和体征[7],频繁的呼吸道感染[8],以及发育迟缓[9]。需要早期干预。

自1975年以来,King等[10]首次尝试了经导管使用双伞封堵器堵闭继发孔型ASD,此后封堵成为在大多数ASD患者中广泛接受以替代手术的方法[11-13]。然而,该技术在边缘不好或巨大缺损的婴儿中,仍具有技术挑战性。尽管很多研究表明儿童经导管ASD封堵治疗有很高的成功率[14-18],但也有一些报告显示并发症发生率显著升高[19]。以下几个因素使手术操作具有挑战性,导致ASD封堵器平行于房间隔放置困难[20,21]包括左房腔小,缺损边缘不足,下缘边缘较软以及房间隔的走行。

复合技术,是最近用于堵闭ASD的替代方法。该方法结合经皮介入和开胸手术的优点,没有体外循环的创伤,应用已经越来越广泛[22-25]。

该技术不受体重的限制,可以应用于体重低于3.5 kg的小婴儿的治疗,也应用于高风险的外科手术修补、CPB暴露,或大ASD合并其他心脏畸形需要复合手术(例如室周室间隔缺损堵闭)治疗的患者。此外,该技术还被证明有利于边缘不足或巨大缺损的年轻人[26-30]。它结合了手术或经导管闭合技术的几个优点。

首先,复合治疗避免了体外循环、全身炎症反应和潜在的神经系统后遗症,特别是小婴儿,具有不需要胸管引流或输血、减轻疼痛、快速恢复、缩短住院时间以及美观的等优点[26,28]。

第二,复合治疗方法可以保留股动静脉,避免股静脉阻塞、下腔静脉离断,避免将粗大的鞘管插入颈静脉或肝静脉,这对婴儿尤其有利。

第三,复合治疗可以避免暴露于辐射和使用造影剂,这对高危婴儿有利。

最后,该技术提供了一种更为简单、稳定的方法来封堵 ASD,由于角度与房间隔垂直,因此有助于避免左房盘移位至右心房。另外,复合治疗中使用的短输送鞘管与经导管介入治疗中的长输送鞘管相比,左房伞的位置更易于调整。对于边缘不足,以及巨大 ASD,该技术也能够稳固封堵器,避免脱落[30]。

42.1 经心房封堵 ASD 的手术步骤

该操作在经食管超声心动图的引导下完成,可以在导管室、外科手术室或复合手术室进行。首先,经食管超声心动图全面评估 ASD,注意 ASD 的数量、大小、边缘的情况,评估是否可经皮介入行 ASD 堵闭术。评估后,大部分选择行胸骨大段切开,切口为 2.5~3 cm,也有部分为了靠近间隔,采用通过小的或侧开胸的方法暴露右心房[26,27,29]。采用肝素化(100 U/kg)以保证活化凝血时间在放置封堵器时大于 200 s。使用 18 号穿刺针穿刺右心房壁,将 0.035 英寸导丝通过穿刺针送入左心房[或者微穿刺针(使用 0.021 英寸导丝和同轴扩张器)]。输送鞘管和扩张器一起通过导丝进入左心房中部。在食管超声心动图的监控下,向左房内注射含有微气泡的生理盐水,以此判断鞘管的位置是否正确。需注意扩张器/鞘管穿过房间的距离,食管超声心动图测量左心房腔和右心房游离壁之间的距离至关重要,这样可以避免扩张器/鞘管穿过的距离过远。

根据超声心动图选择合适的封堵器像标准经皮方法一样将其置入鞘管。这个过程无须气囊测量。我们通常选择的封堵器比彩色多普勒测量值大 1~2 mm。首先放置封堵器的左房盘,后退装置使左房盘抵紧房间隔,然后回退鞘管放置右房盘。通过食管超声心动图在多个平面上确定封堵器的位置,在封堵器释放前确保封堵器的稳定性,无显著残余分流,无主动脉瓣反流,无肺静脉阻塞。这种技术封堵器脱落导致栓塞的风险很小,如果出现这种并发症,可以通过同样的胸骨切开术经过 CPB 将封堵器取出。图 42-1 说明了一个 4 kg 重的婴儿进行巨大房间隔缺损封堵的步骤。

42 房间隔缺损复合技术

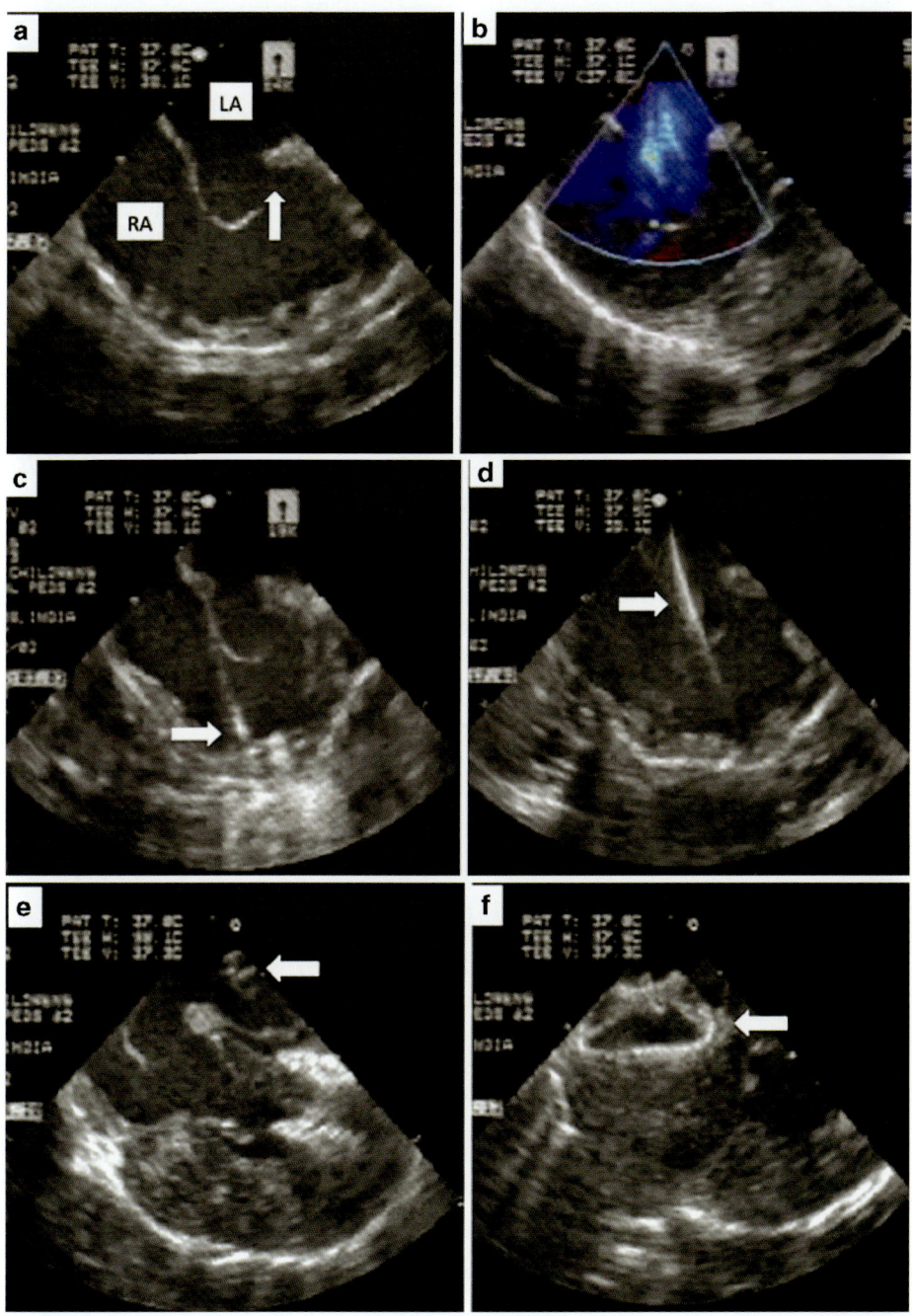

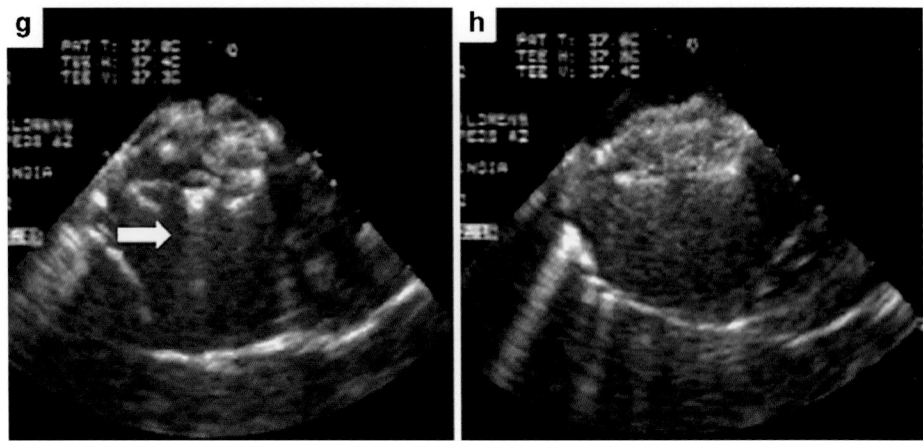

图 42-1 2.5 个月大女婴,体重 4 kg,巨大室间隔缺损(VSD)和房间隔缺损(ASD),经食管超声心电图测量房间隔缺损大小 10 mm,伴膨胀瘤形成,接受了复合治疗 VSD 后又进行了经心房 ASD 封堵术。(a,b) 食管超声心动图二维和彩色多普勒均显示巨大 ASD 膨胀瘤形成[(a)中的白色箭头]和(b)中的彩色血流束。LA:左心房;RA:右心房。(c,d) TEE 显示用 0.035 英寸针穿刺右心房游离壁[(c)中的白色箭头],然后导丝通过缺损送入左心房[(d)中的白色箭头]。(e,f) TEE 四腔图(e)显示鞘管的尖端(白色箭头)。然后将 11 mm Amplatzer 封堵器(白色箭头)左房盘放置在房间隔的左心房面(f)。(g,h) TEE 显示放置两盘后,封堵器仍然与输送系统相连接[(g)中的白色箭头],封堵器位置良好,释放封堵器(h)

42.2 结果

最近几项研究均表明了复合技术 ASD 有效、安全。红昕(Hong Xin)等报道了一项 100 例患者的大型研究[27],年龄 5~71 岁(平均 29±16 岁),体重 16~94 kg(平均 54±18 kg),成功进行继发孔型 ASD 复合封堵术。通过右侧胸廓小切口完成,无 CPB 或 X 线透视暴露,均成功地使用了一个封堵器堵闭了所有患者的 ASD,包括 5 名双孔型 ASD。值得注意的是,61 例患者 ASD 大小超过 20 mm(范围 5~37 mm),植入封堵器的型号为 8~36 mm,残余分流罕见,出院时完全堵闭率为 95%,3 个月随访为 99%,1 年随访为 100%,在随访期间没有发生晚期并发症。

曾(Zeng)等[29]报道了在一组 96 例患者的研究,其中 83 例年龄为 2~61 岁(平均 25.6±14.6),体重 10~80 kg,使用改良的 Amplatzer 封堵器进行 ASD 封堵。ASD 大小为 10~39 mm(平均 25.5±8.4 mm)。在 TEE 引导下通过小切口完成封堵。所有 ASD 封堵术均成功堵闭,封堵器型号为 12~46 mm。其中 10 例术后出现了胸腔积液,但无严重并发症。

另一项研究比较了一组 115 例继发孔型 ASD 的儿童在 TEE 引导下通过胸骨下段小切口进行经心房封堵术,另一组 54 例在 CPB 下进行外科手术 ASD 修补[31]。其中 114 例成功关闭 ASD,在手术持续时间、机械通气、重症监护和住院输血比率进行比较,经心房组明显低于外科手术组。

在婴儿和低龄儿童进行 ASD 复合封堵术有很多类似的令人鼓舞的结果[16,22,31-36]。李等[33]报道了他们近 5 年对先心病的新生儿和幼儿进行复合手术的经验。其中 43 例进行了经心室 VSD 封堵或经心房 ASD 封堵术,仅有 2 例 ASD 封堵的失败。

赵(Zhao)等[22]报道了对 42 例低体重患儿经 TEE 引导下行心脏缺损封堵手术,其中包括 19 例 ASD 患者。患者年龄范围为 2 个月～5 岁(中位数为 18.4 个月),体重 4～10 kg(中位数 8.9 kg)。ASD 的大小为 7～24 mm(平均为 13.4±4.6 mm)。所有病例均进行了成功的堵闭,并发症发生率低,仅 1 例患儿出现了 I°房室传导阻滞和早期心包积液,后来缓解。

我们也曾经报道了 15 例 ASD 患儿使用 Amplatzer 封堵器进行封堵手术的安全性和结果。3 例采用了经心房技术,其中 2 例婴儿体型小于 3.5 kg,1 例需同时经心室封堵 VSD。缺损的大小为 2～8 mm,1 例有 3 个缺损。所有患者均成功封堵,1 例出现了间歇性房室传导阻滞的轻微并发症。

还有一些病例报告也记录了经心房方法进行婴儿 ASD 封堵的有效性[34-36]。该技术的使用基于各种原因,包括避免股动静脉堵塞,防止 CPB 下神经系统损伤(例如脑动静脉畸形),以及 CPB 带来的其他并发症,特别是合并慢性肺部疾病及肺动脉高压的患者。

TEE 引导下的经心房封堵 ASD 方案简单,不需要球囊测量 ASD 的大小。一些作者认为采用右心耳基底部穿刺右房壁是手术成功的关键[36],因为该穿刺部位提供了到达左心房最直接的路线,可以垂直穿过房间隔,并使左房盘与房间隔平行,有助于避免由于边缘不足而导致的封堵器脱落。

结 论

经心房 ASD 封堵术技术可行,为小婴儿、高危儿以及血管通路受限的患者提供了一种有效的治疗方法。它可以避免 CPB,有利于先天性心脏病多发分流病变的儿童及成人的治疗。长期随访将有助于进一步评估该方法的安全性、有效性,以及作为一种常规治疗的替代方案。

参考文献

[1] Dickinson DF, Arnold R, Wilkinson JL. Congenital heart disease among 160480 live-born children in Liverpool 1960 to 1969. Implications for surgical treatment. Br Heart J. 1981; 46: 55-62.
[2] Castaneda AR, Jonas RA, Mayer JE, et al. Atrial septal defect. In: Cardiac surgery of the neonate and infants. Philadelphia: WB Saunders; 1994.
[3] Cockerham JT, Martin TC, Gutierrez FR, et al. Spontaneous closure of secundum atrial septal defect in infants and young children. Am J Cardiol. 1983; 52: 1267-1271.
[4] Fukazawa M, Fukushige J, Ueda K. Atrial septal defects in neonates with reference to spontaneous closure. Am Heart J. 1988; 116: 123-137.
[5] Radzik D, Davignon A, Van Doesburg N, et al. Predictive factors for spontaneous closure of atrial septal defects diagnosed in the first 3 months of life. J Am Coll Cardiol. 1993; 22: 851-853.
[6] Saxena A, Divekar A, Soni NR. Natural history of secundum atrial septal defect revisited in the era of transcatheter closure. Indian Heart J. 2005; 57: 35-38.
[7] Phillips SJ, Okies JE, Henken D, et al. Complex of secundum atrial septal defect and congestive heart failure in infants. J Thorac Cardiovasc Surg. 1975; 70: 696-700.
[8] Hunt CE, Lucas Jr RV. Symptomatic atrial septal defect in infancy. Circulation. 1973; 47: 1042-1048.
[9] Dimich I, Steinfeld L, Park SC. Symptomatic atrial septal defect in infants. Am Heart J. 1973; 85: 601-604.
[10] King TD, Thompson SL, Steiner C, et al. Secundum atrial septal defect. Nonoperative closure during cardiac catheterization. JAMA. 1976; 235: 2506-2509.
[11] Du ZD, Hijazi ZM, Kleinman CS, et al. Comparison between transcatheter and surgical closure of secundum atrial septal defect in children and adults: results of a multicenter nonrandomized trial. J Am Coll Cardiol. 2002; 39: 1836-1844.
[12] Visconti KJ, Bichell DP, Jonas RA, et al. Developmental outcome after surgical versus interventional closure of secundum atrial septal defect in children. Circulation. 1999; 100(19 Suppl): II145-150.
[13] Thomson JDR, Aburawi EH, Watterson KG, et al. Surgical and transcatheter (Amplatzer) closure of atrial septal defects: a prospective comparison of results and cost. Heart. 2002; 87: 466-469.
[14] Vogel M, Berger F, Dahnert I, et al. Treatment of atrial septal defects in symptomatic children aged less than 2 years of age using the Amplatzer septal occluder. Cardiol Young. 2000; 10: 534-537.
[15] Butera G, De Rosa G, Chessa M, et al. Transcatheter closure of atrial septal defect in young children: results and follow-up. J Am Coll Cardiol. 2003; 42: 241-245.
[16] Diab KA, Cao QL, Bacha EA, et al. Device closure of atrial septal defects with the Amplatzer septal occlude: safety and outcome in infants. J Thorac Cardiovasc Surg. 2007; 134: 960-966.
[17] Fischer G, Smevik B, Kramer HH, et al. Catheter-based closure of atrial septal defects in the oval fossa with the Amplatzer device in patients in their first or second year of life. Catheter Cardiovasc Interv. 2009; 73: 949-955.
[18] Bishnoi RN, Everett AD, Ringel RE, et al. Device closure of secundum atrial septal defects in infants weighing less than 8 kg. Pediatr Cardiol. 2014; 35(7): 1124-1131.
[19] Bartakian S, Fagan TE, Schaffer MS, et al. Device closure of secundum atrial septal defects in children <15 kg. JACC Cardiovasc Interv. 2012; 5: 1178-1184.
[20] Varma C, Benson LN, Silversides C, et al. Outcomes and alternative techniques for device closure of the large secundum atrial septal defect. Catheter Cardiovasc Interv. 2004; 61: 131-

139.
- [21] Nagm AM, Rao PS. Percutaneous occlusion of complex atrial septal defects. J Invasive Cardiol. 2004; 16: 123-125.
- [22] Zhao T, Yang Y, Xu X. Transesophageal echocardiographic guidance of percardiac device closure of intracardiac defects in patients weighing less than 10 kg. J Card Surg. 2012; 27: 740-744.
- [23] Wen Z, Xu M, Chun Z, Yan L. Transthoracic occlusion for patent ductus arteriosus. J Cardiovasc Pulm Dis. 2011; 30: 325-327.
- [24] Xuezeng X, Shiqiang Y, Jincheng L. Comparison between totally thoracoscopic and transthoracic occlusion surgery in treatment of arterial septal defect for children. Chin J Clin Thorac Cardiovasc Surg. 2007; 14: 338-340.
- [25] Quansheng X, Zhongyun Z, Sijin P. Minimally invasive device closure of perimembranous ventricular septal defect with a new delivery system. Chin J Exp Surg. 2007; 24: 1135-1136.
- [26] Yoshimura N, Yamaguchi M, Oshima Y, et al. Repair of atrial septal defect through a right posterolateral thoracotomy: a cosmetic approach for female patients. Ann Thorac Surg. 2001; 72: 2103-2105.
- [27] Hongxin L, Wenbin G, Lijun S, et al. Intraoperative device closure of secundum atrial septal defect with a right anterior minithoracotomy in 100 patients. J Thorac Cardiovasc Surg. 2007; 134: 946-951.
- [28] Liang T, Xiangjun Z, Xiaojing M, et al. New minimally invasive technique to occlude secundum atrial septal defect in 53 patients. Ann Thorac Surg. 2006; 81: 1417-1419.
- [29] Zeng XJ, Chen XF, Cheng D, et al. Peratrial closure of atrial septal defects without cardiopulmonary bypass. Asian Cardiovasc Thorac Ann. 2007; 15: 191-193.
- [30] Tao KY, An Q, Gan CP, et al. Give the patient another chance: peratrial device closure of a secundum atrial septal defect that failed percutaneous device closure. J Thorac Cardiovasc Surg. 2009; 137: 1024-1027.
- [31] Yin N, Zhao T, Yang Y, et al. Evaluation of minimally invasive peratrial device closure of secundum atrial septal defects in children. Zhong Nan Da Xue Xue Bao Yi Xue Ban. 2011; 36: 576-580.
- [32] Hu S, Yang Y, Zhu Y, et al. Experience with percardiac interventions for multiple congenital heart diseases in children. Interact CardioVasc Thorac Surg. 2014; 19: 812-815.
- [33] Li SJ, Zhang H, Sheng XD, et al. Intraoperative hybrid cardiac surgery for neonates and young children with congenital heart disease: 5 years of experience. Ann Thorac Cardiovasc Surg. 2010; 16: 406-409.
- [34] Sheth K, Jain S, Joshi S, et al. Hybrid closure of atrial septal defect: a modified approach. Ann Pediatr Cardiol. 2015; 8: 74-77.
- [35] Delaney JW, Thorell WE, Hammel JM. Hybrid peratrial double device closure of a patent foramen ovale and sinus venosus defect in an infant with vein of Galen malformation. Catheter Cardiovasc Interv. 2011; 78: 1045-1050.
- [36] Pedra SF, Jatene M, Pedra CA. Hybrid management of a large atrial septal defect and a patent ductus arteriosus in an infant with chronic lung disease. Ann Pediatr Cardiol. 2010; 3: 68-73.

43 右室流出道功能障碍的治疗：新瓣膜技术

约翰·P.奇塔姆

约 22% 的先天性心脏病患者合并右心室流出道异常，其中，大约 23% 的患者接受了右心室-肺动脉人工管道重建术。这部分患者是 Medtronic（美敦力）Melody 经导管肺动脉瓣（transcatheter pulmonary valve，TPV），或 Edwards（爱德华）SAPIEN 肺静脉瓣的潜在适应证。另外，约 77% 的患者行补片扩大右心室流出道，伴随或不伴随肺动脉瓣切开，部分病例会采用跨瓣环的补片。大多数这部分患者术后将会存在明显的肺动脉瓣反流（PR），可能导致右室容量超负荷和潜在的右室功能障碍。设计一种适合于这种复杂解剖结构、可经导管植入的肺动脉瓣，比用于 RV－PA 人工管道功能障碍的 Melody TPV 更具挑战性。

最终，美敦力与菲利普·邦赫费尔（Philip Bonhoeffer）教授合作设计出了一种类似于 Melody TPV 的经导管肺动脉瓣。2009 年 1 月，大奥蒙德街医院（GOSH）首次将该瓣膜应用于一名解剖结构复杂外科手术风险极高的成年患者[1]。在道德委员会批准后，该瓣膜植入取得了成功。不同于 Melody TPV，NuMED CP 支架是由牛颈静脉瓣缝合到铂-铱支架上制成，该支架可进行球囊扩张；而另一个美国产的可经导管植入的肺动脉瓣是猪心包缝合在可自膨的镍钛骨架内，再覆盖一层聚酯材料制成，该瓣膜仅有一种型号，适合的患者仍存在争议。在首例人体内成功植入后，美敦力为进一步设计和测试，而延迟了对于该产品的发布。

2012 年，美敦力向 FDA 提交了经导管肺动脉瓣的早期可行性研究报告（early feasibility study，EFS），也成为第一个在美国获得批准的 EFS。该临床研究包括三大中心：美国国家儿童医院（NCH），加拿大多伦多儿童医院（TSK）和欧洲慕尼黑心脏研究所。由于德国监管组织不允许 EFS 执行，因此改为波士顿儿童医院（BCH）。这项特别的研究不同于其他先天性心脏病的装置设计。主要目标是评估"体内"装置的装载条件,为产品开发提供规范,并总结5年以上随访的临床疗效。换句话说,它主要是设备设计与开发的"工程研究"。此外,由介入心脏病专家、心胸外科医生、来自北美和欧洲的影像学专家组成的"筛查委员会"负责对每个设备植入的潜在候选人进行评估。

与 GOSH 在 2009 年植入的对称框架不同,这种美国产的经导管肺动脉瓣具有不对称的框架。猪心包瓣膜曾用于 AOA 治疗,类似于美敦力的经导管主动脉瓣置换的 CoreValve 瓣膜。瓣膜安装在可自膨的,覆盖聚酯材料的镍钛框架中。瓣膜与线圈制成的输送导管连接,被漏斗型的装置压缩后进入鞘管(图 43-1)。整个瓣膜和输送装置需要 25Fr 的鞘完成。适应证为进行右室流出道修补后严重肺动脉瓣反流(PR)的患者,需排除 RV-PA 人工管道重建的患者。超声心动图或心脏 MR 均可用于评估肺动脉瓣反流的程度。这是一项具有竞争力的非随机对照研究,在 3 个调查站点总共招募了 20 名患者,并在植入后进行了 5 年的随访。

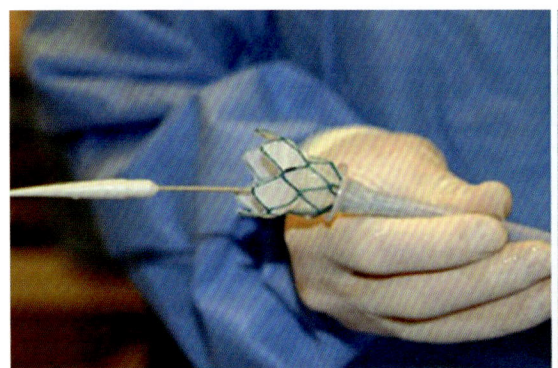 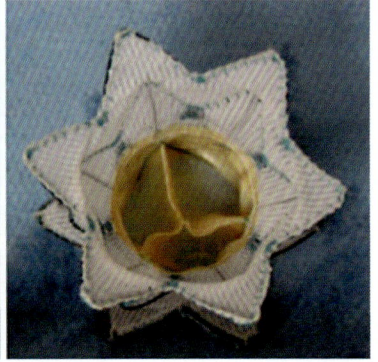

图 43-1 左图显示白色的"鼻锥"和瓣膜支架的漏斗安装技术。右图显示猪心包瓣膜缝合在聚酯材料上的框架上

起初这主要是一项"工程学研究",根据纽约心脏病协会的分类,在满足超声心动图和心脏磁共振(CMR)的标准后,采用双源 CT 进行扫描,将数据发送到美敦力工程团队,可以由此创建收缩期和舒张期的右心室流出道的立体平版打印(SLA)模型。SLA 模型被发送给手术医生和美敦力,然后手术医生将没有瓣膜的自膨式支架复制品放在 SLA 模型的最佳位置,拍照并绘制出"虚拟植入物",将其发送回美敦力(图 43-2)。随后,美敦力工程团队生产出适合 SLA 模型的瓣膜植入物的图纸(图 43-3)。接着患者的病

43 右室流出道功能障碍的治疗：新瓣膜技术

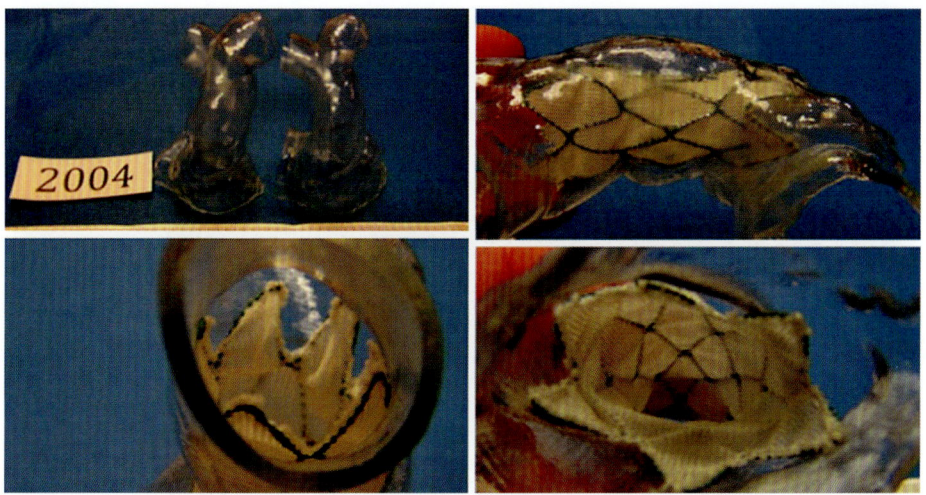

图 43-2 左上图显示收缩期和舒张期的 SLA 模型。SLA 模型采用没有瓣膜的瓣膜支架用来进行"虚拟植入"

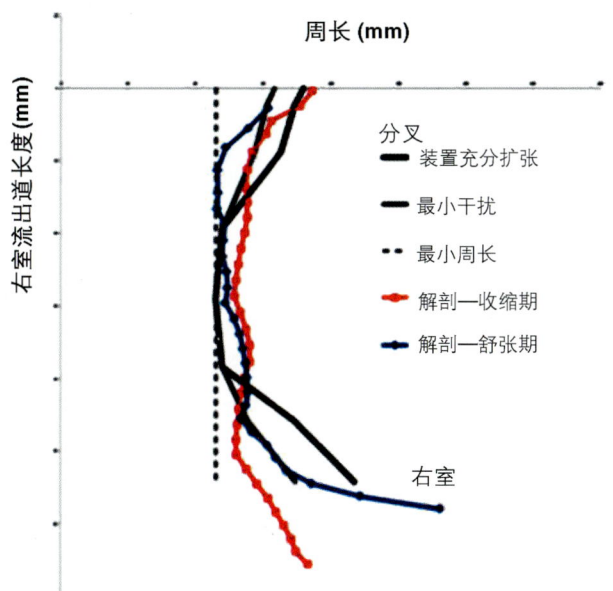

图 43-3 瓣膜支架植入 SLA 模型后，工程团队用周长图来评估特定患者瓣膜是否合适

史、体格检查、超声心动图、CMR 结果，以及"虚拟 SLA 移植物"，被提交给筛查委员会、调查站点和美敦力工作人员，他们每 2 周举行一次会议。筛查委员会成员投票表决是否接受、否认或推迟，最后是否植入由手术医生

决定。如果接受,患者将被安排进入植入手术,调查站点、筛查委员会和美敦力将参与手术的过程。但是,真正的挑战是如何将 CMR 的图像转换成双源 CT 所看到的内容。我们的心脏中心影像团队报道了一种相关的新技术(图 43-4)。

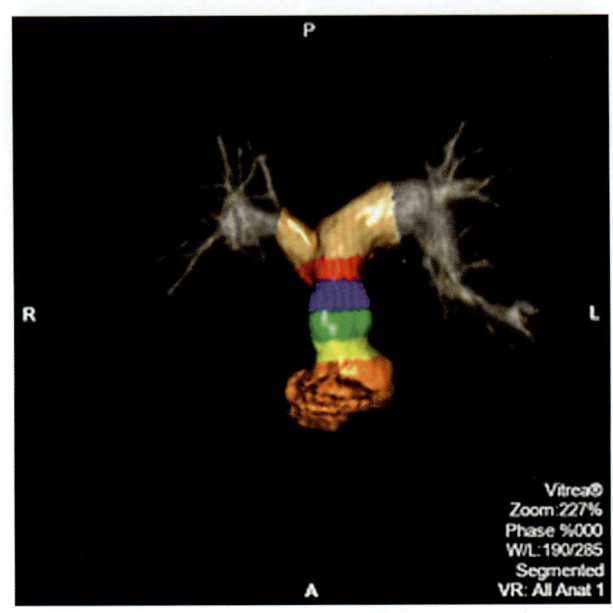

图 43-4 右室流出道的 3D CMR 重建,彩色处为放置瓣膜支架的位置。NCH 图像团队认为这个方法可以帮助关联 CMR 和双源 CT[图像中的右室流出道]

2013 年 5 月,在美国国家儿童医院成功完成了第一例肺动脉瓣带瓣支架植入。到 2015 年 5 月,第 20 例植入手术在多伦多儿童病医院进行,从而完成了该项研究。其中,10 名患者在美国国家儿童医院进行手术,7 例患者在波士顿儿童医院进行手术,另外 3 例患者在多伦多儿童病医院进行手术。所有患者植入后 4 天内进行随访,双源 CT 扫描与植入前影像进行比较。我们还在植入前和植入后,利用心内超声心动图(intracardiac echocardiography,ICE)评估 PR 的程度(图 43-5)。至今,仍在分析所有的植入前和植入后的数据。初步数据将在 2016 年芝加哥举行的 ACC 会议上发表。

第一次或更早期的可行性研究中汲取的经验教训:25Fr 的输送系统可以放置到植入部位;自膨式支架允许输送系统在右室流出道中"打弯"。由于这部分患者没有 RV-PA 的人工管道,因此经导管方法是可行的。相比不透射线的铂铱 Melody 经导管肺动脉瓣,新型支架在 X 线下难以显影。另

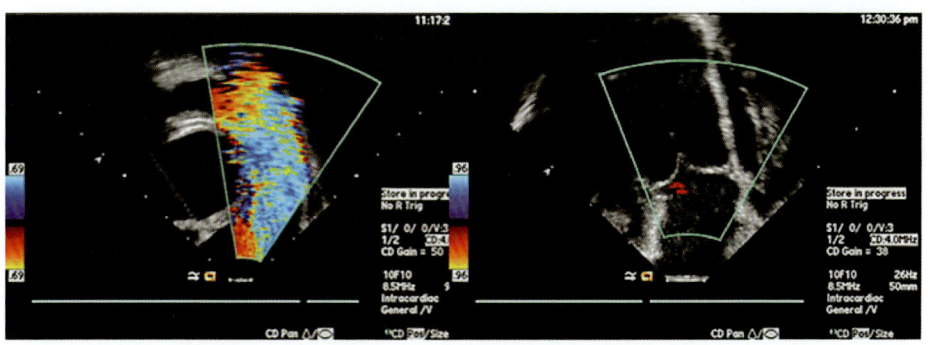

图43-5　TPV植入前后的ICE图像显示术前严重PR,植入后无PR,瓣膜对合良好

外,美国本土产的经导管肺动脉支架长于Melody TPV支架,通过植入瓣膜去除长的部分具有挑战性。此外,所有患者都有严重的肺动脉瓣反流,较少合并肺动脉狭窄,因此放置瓣膜的位置与RV-PA人工管道功能障碍以及Melody TPV植入患者相比,相对没有那么"安全"。因为右室流出道的范围很广,患者的选择和解剖的筛查是该手术成功的关键。动态观察右室流出道与主肺动脉搏动的相互作用,使得装置的设计具有挑战性,也强调了设备的个体差异。研究中的20名患者均没有满足工程团队提出的所有要求,在研究中我们展示了学习曲线。一个大的瓣膜和几种尺寸的支架可能可以用于更多的患者。最后,虽然筛选过程艰辛、设计难度大,但是审查委员会的筛选、对SLA模型和图纸设计的学习则是无价的。

在美国以外,亚洲和欧洲也已经成功地开展了临床Venus P瓣膜的研究,它也使用镍钛自膨式支架与猪心包瓣膜,支架由猪心包组织覆盖,取代聚酯材料[2,3]。将来会有关于使用这类瓣膜的报道。北京Zenith医疗科技公司正在开发另一种TPV,目前正在进行动物实验。

外科手术后,针对自身的RVOT设计出一款个体化的经导管肺动脉瓣具有挑战性,但这将潜在用于约77%的患者,对经导管心脏瓣膜治疗产生了巨大的影响。

参考文献

[1] Schievano S, et al. First-in-man implantation of a novel percutaneous valve: a new approach to medical device development. EuroInterven J EuroPCR Collaboration Working Group Interv Cardiol Eur Soc Cardiol. 2010; 5(6): 745-750.

[2] Cao QL, et al. Early clinical experience with a novel self-expanding percutaneous stent-valve

in the native right ventricular outflow tract. Catheter Cardiovasc Interv Off J Soc Cardiac Angiograp Interv. 2014; 84(7): 1131 - 1137.

[3] Promphan W, et al. Percutaneous pulmonary valve implantation with the venus P-valve: clinical experience and early results. Cardiol Young. 2015; 26: 1 - 13.

使用 Melody 人工瓣膜的二尖瓣置换术

44

西塔拉姆·M.伊马尼

44.1 引言

二尖瓣成形术是二尖瓣病变的首选方法。然而,病变严重的二尖瓣难以成形,容易造成后期再次手术风险[1,2]。特别是新生儿期二尖瓣患者,再次手术的风险是显著的,2 年内近 50%再次手术,并且导致较高的死亡率和并发症发病率。一些患者无法接受二尖瓣成形术,二尖瓣置换是唯一的治疗选择。

对于无法二尖瓣成形的儿童,二尖瓣置换术的选择是有限的,特别是瓣环径小于 15 mm 患者[3]。二尖瓣置换的选择包括大小在 15 mm 以上的机械瓣,通常大小在 19 mm 以上的生物瓣,也有小至 12 mm 的生物瓣(例如,涤纶导管内的猪心瓣膜)。同种异体瓣膜可使用于二尖瓣的位置,自体肺动脉瓣手术已有介绍(Ross-Mitral 手术)[4-6]。最后,对于限制性瓣环的患者,环上瓣植入是必要的。临床上,这些选择存在某些不足。重要的是,机械瓣置换术后需要长期服用华法林抗凝,对于儿童而言,剂量往往无法精确控制。而且,许多人工瓣膜有效开口面积不足,随着患者生长发育,这些瓣膜易出现早期狭窄。最后,所有人工瓣膜的直径是固定的,缺乏生长潜能,患者瓣环直径可能被植入物固定而限制了生长,导致在再次手术时无法植入更大的瓣膜。因此,儿童瓣膜置换术的早期、频繁再次手术率很高。

Melody 瓣膜,相比市面上其他植入物具有无可比拟的优势。Melody 瓣可植入于儿童或新生儿,可植入于小于 12 mm 的瓣环,它被一层薄壁的管道或支架所包绕,具有更大的有效瓣口面积,这些优点对于婴幼儿瓣膜替换均是非常重要的(图 44-1a)。尤其是那些先天性二尖瓣狭窄患者,其瓣环径相对更小,而薄壁包绕的管道或支架有效地保护了瓣叶,避免了向内生长的血管翳对瓣叶的影响(图 44-2a)。牛颈静脉瓣叶组织薄而柔软,对于新生儿血液循环中瓣膜开放所产生较低的压力更为合适。此外,瓣膜还有一种独特设计,随着孩子的成长,瓣膜具有扩展的潜能,瓣膜的扩展可在导管室中经皮介入操作完成。Melody 瓣可承受较强的循环压力,扩展潜能的特性也可延迟再次手术的时间,最新进展表明,经导管介入瓣膜技术及瓣中瓣植入技术的开展,使很多患儿避免了开胸手术[8]。

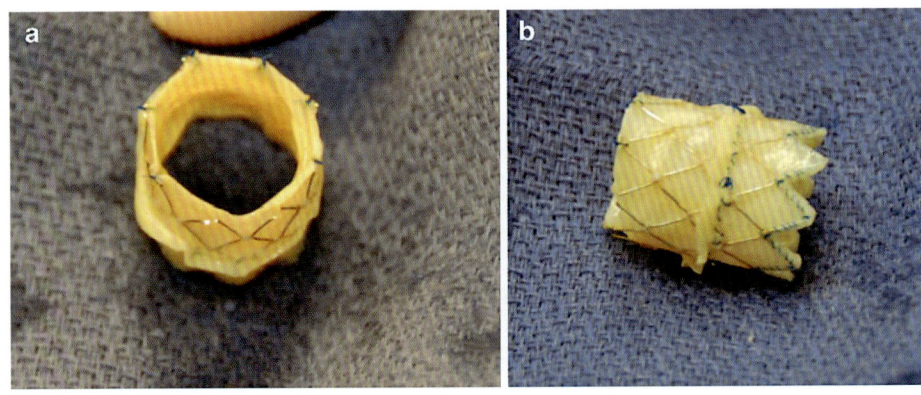

图 44-1 Melody 瓣膜具有良好的内、外瓣口结构,具有较薄的瓣周结构(a),对瓣膜缩短修饰,可进一步防止左室流出道狭窄和瓣周漏,也更利于瓣膜缝合植入(b)

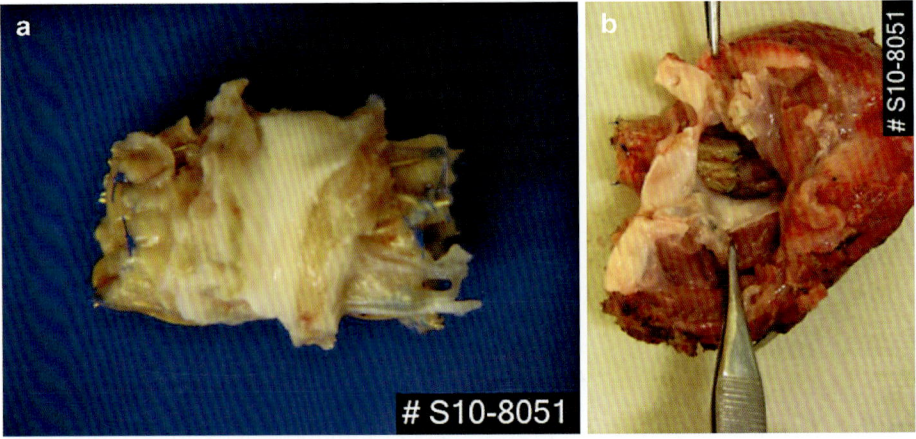

图 44-2 严重心室功能不全患者的 Melody 瓣膜植入一例。血管翳向内生长于外周结构中部,而鲜见于近端、远端(a),因此保护了底部瓣膜组织。二尖瓣处的 Melody 瓣的长度较长,这是其缺点,这使到它向左心室腔及左心房部位突出(b)

本章节描述了目前 Melody 瓣产品核准标示以外的临床应用。该植入物用作二尖瓣的长期随访结果尚未确定,其使用应被定义为研究中。对于医疗器材的产品核准标示以外的临床使用,尽管各个医疗机构的制度政策有所不同,但在向患儿家庭成员提供这一选择之前,我们已经获得了机构审查委员会的批准。在与患者父母讨论病情及履行告知义务过程中,我们提供了关于产品的核准标示以外应用的明确声明。

44.2　技术要点

对于 Melody 瓣膜置换术具有特殊的技术要点[9]。瓣膜的某些设计,使 Melody 瓣膜更适用于植入右室流出道,而非二尖瓣位置。

44.2.1　左室流出道狭窄

Melody 瓣的长度较长(2.3～2.5 cm),这是其缺点,这使到它向左心室腔及左心房部位突出,从而导致左室流出道狭窄(LVOTO)(图 44-2b)。特别是对于左室发育不良患者,这种并发症尤应引起注意,向左心室突出的固定植入物,可引起瓣膜远端与室间隔之间的悬臂效应,而导致心腔中部的狭窄。此外,此长度的瓣膜固定于瓣环中部,在心脏收缩期可能引起朝向左室流出道(LVOT)的偏移。这种血流动力学上由于 LVOTO 引起的膨出可在日后导致瓣下隔膜及梗阻的形成(图 44-3a)。

为避免 LVOTO,有必要对技术进行一些改进。术前需作心脏超声认真评估心室短轴,心脏收缩时,在心室乳头肌水平,如左室舒张末直径小于 Melody 瓣的预设直径,这种情况下瓣膜的修剪是有必要的。可对瓣膜进行缩短,或者对支架或 LVOTO 附属结构进行修剪,以利于瓣膜的植入,对于新生儿及左室发育不良患儿应尤为注意(图 44-1b)。然而,我们的经验是,避免对瓣膜支架结构进行破坏,原因在于支架结构对于瓣膜具有支撑保护作用,支架结构的损坏可导致瓣膜早期衰败,因此,这种修剪仅限于严重左室发育不良患者,特别是新生儿。

为了防止 Melody 瓣膜在收缩期向 LVOT 偏移,瓣膜支架的远端应固定于左室游离壁的心内膜,这可使其向 LVOT 相反的方向拉拽。为了避免新生儿或发育不良左室中出现 LVOTO,可以使用以往用于扩张瓣膜动脉端的小球囊对 Melody 瓣膜的左室端进行锥形扩张。

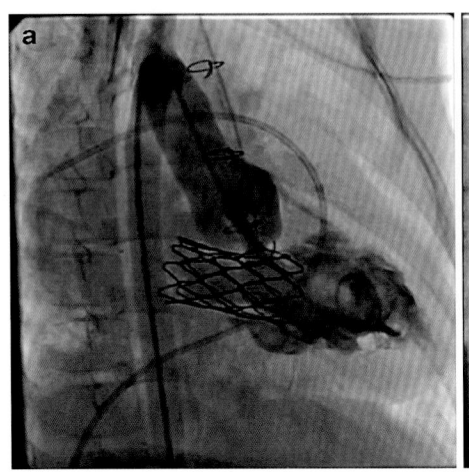 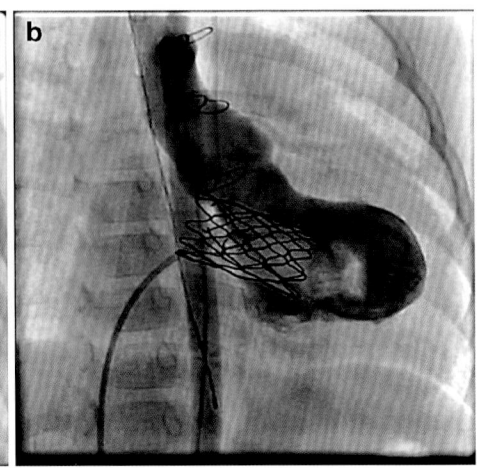

图44-3 LVOTO可继发于Melody瓣向流出道的突出(a),这往往是由于瓣膜结构较长,使其向左室腔膨出。为防止此并发症,瓣膜支架的远端应固定于左室游离壁后方以避免其向LVOT偏移(b)

LVOTO可继发于Melody瓣置换术后晚期进行性形成的瓣下隔膜,治疗方案包括经导管介入治疗或外科开胸隔膜或室间隔部分切除。导管介入治疗可采用附着于LVOT旁的瓣膜支架进行扩张,或者用球囊扩张的方法对这个管道材料部分穿透,以有效、迅速地减轻流出道压差,但是更确切有效的治疗需要外科手术。外科手术的要点包括,对附着于Melody瓣远端的室间隔肌肉进行切除,而不需要对Melody瓣膜进行修剪,当这些手段均不奏效时,可采用再次瓣膜置换来缓解梗阻。

44.2.2 瓣环固定

Melody瓣膜在构造上缺乏植入于二尖瓣环的缝合瓣架。目前瓣膜固定技巧已使用5年以上,最开始将瓣膜支架直接缝合于瓣环,瓣周漏发生率很高,在进行产品设计改造后,在Melody瓣膜的中部加上一外周的缝合瓣架于瓣膜支架外部。我们使用的是牛心包材料,也可用一些可扩张的生物材料,如聚四氟乙烯(expanded polytetrafluoroethylene,ePTFE)或自体心包等(图44-1)。加入瓣架后,瓣环固定更为牢靠,从而大大减少了瓣周漏发生概率。不管是间断缝合或双条荷包缝线缝合于瓣环均是可行的。需要特别引起注意的是,当靠近Melody瓣膜外周支架的部位做缝合时,需注意底下瓣叶损伤的可能,不管是否使用垫片缝合于瓣环上,此并发症均有可发生[9,10]。

术中球囊大小的选择对于瓣环固定是非常重要的,更有助于安全、合适地将瓣膜缝合于瓣环组织。球囊大小的选择,我们的经验是:1 mm+瓣环前后径(经超声测量)。球囊过小,可能导致瓣周漏或固定不稳,球囊过大,则可能引起 LVOTO、冠脉压迫甚至心源性休克。球囊通过管腔中部置入,其开放可通过球囊或扩张器压迫瓣膜的方法实施。在瓣膜缝合打结之前,应将球囊扩张到最适合的直径,而避免缝线对于瓣膜的压迫。应将瓣膜支架的近端于左房内张开,以利于以后的介入治疗[10]。

细致的外科操作,也无法完全避免瓣周漏的发生,初始植入二尖瓣位的 Melody 瓣形成瓣周漏,可通过术中,或术后球囊扩张有效处理(图 44-4)。此外,瓣周漏也偶发于瓣膜支架在中心置管结构内脱离,这种瓣周漏不宜使用球囊介入处理,应采取外科手术治疗。

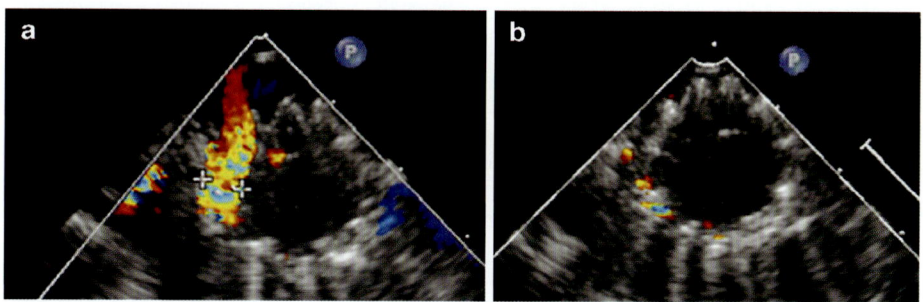

图 44-4 球囊扩张的程度不足,初始植入二尖瓣位的 Melody 瓣形成瓣周漏(a),可通过术中球囊扩张处理瓣周漏(b)

44.3 术后处理及随访

肝素应在开始服用阿司匹林前使用,阿司匹林是患儿长期抗凝治疗方案。抗血小板效应可通过"Verify Now"或者血栓弹力图(TEG)测定,此外需要每隔 4~6 个月复查心脏超声,需要对跨瓣压差进行监测。超声测定的跨瓣压差往往比导管下测定的数值高,如出现跨瓣压差升高的情况需要密切随访,应在导管下准确测量,必要时行介入球囊扩张。植入瓣膜的感染性心内膜炎需要引起注意,因此建议预防性使用抗生素。心脏按压可能会对瓣膜造成挤压作用,导致瓣膜内口径缩小或瓣膜衰败可能,这可能产生于手术中体外循环排气或心肺复苏的按压过程,应引起临床关注,然而我们遇到的几个心外按压病例中,复查瓣膜功能良好。

44.4 瓣膜的球囊扩张

随着患儿生长发育,跨瓣压差可进行性增加,预示着可能需要行球囊扩张术。通常这种情况出现瓣膜置换术后1～2年,如果2岁后仍未出现跨瓣压差增加,我们建议经验性球囊扩张,是为了避免瓣环固定于原始直径而无法生长。尽管跨瓣压差通常经过超声评估,如果跨瓣压差增加3～4 mmHg或绝对值超过10 mmHg,应行导管检查,必要时经导管球囊扩张。瓣膜球囊扩张的技术日新月异,在导管穿行过程中,应避免瓣叶的损伤,由于瓣膜的近端是突出于左房的,导丝进入瓣膜应尤为小心,通过房间隔穿刺,在到达Melody瓣的瓣膜开口前,导丝会经过左房(图44-5)。导丝方向及部位需要造影下确定,在球囊扩张过程中如瓣周部位处理不当,可导致瓣周漏的形成,不恰当的介入操作也可导致瓣膜薄纱样穿孔(图44-6)。

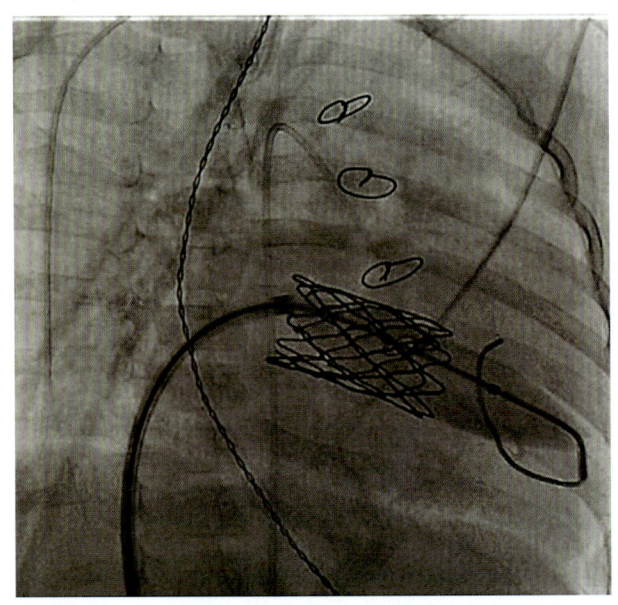

图44-5 二尖瓣Melody瓣膜置换术后多年行经导管球囊扩张术1例。尽管多次行球囊扩张,瓣膜开口仍然通畅

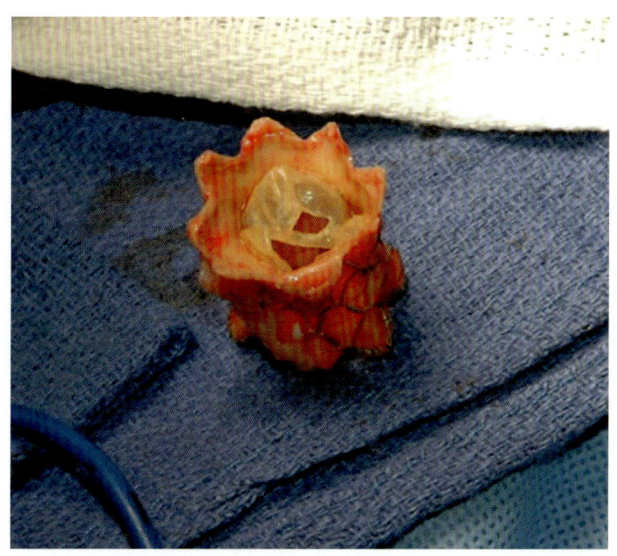

图 44-6　Melody 瓣膜植入术后早期的瓣叶穿孔。不恰当的部位及不合适的介入操作可导致脆弱的瓣叶损伤

44.5　瓣中瓣技术

随着患者生长发育，若植入的瓣膜仍可扩张，直至患者年龄足够大以至于接受经导管瓣膜植入，则再次手术理论上是不必要的。尽管在这种产品中未实施，然而瓣中瓣技术是可行的[11]。

44.6　结果

Melody 瓣的短期随访效果良好，LVOTO 的发生概率约为 10%[10,12]。通过保证球囊扩张的方法，术后 4 年瓣膜的功能及跨瓣压差良好。瓣周漏及 LVOTO 仍然需要术后密切随访，两者均可通过介入导管治疗，而严重的 LVOTO 需要再次开胸手术（图 44-5）。对于未来产品设计改良的方向是，设计更合理的二尖瓣位缝合瓣架，以防止瓣周漏，设计更短的瓣膜，以防止 LVOTO。

尽管实施了二尖瓣瓣膜置换手术，很多患儿仍然因为左室收缩、舒张功能不全等并发症而治疗失败，因此哪怕瓣膜功能良好，这类疾患的病死率仍然是偏高的。因此，密切随访是非常必要的。

结 论

Melody 瓣膜的二尖瓣置换具有很多潜在的优势,包括较好的血流动力学、瓣膜偏小、可扩张性等,临床应用上效果是满意的。因为这个瓣膜最初的设计并非用于二尖瓣位,为了防止 LVOTO 和瓣周漏,相应的修剪是有必要的。术后需要密切随访,如果术后跨瓣压差升高,建议行经导管介入扩张。

参考文献

[1] Myers PO, Baird CW, Del Nido PJ, et al. Neonatal Mitral Valve Repair in Biventricular Repair, Single Ventricle Palliation, and Secondary Left Ventricular Recruitment: Indications, Techniques, and Midterm Outcomes. Front Surg. 2015; 2: 59.

[2] Caldarone CA, Raghuveer G, Hills CB, et al. Long-term survival after mitral valve replacement in children aged <5 years: a multi-institutional study. Circulation. 2001; 104: I143-147.

[3] Brizard CP, d'Udekem Y, Eastaugh LJ, et al. Intra-annular mitral valve replace-ment in neonates and infants. J Thorac Cardiovasc Surg. 2015; 149: 390-392. e1.

[4] Brown JW, Ruzmetov M, Rodefeld MD, et al. Mitral valve replacement with Ross II technique: initial experience. Ann Thorac Surg. 2006; 81: 502-507; discussion 507-508.

[5] Pace Napoleone C, Oppido G, Angeli E, et al. Ross-kabbani operation in an infant with mitral valve dysplasia. Cardiol Res Pract. 2009; 2009: 593659.

[6] Kabbani S, Jamil H, Nabhani F, et al. Analysis of 92 mitral pulmonary autograft replacement (Ross II) operations. J Thorac Cardiovasc Surg. 2007; 134: 902-908.

[7] Selamet Tierney ES, Pigula FA, Berul CI, et al. Mitral valve replacement in infants and children 5 years of age or younger: evolution in practice and outcome over three decades with a focus on supra-annular prosthesis implantation. J Thorac Cardiovasc Surg. 2008; 136: 954-961, 961 e1-3.

[8] Hasan BS, McElhinney DB, Brown DW, et al. Short-term performance of the transcatheter Melody valve in high-pressure hemodynamic environments in the pulmonary and systemic circulations. Circ Cardiovasc Interv. 2011; 4: 615-620.

[9] Quinonez LG, Breitbart R, Tworetsky W, et al. Stented bovine jugular vein graft (Melody valve) for surgical mitral valve replacement in infants and children. J Thorac Cardiovasc Surg. 2014; 148: 1443-1449.

[10] Hofmann M, Dave H, Hubler M, Kretschmar O. Simplified surgical-hybrid Melody (R) valve implantation for paediatric mitral valve disease. Eur J Cardiothorac Surg. 2015; 47: 926-928.

[11] Cullen MW, Cabalka AK, Alli OO, et al. Transvenous, antegrade Melody valve-in-valve implantation for bio-prosthetic mitral and tricuspid valve dysfunction: a case series in children and adults. JACC Cardiovasc Interv. 2013; 6: 598-605.

[12] Abdullah I, Ramirez FB, McElhinney DB, et al. Modification of a stented bovine jugular vein conduit (melody valve) for surgical mitral valve replacement. Ann Thorac Surg. 2012; 94: e97-98.

主动脉支架植入的复合技术 45

埃文·然

45.1 引言

绝大多数的主动脉支架可以简单且安全地使用经皮股动脉逆行植入[1]。然而,有几种情况下,复合治疗行主动脉支架植入可能是最好的选择,或者是唯一的选择。这些情况包括:

1. 新生儿或小婴儿,有严重的主动脉缩窄或手术禁忌证,不适合行经球囊血管成形术。
2. Norwood Ⅰ期手术后拟行 Glenn 手术时主动脉缩窄复发。
3. 任何年龄有限或缺乏足够的外周血管通路。

在这些情况下,主动脉支架复合植入的优势包括:避免损伤髂动脉;可以在小婴儿上使用更大的具有"生长"潜能的支架,以及放置该支架合适的鞘管;技术上更直接、更简单;避免植入期间血流动力学不稳定;避免手术和介入导管治疗的双重并发症的发病率。

45.2 技术要点

主动脉支架复合植入术可以在手术室、导管室或复合手术室中进行,这取决于具体临床情况和相关设备。一般来说,该操作不需要体外循环下进行。操作要点为通过外科途径开胸,使用胸骨正中开胸(暴露升主动脉)或切开动脉暴露的方式,为心脏介入医生创造治疗途径。与传统经皮主动脉逆行穿刺介入的方法不同,通过外科操作暴露目标血管是顺行的方法,可以准确显露血管使鞘管与支架可以准确、简单地置入,所获得的动脉造影影像质量高。与其他的复合治疗手术一样,外科医生通过在动脉血管上作荷包缝合，切开置入鞘管，鞘管置入部位需要远离目标，使球囊扩张前可以完整显露支架及球囊的近端。不需要使用长鞘管，因为球囊支架只需要在一个相对较直的鞘管中前进数厘米，当鞘管到达目标部位后，应手推造影剂对相应的动脉进行造影，获得主动脉弓直径、主动脉缩窄情况、膈肌水平的主动脉直径以及需要植入支架的血管影像。由于参与治疗的医护团队人数较多，工作区域较小，因此通常使用单相动脉造影，介入操作较为简单。球囊的选择与经皮支架植入的方法相同，使大小与正常主动脉弓匹配，膈肌水平的主动脉直径作为球囊大小的上限。通常我们尽量选用最短的支架处理目标病变，以最大限度地保证支架的稳定性，然后，通过右冠状动脉导管置入0.89 mm的导丝，导丝的头端送入降主动脉，以保证轨道的稳定性，选用与远端动脉内径相近的支架，经导丝将球囊和支架送达病变部位。再次通过血管造影来确定球囊和支架的位置，缓慢扩张球囊，最后完成支架植入。与传统逆行经皮介入的方法相比，这种方法置入的球囊导管更为准确、稳定，因此我们不常规经右心室表面放置起搏导线，也不需要使用球囊中球囊（balloon-in-balloon）的技术来对支架进行扩张。支架扩张后，将球囊导管撤离，再次行血管造影，导丝留置于体内，如需要再次进行支架扩张，可通过该导丝置入更大、压力更高的球囊导管。使用比鞘管细的导管，测量支架上方及下方的压力数据，当获得的结果满意时，撤出导丝及鞘管，由外科医生修补缝合动脉切口。

45.2.1　Norwood Ⅰ期手术后主动脉支架植入的复合治疗

主动脉残余梗阻或主动脉再狭窄是左心发育不良综合征（HLHS）患儿接受Norwood Ⅰ期手术后的常见问题，其发生率为11%～37%[2,3]。原因包括外科技术因素，以及首次手术对残余动脉导管组织切除不足。

因为Norwood Ⅰ期手术后特殊的血液循环，主动脉梗阻对于患儿的预后影响巨大，可引起心脏后负荷持续性的增加，对于单心室功能以及后续的姑息手术造成不利影响。对于这种情况的主动脉狭窄解剖特点呈多样化，血管造影显示由典型的局限性主动脉缩窄，到广泛、弥漫、长段的狭窄，这可能是由于首次主动脉补片扩大的失败蔓延至主动脉峡部造成。外科手术对于主动脉弓远端的重建十分困难，也未必奏效。不管是单纯的主动脉狭窄矫治或同期行Glenn手术，都有可能会增加死亡率和并发症的发生[4]。而球囊血管成形术常常可能失败，甚至是带来其他的风险[5,6]，术后主动脉再缩窄的发生率高达17%,且往往发生在术后第1年[7]。经导管介入治疗理论上是有吸引力的,然而也面临各种挑战,通过小婴儿的动脉通路逆行性放置动脉支架,受到外周动脉直径的限制,不利于使用直径较大的支架。为了解决这个问题,部分术者采取经静脉通路置入支架,因为这些患儿存在特有的姑息手术史血液循环特殊,但是我们发现患儿往往难以耐受粗硬的导丝、鞘管以及球囊支架穿过功能性房室瓣(三尖瓣)和半月瓣(新-主动脉瓣)。

基于以上原因,我们采用复合治疗的方法,在行 Glenn 手术时,同期进行主动脉支架植入[8]。在大部分中心,双向 Glenn 手术于患儿3～6月龄实施,往往也是严重主动脉弓狭窄需要外科处理的时期。使用复合治疗手段同期植入支架具有许多潜在的优点,避免了再次游离弓部远端及峡部的外科操作,因此最大限度避免了喉返神经、迷走神经及胸导管的损伤,这对于单心室患儿尤为重要,因为这些患者往往存在声带及膈肌的轻度麻痹,乳糜胸也是难以耐受的。复合手术与经皮介入相比避免了严重的动脉损伤等并发症,可在特定部位精确地植入支架,可在婴儿中植入适用于成人大小的支架,操作简单且无明显血流动力学干扰。复合治疗可与双向 Glenn 手术同期进行,避免了再次介入操作及麻醉的风险,同时我们已证明再次支架扩张是安全、有效的[8,9]。

45.2.1.1 技术要点(图 45-1)

复合手术的典型适应证为接受 Norwood I 期手术后主动脉再缩窄,经球囊血管成形术失败的患者,手术时机与 Glenn 手术同期进行。通过胸骨正中切口,于重建的升主动脉上作荷包缝合,置入6—10F 的鞘管至弓部,鞘的侧孔可用于选择性血管造影和动脉压力监测。在 X 线引导下,0.89 mm 的导丝通过狭窄部位直至降主动脉,将适用于成人大小的支架手工安装于球囊上,并共同沿着导丝通过弓部远端的狭窄区域,该操作由于导管路径短,不需要使用长导丝。待血管造影确定位置后,按传统方式扩张支架,再次进行血管造影,并测定相关血流动力学数据,然后拔出导丝及导鞘管,缝合动脉切口。

45.2.1.2 经验分析

我们在6例患儿上实施了该手术[8],平均年龄为5.6个月(0.5～12.9个月),平均体重为5.8 kg(2.9～7.7 kg)。5例患儿曾接受球囊血管成形术,手术年龄为2.8个月(2.1～3.5个月),5例患儿在术前存在中度单心室功能不

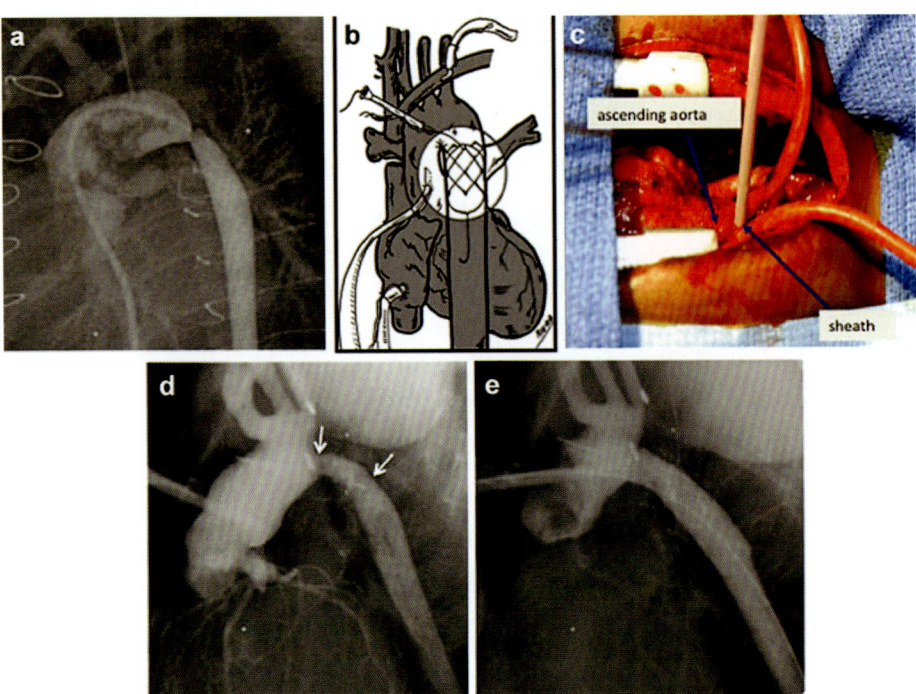

图 45-1　1 例 4 月龄患儿,Norwood Ⅰ期术后 3 个月发现严重的主动肺再缩窄的,在 Glenn 手术同期行主动脉支架植入的复合治疗(a);他曾接受经导管顺行球囊血管成形术,然而依然存在严重的主动脉狭窄。在行 Glenn 手术时,将 9F 的鞘管置入升主动脉(b、c),通过侧孔行动脉造影(d)显示峡部长段发育不良(箭头所示),植入适用于成人大小的支架(e)

全。球囊直径为 7～10 mm,鞘管大小为 6—10F。全身麻醉下术后主动脉缩窄部位的峰值压差从平均 29 mmHg(14～46 mmHg)降至 1 mmHg(0～3 mmHg)($P<0.05$)。支架植入后,主动脉缩窄部位的平均直径从 3.5 mm(2～5.4 mm)增长至 7.3 mm(5.5～10 mm)($P<0.05$),直径平均增长幅度为 120%(83～250),无早期、晚期术后并发症。其中 1 例,也是年龄最小的患儿,术后出现一过性的心动过缓、低血压、室上性心动过速。所有患儿均无血管切开部位的并发症。5 例患者随后接受心导管检查,首次复查心导管检查的时间 17.8 个月(6.3～33.6 个月),平均体重为 11.1 kg(7.3～15.8 kg),平均年龄为 24.5 个月(13.6～39.8 个月)。其中 4 例患者在首次心导管检查中出现主动脉再缩窄,平均压差增加至 24.5 mmHg(13～40 mmHg),主要原因为动脉管腔的生长发育,在接受支架再扩张术后,梗阻得以缓解,另外 1 例患儿虽然没有明显的再梗阻,但为了保证生长发育需要,也做了支架再扩张术。选用直径为 8～12 mm 的球囊,平均最大扩张压力为 10.9 个大气压,峰

值压差降至 2.8 mmHg(0~7 mmHg)($P<0.05$),支架部位狭窄段平均直径由 5.7 mm(3.2~8 mm)增加至 9.4 mm(6.7~12 mm),直径平均增长幅度为 80%(25%~162%)。长期随访中,仅有 50%的患者生存,生存的 3 例患者成功接受 Fontan 手术,支架功能良好。

45.2.2 血管直径较小或血管通路受限的复合主动脉支架植入术

新生儿期的主动脉缩窄首选外科手术治疗,短期、长期预后良好,然而对于小于 1.5 kg 的早产儿,病死率明显升高[10~12]。持续滴注前列腺素 E1 可使这些低体重儿继续生长,然而在某些病例可能出现高排量心衰、肺循环充血、末端循环障碍以至于坏死性肠炎,这些严重的并发症提示早期解剖根治的必要性。尽管经皮支架植入术技术可行,但是血管损伤的并发症难以避免[13,14],因此,我们可以采用一种姑息性手术,用复合手段在主动脉缩窄部位植入支架,该方法通过胸骨正中开胸或颈动脉切口来完成[15,16]。在操作技术上,与前述的支架植入大致类似,主要的不同点在于这些病例的血管较小(包括主动脉),目前的病例报道中,仅仅可以植入大小为 5~6 mm 的小冠脉支架。因此,这项技术仅是姑息性治疗方案,随后必须行外科手术解剖矫治,同时拔除支架,基于以上原因,这项技术应选用最短的支架,同时需要与外科手术团队及患儿家属一起制订密切、系统的治疗方案。这项治疗手段被认为是某些早产新生儿主动脉缩窄的救命方案,而最新的可降解支架和可扩张支架,可能会给这项技术带来巨大的改进。

最后,随着复杂先天性心脏病患者的生存期延长,越来越多的再次手术需要实施,我们遇到了一些很罕见的无血管通路需要经主动脉介入的成人病例。这类患者中使用复合治疗的方法,不管是通过胸骨正中切口或颈动脉切开入路,都可使这类患者避免了高风险的再次手术(图 45-2)。

参考文献

[1] Forbes TJ, Kim DW, Du W, et al. CCISC Investigators. Comparison of surgical, stent, and balloon angioplasty treatment of native coarctation of the aorta: an observational study by the CCISC (Congenital Cardiovascular Interventional Study Consortium). J Am Coll Cardiol. 2011.

[2] Bartram U, Grunenfelder J, Van Praagh R. Causes of death after the modified Norwood proce-dure: a study of 122 postmortem cases. Ann Thorac Surg. 1997; 64: 1795-1802.

[3] Zellers TM. Balloon angioplasty for recurrent coarctation of the aorta in patients following staged palliation for hypoplastic left heart syndrome. Am J Cardiol. 1999; 84: 231-233.

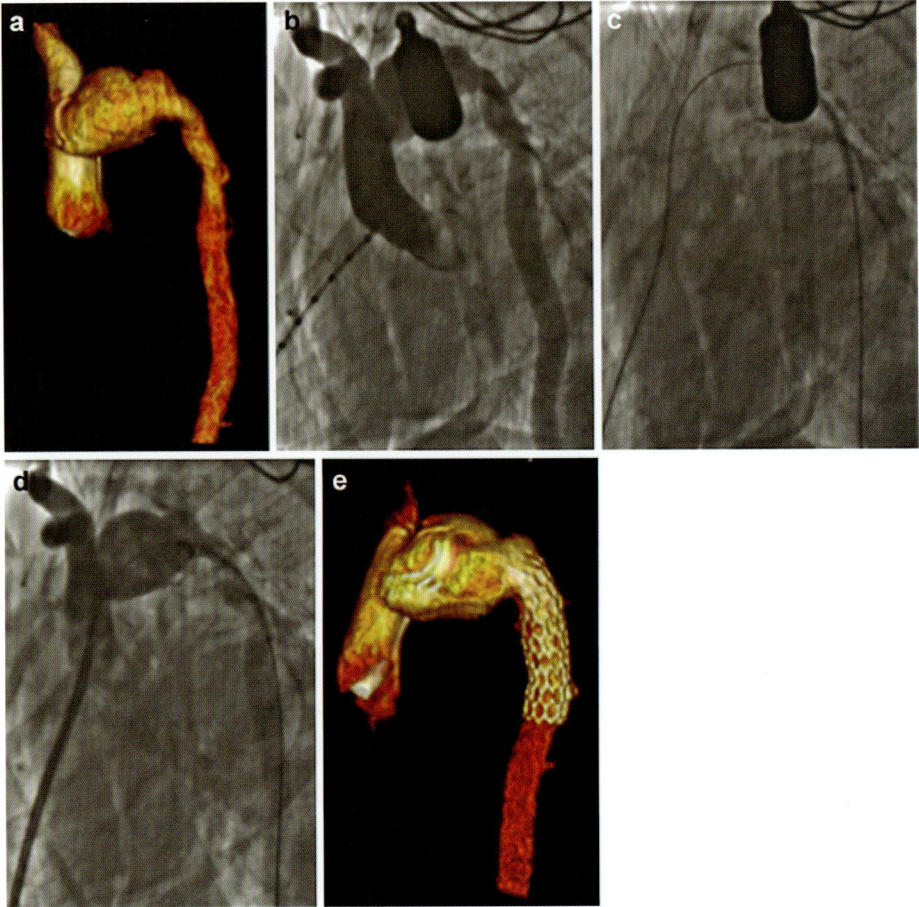

图45-2 15岁复发性主动脉缩窄患者行主动脉支架复合治疗1例,患者双侧髂动脉、左侧颈总动脉闭塞。通过胸骨正中切口暴露升主动脉置入鞘管,通过主动脉缩窄长段狭窄区域,行三维动脉造影(a),同时获得二维造影影像图片(b)。0.89 mm导丝通过狭窄区域,置入一适用于成人大小的支架(c),通过导管鞘侧孔作动脉造影确认支架的位置(d),植入支架后,再次复查3D动脉造影(e)显示狭窄段矫治良好,无主动脉壁损伤

[4] Anderson JB, Beekman 3rd RH, Border WL, et al. Lower weight-for-age z score adversely affects hospital length of stay after the bidirectional Glenn procedure in 100 infants with a single ventricle. J Thorac Cardiovasc Surg. 2009; 138: 397-404.

[5] Chessa M, Dindar A, Vettukattil JJ, et al. Balloon angioplasty in infants with aortic obstruction after the modified stage I Norwood procedure. Am Heart J. 2000; 140: 227-231.

[6] Soongswang J, McCrindle BW, Jones TK, et al. Outcomes of transcatheter bal-loon angioplasty of obstruction in the neo-aortic arch after the Norwood operation. Cardiol Young. 2001; 11: 54-61.

[7] Zeltser I, Menteer J, Gaynor JW, et al. Impact of re-coarctation following the Norwood operation on survival in the balloon angioplasty era. J Am Coll Cardiol. 2005; 45: 1844-1848.

[8] Kutty S, Burke R, Hannan R, et al. Hybrid aortic reconstruction for treatment of recur- rent aortic obstruction after stage 1 single ventricle palliation. Catheter Cardiovasc Interv. 2011;

78: 93-100.
- [9] Stanfill R, Nykanen DG, Osorio S, et al. Stent implantation is effective treatment of vascular stenosis in young infants with congenital heart disease: acute implantation and long-term follow-up results. Catheter Cardiovasc Interv. 2008; 71(6): 831-841.
- [10] Sudarshan CD, Cochrane AD, Jun ZH, et al. Repair of coarctation of the aorta in infants weighing less than 2 kilograms. Ann Thorac Surg. 2006; 82: 158-163.
- [11] Bove T, Francois K, De Groote K, et al. Outcome analysis of major cardiac operations in low weight neonates. Ann Thorac Surg. 2004; 78: 181-187.
- [12] Karamlou T, Bernasconi A, Jaeggi E, et al. Factors associated with arch reintervention and growth of the aortic arch after coarctation repair in neonates weighing less than 2.5 kg. J Thorac Cardiovasc Surg. 2009; 137: 1163-1167.
- [13] Gorenflo M, Boshoff D, Heying R, et al. Bailout stenting for critical coarctation in premature/critical/complex/early recoarcted neonates. Catheter Cardiovasc Interv. 2010; 75: 553-561.
- [14] Sutton N, Lock JE, Geggel RL. Cardiac catheterization in infants weighing less than 1.500 grams. Catheter Cardiovasc Interv. 2006; 68: 948-956.
- [15] Davenport JJ, Lam L, Whalen-Glass R, et al. The successful use of alternative routes of vascular access for performing pediatric interventional cardiac catheterization. Catheter Cardiovasc Interv. 2008; 72(3): 392-398.
- [16] Cools B, Meyns B, Gewillig M. Hybrid stenting of aortic coarctation in very Low birth weight premature infant. Catheter Cardiovasc Interv. 2013; 81: E195-198.

其他复合技术：法洛四联症的治疗 46

弗拉迪米罗·L.比达,阿尔维斯·瓜里恩托和乔瓦尼·斯泰林

目前在很多心脏中心常规的法洛四联症矫治术风险相对较低。经心室跨瓣环补片仍是最常用的手术方法[1]。最近,经右心房切口入路再次成为一些中心首选的方法,术后早期和中期获得了良好的效果[2]。经右心房切口入路矫治术可以使肺动脉瓣下泵功能损伤最小化,避免影响心脏远期的功能。

后续研究表明,使用跨瓣补片会造成肺动脉瓣关闭不全,引起慢性右心室容量超负荷,导致进展性的右心室扩张和功能不全[3]。

近几年,为了保留肺动脉瓣(PV)的功能,部分外科医生提出了一些保留PV的技术[4-8]。自 2007 年起,在早期常规的经心房/经肺动脉矫治术的基础上,我们结合新的 PV 保留技术,通过经导管球囊扩张术和其他 PV 重建策略,治疗肺动脉环发育不良(图 46-1)。

46.1 肺动脉瓣保留技术

修复右室流出道时,纵行切开主肺动脉(MPA),检查 PV 并根据其大小评估有效的 PV 开口直径。由于 PV 狭窄的存在,需要在每个瓣膜交界部位行瓣膜交界切开,往下直至瓣下区域。然后,根据瓣膜的大小估计瓣环的直径。注意在球囊扩张前后,需分别经右心房、三尖瓣入路切除右室流出道肥厚肌束,并进一步跨 PV 环经肺动脉入路切除残留肌束组织,避免肺动脉瓣下右室流出道梗阻。

满意的肥厚肌束切除术后(通过联合肺动脉瓣下的肌肉切开/切除术),将球囊导管穿过 TV 和 PV 开口,切开 MPA 固定其尖端,充涨球囊直至内压达到 10 个大气压,直视下进行经导管的肺动脉瓣球囊扩张术[4,6-8](图 46-2)。我们使用短的(2 mm)高压(>10 个大气压)非顺应性球囊,其型号根据患者

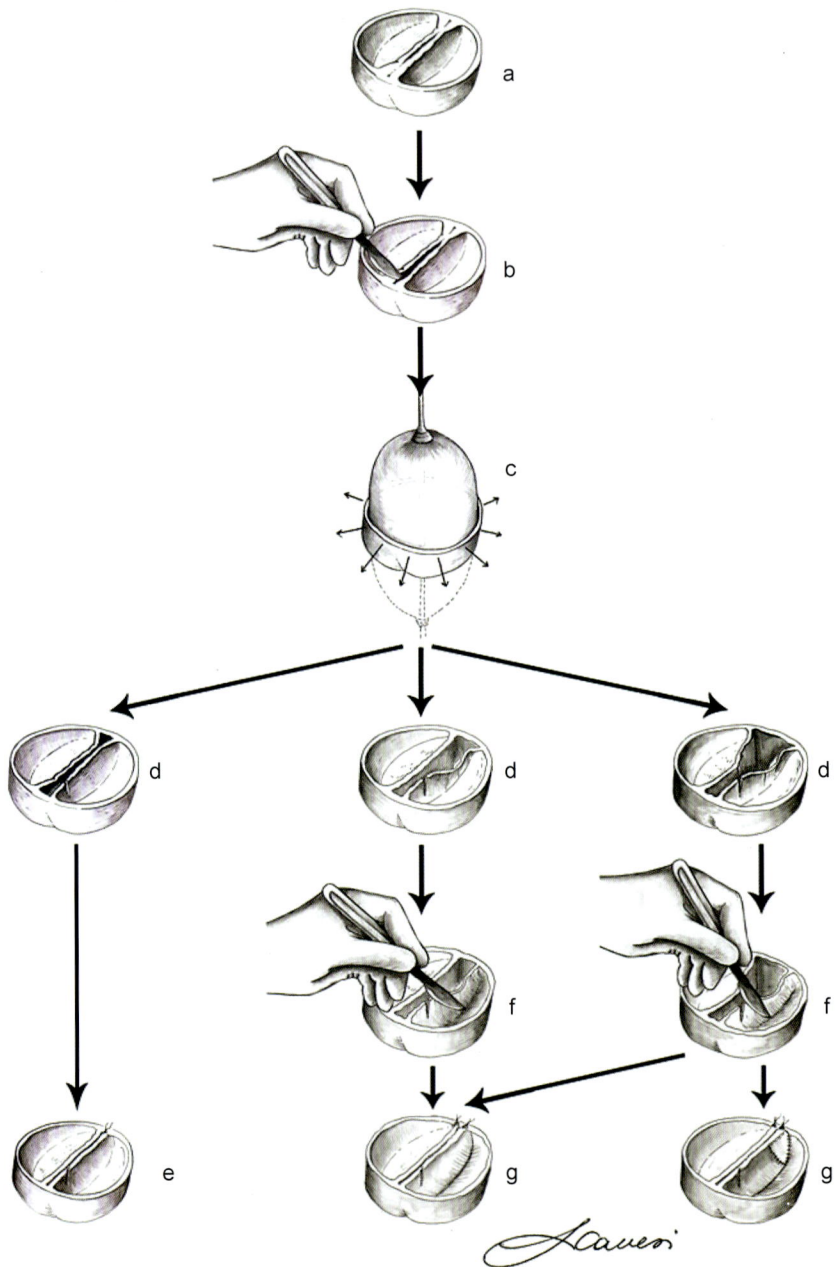

图 46-1 在 PV 球囊扩张术基础上实施各种方法的 PV 成形术的步骤：(a) PV 发育不良，瓣膜交界融合（有效 PV 开口），(b) PV 交界切开术（真正的最初 PV 环直径），(c) PV 球囊扩张术，(d) 最终 PV 环直径，(e) 简单的进一步 PV 成形术（包括 PV 瓣叶修复和再悬吊），以及 (f～g) 复杂的额外 PV 成形术，包括 PV 瓣叶分层 (f) 必要时行补片扩大和再悬吊 (g)

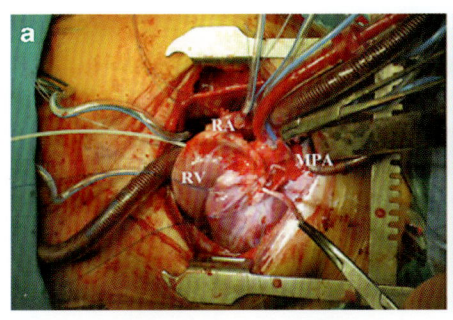
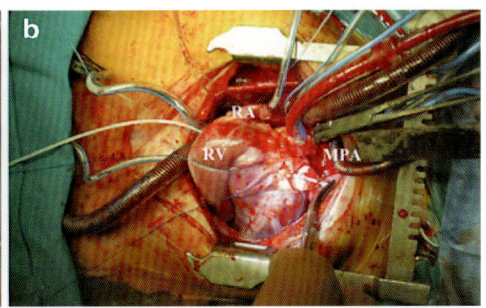

图 46-2　图片显示术中肺动脉瓣球囊扩张。球囊导管通过右心房(RA)和三尖瓣插入肺动脉瓣环。RV：右心室，MPA：主肺动脉

PV 开口大小与体表面积比值换算而来。当 PV 有效开口特别狭窄(Z 值<-3)时，我们采用"串联球囊扩张策略"，通过使用直径不断增大的球囊，使得 PV 环逐渐扩张，直至达到体表面积对应的理想尺寸。

当 PV 有效开口特别狭窄(Z 值<-3)时，在扩张后需要对 PV 进行进一步的手术，以修复任何可能的存在瓣膜损害，获得满意的瓣膜功能。在大多数情况下，PV 瓣叶的修复和再悬吊是足够的(简单的 PV 成形术)；然而，严重的情况下，球囊延伸至 PV 瓣膜交界，导致瓣叶不足以覆盖新的 PV 环区域，则可能需要更复杂的 PV 成形术，包括 PV 瓣尖分层(图 46-1)。另外我们需要削薄这些患者增厚的 PV 瓣尖。用手术刀仔细对交界处的每个 PV 瓣尖的基底进行分层，延伸瓣膜对合区域，必要时可能将重建的瓣叶面积向下延伸至 RV 心肌。随后，延伸的瓣尖被再悬吊，建立新的 PV 瓣膜交界。某些特定情况下，可通过使用小三角形的假体(生物)补片以增大 PV 瓣尖，然后再悬吊(图 46-1，图 46-3 和图 46-4)。必要时可以用自体心包补片

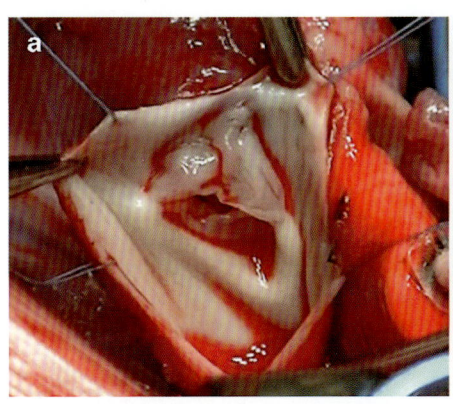
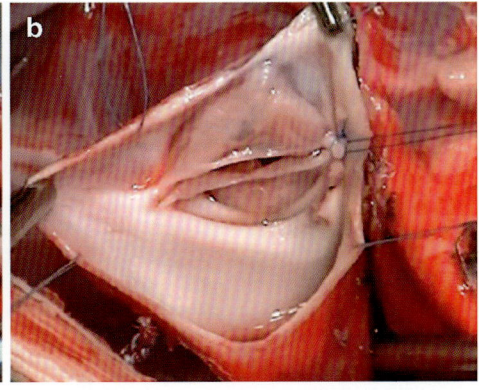

图 46-3　5 个月的法洛四联症男性患儿，图片显示术中探查肺动脉瓣的初始直径(6 mm)(a)；保留 PV 操作后的最终直径(10 mm)(b)

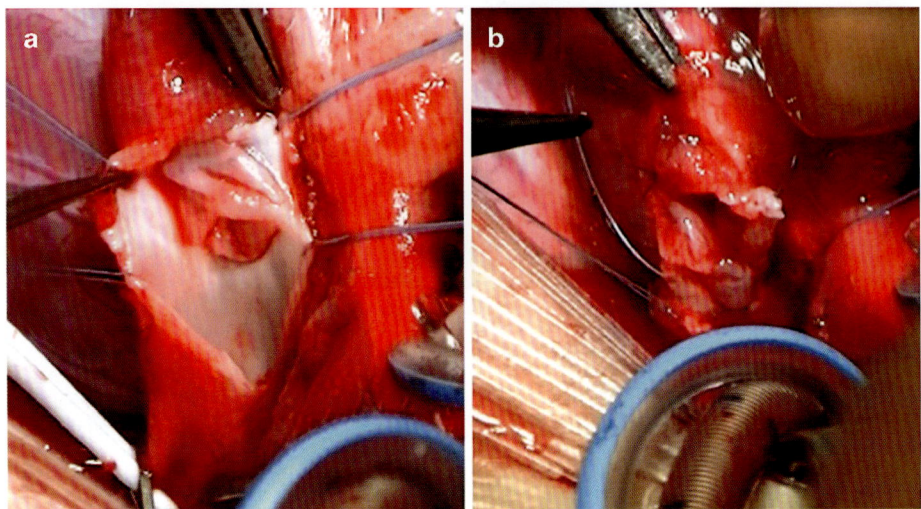

图 46-4　4 个月大的法洛四联症男性患者,图片显示术中探查肺动脉瓣的初始直径(3.5 mm)(a);保留 PV 操作后的最终直径(10 mm)(b)

扩大 MPA,该补片固定于 PV 环下、RVOT 心外膜上,可以避免潜在的早期或晚期收缩对重建的 PV 结构的损害。

术中行 PV 球囊扩张的目的为:① PV 瓣环的 Z 值为 0;② 彻底切除肺动脉瓣下的肌束;③ 手术结束时右心室压力达到体循环压力的一半[4,6-8]。

参考文献

[1] Al Habib HF, Jacobs JP, Mavroudis C, et al. Contemporary patterns of management of tetralogy of Fallot: data from the Society of Thoracic Surgeons Database. Ann Thorac Surg. 2010; 90: 813-819.

[2] Stellin G, Milanesi O, Rubino M, et al. Repair of tetralogy of Fallot in the first six months of life: transatrial versus transventricular approach. Ann Thorac Surg. 1995; 60: 588-S591.

[3] Lee C, Lee CH, Kwak JG, Kim SH, Shim WS, Lee SY, Jang SI, Park SJ, Kim YM. Factors associated with right ventricular dilatation and dysfunction in patients with chronic pulmonary regurgitation after repair of tetralogy of Fallot: analysis of magnetic resonance imaging data from 218 patients. J Thorac Cardiovasc Surg. 2014; 148(6): 2589-2596.

[4] Bacha E. Valve-sparing options in tetralogy of Fallot surgery. Semin Thorac Cardiovasc Surg Pediatr Card Surg Annu. 2012; 15: 24-26.

[5] Vida VL, Padalino MA, Maschietto N, et al. The balloon dilation of the pulmonary valve during early repair of tetralogy of Fallot. Catheter Cardiovasc Interv. 2012; 80: 915-921.

[6] Vida VL, Guariento A, Castaldi B, et al. Evolving strategies for preserving the pulmonary valve during early repair of tetralogy of Fallot: mid-term results. J Thorac Cardiovasc Surg. 2014; 147: 687-694; discussion 694-696.

[7] Vida VL, Zucchetta F, Padalino MA, et al. Pulmonary valve-sparing technique in patients with tetralogy of Fallot and anomalous coronary artery crossing the infundibulum. J Heart Valve Dis. 2013; 22: 425-427.

[8] Vida VL, Angelini A, Guariento A, et al. Preserving the pulmonary valve during early repair of tetralogy of Fallot: anatomic substrates and surgical strategies. J Thorac Cardiovasc Surg. 2015; 149(5): 1358-1363. e1.

47 其他复合技术：右心室-肺动脉复合管道重建

詹弗兰科·布泰拉，马里奥·卡尔米纳蒂和
亚历山德罗·费吉奥拉

法洛四联症合并肺动脉闭锁可能存在不同程度的肺动脉发育不良，肺动脉的发育情况是该疾病治疗及预后的关键。在肺动脉发育不良的病例中，手术方案的选择包括改良 Blalock-Taussig 分流或右心室流出道管道重建。我们采用了一种新的复合方法，用于一些外科手术方案不可行的情况[1]。

1 例 2 天 2.2 kg 的新生儿进行了心导管检查，显示存在肺动脉闭锁/室间隔缺损，肺动脉共汇的直径为 2.5 mm，Nakata 指数为 50 mm/m^2，肺流血由左锁骨下动脉发出的主肺动脉侧支血管供应（图 47-1a），患儿血氧饱和度约为 60%，外科手术风险太大。经口气管插管全身下麻醉下，采用胸骨正中切口，使用 21 号针，直视下从右心室壁无血管区穿刺，将插管朝向闭锁的右心室流出道（RVOT）和发育不良的肺动脉主干（图 47-1b）。送入 1 根 0.021 英寸 21 cm 长的标准导丝，进一步将一条 5F 儿科导管鞘沿导丝穿过闭锁的 RVOT 和肺动脉主干（图 47-1c 和 47-1d）。交换 0.35 mm 的冠脉导丝，植入 3.5 mm×19 mm 的 JOSTENT Graft Master 冠状动脉支架（图 47-1e）。术后血管造影显示支架定位良好（图 47-1f）。直视下无出血，支架定位满意（图 47-1g），血氧饱和度上升至 90%，总手术时间为 60 min，术后无异常。在 3 个月的随访中，患儿体重增加至 5 kg，血氧饱和度为 85%，支架内血流畅通（图 47-1h），此后，患儿需要再进行几次经导管的肺动脉修复和外科手术 RVOT 切开术，并最终为 VSD 修补术做好准备。

冠状动脉支架的复合植入术可能是治疗肺动脉发育不良的小新生儿的可行方法。

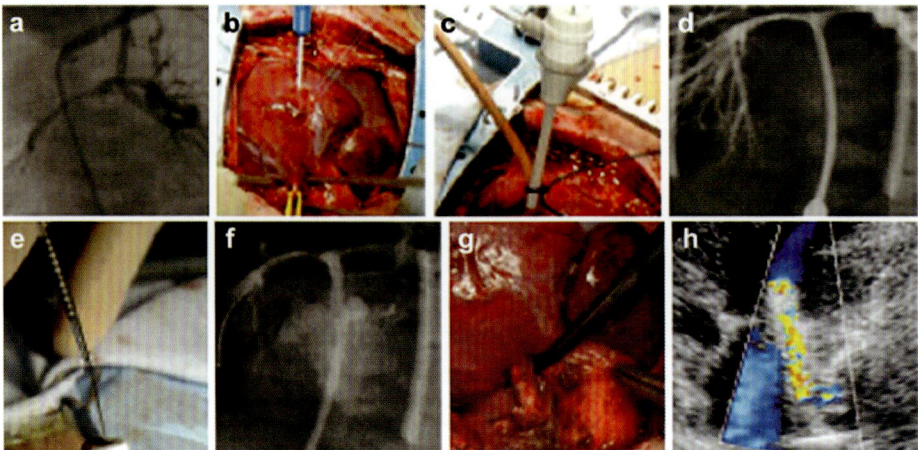

图47-1 图片在《European heart Journal》杂志上发表

参考文献

Butera G, Abella R, Carminati M, et al. Perventricular implantation of a right ventricular-to-pulmonary artery 'conduit'. Eur Heart J. 2009；30(17)：2078.

室间隔缺损创建和扩大的复合手段 48

弗朗克·F.英

48.1 引言

临床上需要创建或扩大室间隔缺损(VSD)的病例相对较少。通常是在出生或进行姑息性手术时,通过该手术获得足够大的 VSD,从而满足类单心室疾病[多数为右心室双出口(DORV)],体循环的需求。随着患儿的成长,VSD 跨隔压差可能逐渐增大,成为限制性 VSD,同时伴随心室功能下降。治疗方法包括外科手术或经导管 VSD 创建或扩大术。外科手术为首选,但是往往并发症发生率高,风险大[1,2]。近年来,随着经导管技术逐渐发展,提供了另一种治疗选择。经导管 VSD 扩大术相对直接,仅需将导丝穿过现有的 VSD,然后行球囊扩张和支架植入术。而 VSD 创建术的技术难度相对较大,需要经室间隔肌部进行穿刺,送入导丝,再进行球囊扩张和支架植入术[3,4]。2006 年,Meadows 首次报道了在 8 例患儿中采用该技术,其中 5 例为 VSD 创建术,3 例为 VSD 扩大术。3 例患儿在术前曾进行过外科左心室减压手术,治疗后跨室间隔压差从 76.9 mmHg 降至 20.3 mmHg。在最新的随访中,尽管在所有支架内都血流通畅,但由于心肌肥厚并延伸超过支架的边缘,导致大多数病例出现再梗阻。因此,该研究认为在高风险的病例中,经导管创建或扩大 VSD 是可行的,再梗阻发生率高,因此可能需要重复干预。

复合技术的出现,为 VSD 创建或扩大提供了第 3 种替代方案。这种技术对婴幼儿特别有利,因为婴儿和幼儿的 VSD 较小和/或心室功能差,因而进行经室间隔穿刺或铺设穿过 VSD 支架输送系统是有技术困难的。据报道,一个 2.9 kg 的婴儿进行了经导管 VSD 支架植入术,术中仅使用了一个小型预装支架,该支架不能进一步扩张以适应机体生长发育的需求[4]。

48.2 复合技术创建或扩大 VSD

在复合手术之前,先进行诊断性心导管检查评估现有的 VSD 和两个心室的功能,仔细测量收缩和舒张期限制性 VSD 周边室间隔的厚度(图 48-1)、RV 和 LV 的大小,两个心室游离壁到该侧 VSD 的距离。应选择大尺寸的支架,因为它具有可进一步扩张的潜能(最大达 18 mm),以适应儿童生长发育的需求。但遗憾的是,目前市面销售的支架对于婴儿室间隔的厚度来说过长,必须折叠到适当的长度(图 48-2),通常使用 Genesis XD 支架,将支架安装在预定直径的球囊上。在手术室,先常规开胸后,复合手术由经食管超声心动图(TEE)成像和 X 线透视法(图 48-3)引导下进行。从 RV 游离壁穿刺,穿刺针朝向 VSD,进入 RV 后,使用 0.035″导丝经穿刺针穿过 VSD

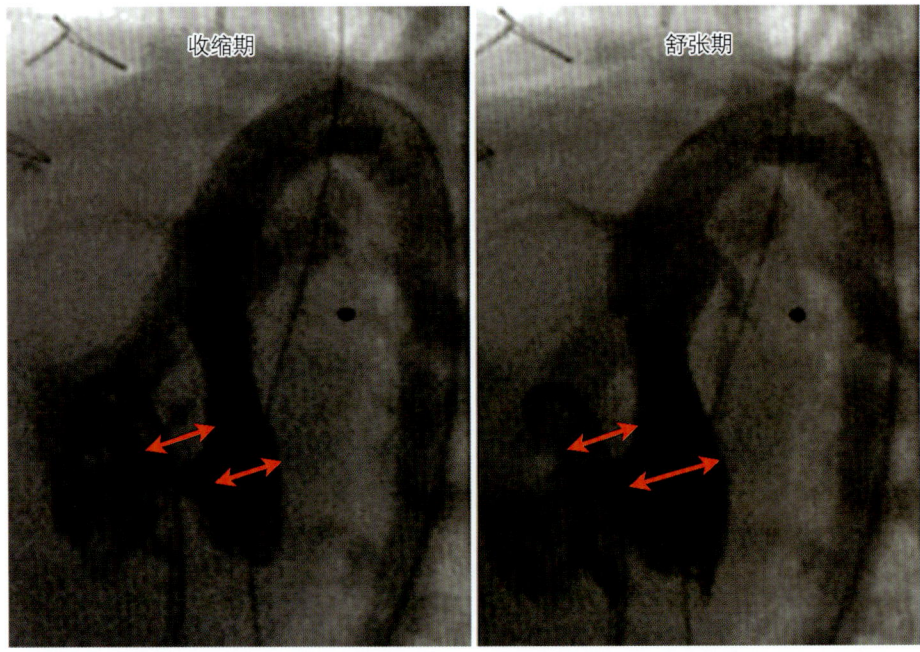

图 48-1 诊断性心导管检查提示:二尖瓣闭锁、左室发育不良、大动脉连接正常、升主动脉大小正常、主动脉缩窄和 VSD(提供体循环血流)所组成的罕见复杂先心病组合。同时合并膈疝与右肺发育不全。最初认为 8 mm 的 VSD 是足够的。初始手术是膈疝修补、主动脉缩窄矫治和肺动脉环缩术。5 周龄(2.9 kg)时,VSD 变成限制性。仔细测量收缩和舒张期室间隔厚度、RV 和 LV 的大小,以确定适当的支架直径和长度,从而确定穿刺针、导管鞘和导丝的安全通路。该病例收缩期和舒张期室间隔的直径均为 9.1 mm,LV 大小为 8.5 mm(收缩期)~10.6 mm(红色箭头),VSD 直径为 3.5 mm(收缩期)~5.7 mm(舒张期),RV 大小 14 mm

48 室间隔缺损创建和扩大的复合手段

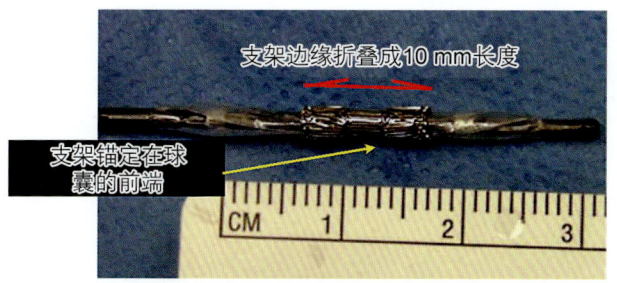

图 48-2 选择 Genesis 1910XD 支架,将两个边缘折回至长度为 10 mm,并安装在直径 8 mm 的球囊上

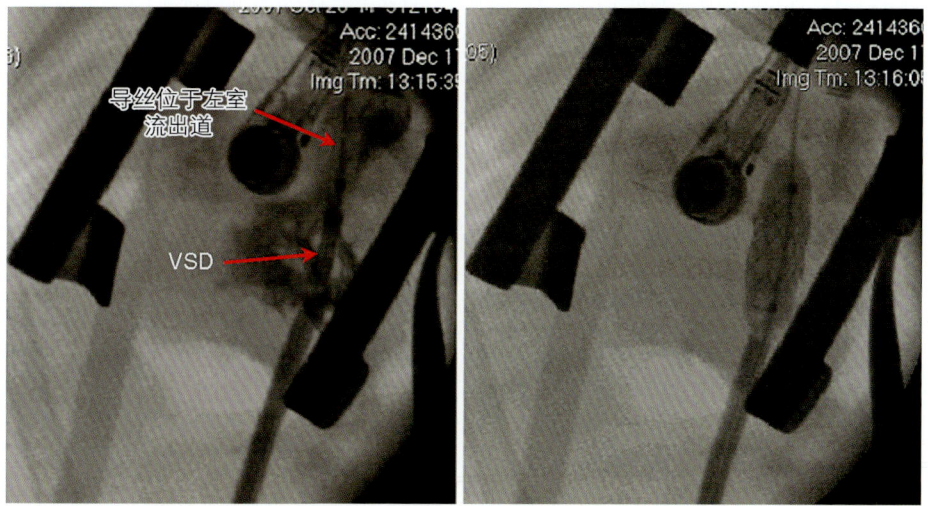

图 48-3 支架和球囊通过在 X 线透视导引下穿过 VSD。如图 48-1 所示,由于 LV 的体积小,导丝定位于左室流出道(LVOT)。一旦定位良好,扩张球囊,在 VSD 处植入支架

进入 LV。根据放置球囊的可用空间,导丝可置于左心室流出道处或在 LV 内打弯。TEE 用于观察导丝的位置,使用 9Fr 的短鞘在 TEE 和 X 线透视的引导下沿导丝穿过 VSD,手推造影剂明确 VSD 和相邻解剖结构的关系。由于体循环血量依赖于 VSD 的分流,一旦鞘管通过 VSD,血压就会下降。因此,在将鞘管置于 VSD 之前,需要先准备好支架和球囊,一旦支架跨过 VSD,应立即球囊扩张植入支架,扩大 VSD 然后球囊迅速放气并移除,完成支架植入。随访中血管造影和 TEE 显示支架植入后 VSD 的分流量增大(图 48-4)。通常,由于 VSD 有足够的分流量,LV 功能和心输出量会立即得到改善。如果创建 VSD,需要使用更长的穿刺针穿过 RV 游离壁,在 TEE 和 X 线透视引导下穿过肌中部室间隔,穿刺位于 LV 后,剩余的手术步骤与上述相似。

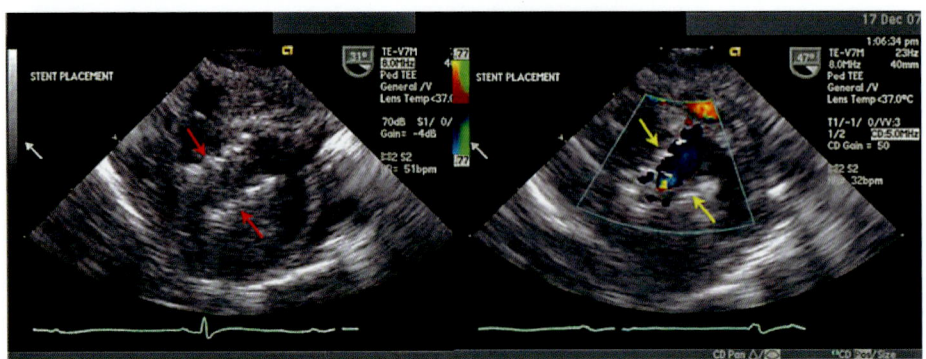

图 48-4　TEE 成像显示撤出了球囊、导丝和导管（红色箭头）后的室间隔支架，彩色多普勒显示穿过 VSD 的血流通畅（黄色箭头）

　　注意需避免使用较小的预装支架。虽然小支架对于婴儿或小孩可能是足够的，但 VSD 必须"生长"与患儿生长发育增加的心输出量相适应。大支架需要折叠以适应婴儿室间隔厚度，并避免向两个心室过度突出，这种折叠需要更大尺寸的输送鞘。复合治疗的优点是较大的鞘管不会对手术造成负面的影响。此外，折叠的支架也增加了对抗室间隔收缩的径向强度，从而使支架回弹最小化。在婴儿或 LV 较小时，导丝可能需要跨过流出道放置。另外，当球囊扩张时，可能会刺激到传导系统，导致短暂的心脏传导阻滞。如果发生完全性房室传导阻滞，需做好心室起搏的准备。

　　在梅多斯（Meadows）等的研究中提及，支架边缘心肌肥厚会引起明显的再梗阻。随着患儿长大，可能需要进一步扩张和/或增加更长的支架。中期随访中，推荐使用心导管和血管造影检查来评估 VSD 支架的功能（图 48-5）。

48.3　总结

　　在 DORV 合并单心室或其他罕见的单心室疾病中，由逐渐限制的 VSD 分流所引起的左心室梗阻很少发生，其可能导致 LV 高压、心室功能受损以及心输出量降低。虽然外科手术和经导管介入手术可以创建或扩大 VSD，但手术风险可能很高。在婴幼儿中，基于患儿的血管条件，常规经导管介入技术可能受限，或仅仅可以使用不能进一步扩大以适应机体生长发育的小支架。复合治疗提供了一种替代方案，但是需要提前进行诊断性心导管检查术，并与心脏外科医生密切合作。虽然这种罕见疾病的长期随访鲜有报

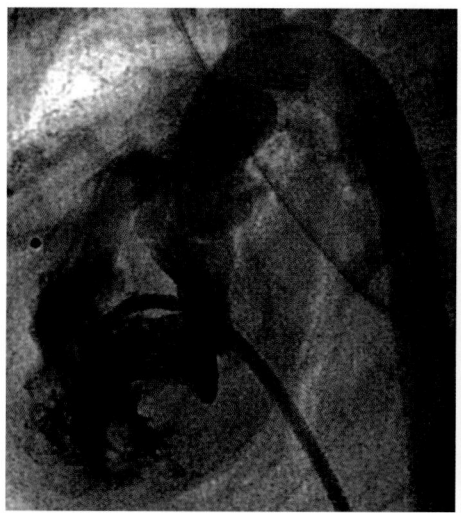 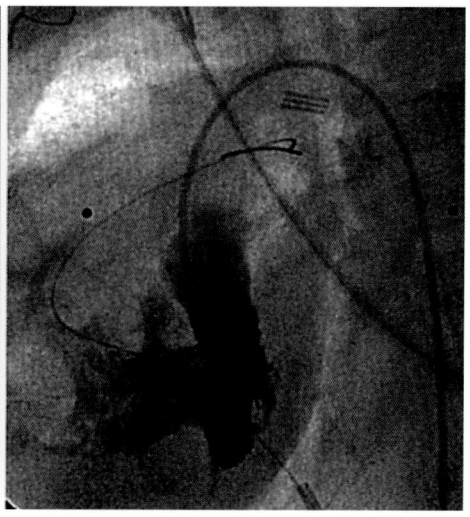

图 48-5　5个月后随访,血管造影显示 VSD 支架内血流通畅,两心室间没有压力阶差

道,但是复合技术已被证实在短期内是安全有效的。更长期、更大样本量的随访对于了解这种复杂疾病及提高治疗效果都至关重要。

参考文献

[1] Aoki M, Forbess JM, Jonas RA, et al. Results of biventricular repair for double-outlet right ventricle. J Thorac Cardiovasc Surg. 1994; 107: 338-350.
[2] Kleinert S, Sano T, Weintraub RG, et al. Anatomic features and surgical strategies in double-outlet right ventricle. Circulation. 1997; 96: 1233-1239.
[3] Meadows J, Pigula F, Lock J, et al. Transcatheter creation and enlargement of ventricu-lar septal defects for relief of ventricular hypertension. J Thorac Cardiovasc Surg. 2007; 133: 912-918.
[4] Lin H, Huddleston C, Balzer DT. Transcatheter Ventricular septal defect (VSD) creation for restrictive VSD in double outlet right ventricle. Pediatr Cardiol. 2013; 34: 743-747.

索 引

B-T 分流　83,90,91,92,177,178,183-186,230
瓣环固定　346-348
瓣膜的球囊扩张　348
瓣中瓣技术　349
不平衡的完全性房室通道　247,251,253,255
产后循环　175
单心室的姑息手术　177
单心室矫治向双心室矫治转换　250
动脉导管　8,39,52,60,67,70-74,81,86,106,117,119,122,175-178,185,186,189-192,195,197-200,203,207,209,217,219,223,231,236,238,241,243,278,279,301,302,306,307,352
动脉导管支架　48,74,160,178,189-191,193,195,198,199,203,216,227,229,231,239,241,243,278,279
二尖瓣　4,14,29,30,33,38-41,44,51-53,67,72,74,75,79,89,90,106,118-121,160,175,196,235-237,239,243,247-252,254,255,304,305,312,324,343,344-350,368
二尖瓣成形　249,343
二尖瓣成形术　247,254,343
二尖瓣狭窄或闭锁　105
二尖瓣置换术　54,343
Fontan 手术　165,185,196,198,200-203,207,211,221,224,260,261,263,282,355
法洛四联症　81,265,275,278,285,293,299,359,361,362,365

房间隔缺损　43,81,91,93,102,111,121-124,129,175,176,193,196,208,216-218,231,243,250,251,253,311,329,330,332
房间隔缺损复合技术　329
房间隔完整　111,118,120,163,192,197,199,203
房间隔支架植入术　106,122-124,126,129,217
肺动脉瓣　8,13,14,16,31,57,59-63,67-71,73-75,79-84,86,87,89-96,149,154,155,160,207,223,231,279,293,337,338,340,341,343,359,361,362
肺动脉瓣保留技术　359
肺动脉闭锁　13,43,59,60,67,122,259,260,276-278,282,285,286,365
肺动脉成形术　259,260,262,263
肺动脉环缩术　115,155,178,189,191,195,198,216,239-241,301,368
肺动脉支架　155,160,200,224,260,263,270,271,281,285,286,289,291-294,341
肺动脉支架治疗　281
肺静脉　30,44,99,100,102,105,106,111,115,118-126,129,175,176,189,192,197,198,201-203,231,236,250,251,274,330,337
复合心导管手术室　167-169
Giessen 复合手术　196
高度限制性房间隔　111
经肝脏入路　149,150

临界左心室 235-238,240,243,244,247,248
Melody 经导管肺动脉瓣 337,340
Melody 人工瓣膜 343
膜周部室间隔缺损 315
脐带穿刺术 147,148
前列腺素 E1 190,191,355
球囊房间隔造口术 191,193,199,207,208,232
三尖瓣 59-63,67,68,73-75,79,83,84,89-94,96,106,119,122,160,178,201,207,223,231,293,302,303,305,315,316,323,353,359,361
三尖瓣反流 60,68,69,73,75,81,83,90,92,94,119,160,163,178,179,319,323
三维旋转血管造影 273
室间隔缺损 81,82,135,155,241,247,251,259,282,285,297,299-307,311,312,315,316,319,329,332,365,367
室间隔缺损创建和扩大 367
室间隔完整的肺动脉瓣闭锁 59,60,63,67,71,89
术毕心血管造影术 265
双向 Glenn 手术 200,253,353
双心室矫治 74,75,84,93,94,178,195,196,200-202,229,237,242,243,248,250-255,273
双心室循环 40,53,54,81,89,93,94,175,235,237-240,243,244,275
胎儿房间隔球囊扩张术 123
胎儿肺动脉瓣成形术 67,79,81-83,90,93,95
胎儿肺动脉瓣疾病 59
胎儿镜 141,148
胎儿镜入路 148
胎儿起搏器治疗 135,136

胎儿心脏干预 1,3-5,7-9,12-18,22,23,47,49,51,54
胎儿循环 79,117,175,189,211,236
胎儿主动脉瓣成形术 43,44,51
胎儿主动脉瓣疾病 29
体外循环 155,160,168,195,200,203,207,211,219,221,227,235,238,260,266-270,281,282,291-293,300-302,304,305,307,312,316,329,347,351
先天性完全性房室传导阻滞 135
心房形态 119,121,122
心肌电极 137,138
心内膜弹力纤维增生症 30,32,33,37,135,136,175,236,243
心内膜电极 136
心内膜纤维弹力组织增生切除 250
心内膜纤维弹性组织增生症 38
心室与冠状动脉交通 71
心外膜电极 137
心脏瓣膜 67,160,300,341
心脏穿刺术 148
心脏穿孔 307
心脏移植 163,177-179,196,197,200-203,213,229,263,300
严重肺动脉瓣狭窄 29,60,67,68,70,79,81,91
右室-左室辅助 238,239,243
右心房压力评分 69
右心室-肺动脉复合管道重建 365
右心室依赖的冠脉循环 72
主动脉瓣修复 250
主动脉狭窄或闭锁 105
主动脉支架 351,355
主动脉支架植入 160,351-355
主肺动脉侧支 198,259,260,276,278,365